빅데이터로 보는 질환

치매 · 심장병 · 당뇨 · 비만

고려의학
KOMB Korea Medical Book Publishing Company

머리말

빅데이터로 보는 질환은 크게 4개의 주제로 치매, 심장병, 당뇨병, 비만의 테마로 구성되어 있습니다. 퇴행성 질환을 포함하며 현재까지 치료제개발이 진행중이거나 완치의 수준에 도달되지 않는 질환들입니다. 그러나 유병률이나 발병률이 점점 증가하고 있는 질환들이지요.

이번 교재는 대학생들이면 누구나 쉽게 접할 수 있도록 만들어져 교양과목교재로 사용할 수 있도록 작성되었으며 일반인들에게도 유용할 수 있다고 생각됩니다. 가능한 쉬운 용어로 작성하려 노력하였고 전문적인 용어는 해설을 따로 두어 관련된 그림을 포함하고 있습니다.

치매의 주제는 역사적인 배경을 포함하여 현재까지 분류되고 있는 치매의 종류와 특징들을 함께 다루고 있습니다. 심장병은 가장 많이 발생되는 관상동맥질환과 부정맥을 집중적으로 설명하고 있습니다. 당뇨병은 최신 분류를 포함하여 기전과 함께 소개하였고 비만은 최신 술식방식도 반영하였습니다. 모든 주제들은 임상에서 사용되는 진단방법과 치료방향들도 소개하고 있습니다.

교재내용의 충실을 기하기 위해 관련된 최신 논문들을 참고하여 집필하였습니다. 교재내용의 부족한 부분들은 앞으로 개정판을 통해 지속적으로 보완해 나갈 계획입니다. 출간을 위해 처음부터 많은 도움을 주신 최석철 교수님께 머리숙여 감사드립니다. 끝으로 출판을 도와주신 고려의학 최병진 사장님과 직원 여러분께 감사를 드립니다.

2021년 10월

저자 현경예

차례

1장 치매

2장 심장병

3장 당뇨병

4장 비만

1장 치매(Dementia)

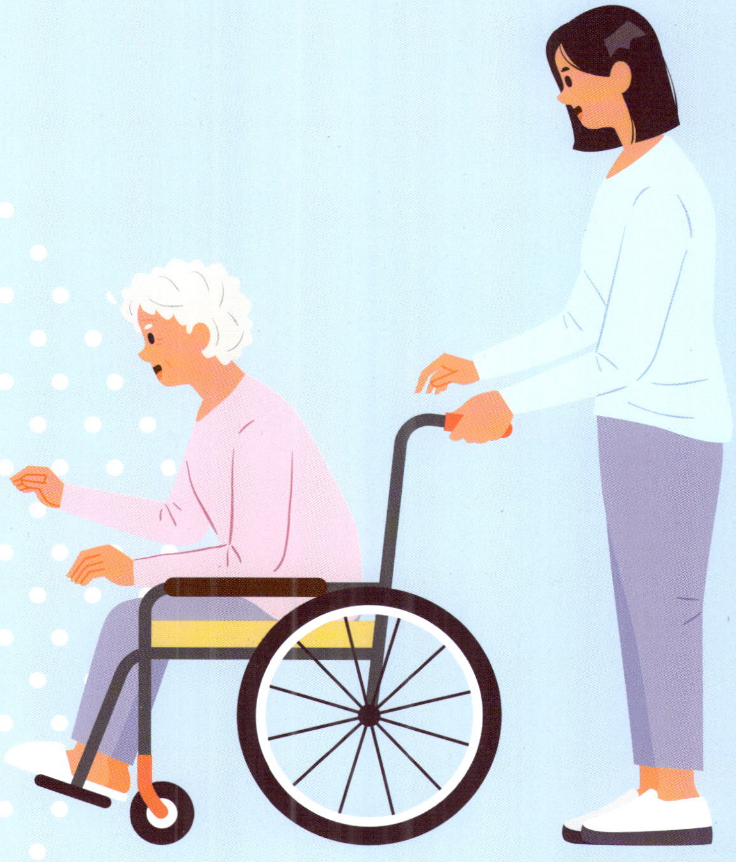

치매(Dementia)

I. 치매의 개념과 역사

1. 빅데이터와 연관된 인간의 두뇌(Brain)의 용어들

창의적 사고, 과학, 문명, 사랑, 배신, 슬픔, 분노, 망각, 고통, 아픔, 기쁨, 희열, 기억, 예술, 문학, 아름다움, 천국, 지옥, 믿음, 종교, 정치, 경제, 우주, 개발, 탐사, 전쟁, 평화, 이성, 판단, 시각, 청각, 맛, AI (인공지능), 이세돌, 바둑, 체스게임, 인간다움, 위대함, 역사, 만물의 영장, 스트레스, 질병, 노화, 인간생명의 총본부, 인간 그 자체 등등

치매(Dementia)는 모든 걸 다 무너뜨리고 인간다움의 파괴!

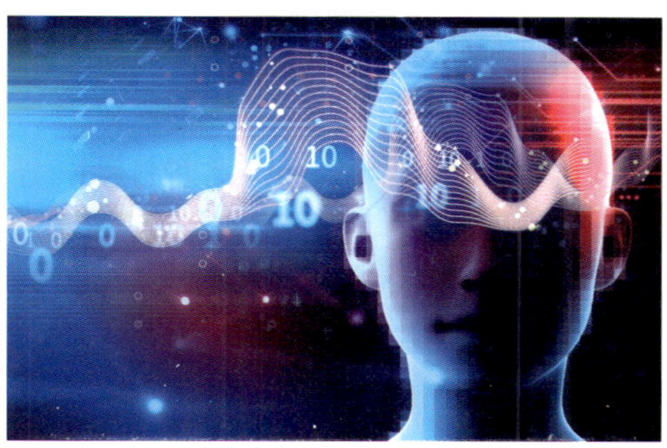

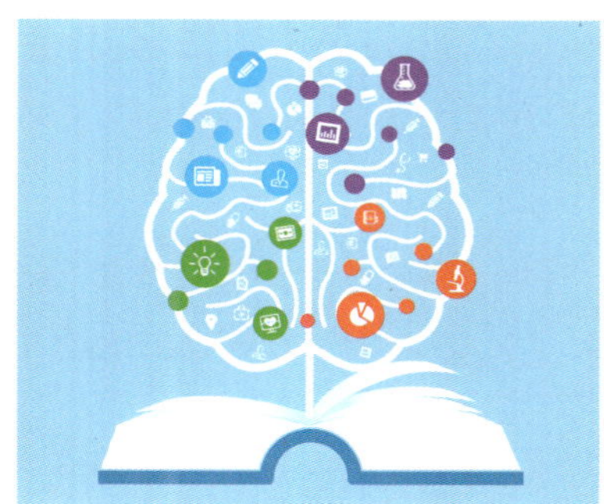

2. 치매(Dementia)란?

전통적 한국 용어로 노망(老妄) 나다, 늙어서 정신이 흐려지고 말이나 행동이 정상이 아닌 상태가 된다.

▣ 현대 의학적 개념

- 치매란 정상적으로 활동하던 사람이 뇌기능의 기질적 손상으로 지적 능력이 감퇴 및 소실하여 사회적 또는 직업적 기능 장애를 가져오는 경우이다.
- 치매의 주된 특징은 기억소실, 추상적 사고장애, 판단력 장애, 인지 결손, 충동조절 상실, 성격변화 등이다.

- 그 원인은 매우 다양하여 퇴행성 질환, 뇌혈관 질환, 대사성 질환, 내분비 질환, 감염성 질환, 중독성 질환, 경련성 질환, 뇌수두증, 뇌종양 등 다양하지만 대표적인 원인질환은 알츠하이머형 치매와 혈관성 치매가 대표적이다.
- 대뇌 신경 세포의 손상 따위로 말미암아 지능, 의지, 기억 따위가 지속적 · 본질적으로 상실되는 병으로 주로 노인층(60~65세 이상)에서 잘 발병한다.
- 치매는 정상적으로 성숙한 뇌가 후천적인 외상이나 질병 등 외인에 의하여 손상 또는 파괴되어, 전반적으로 지능, 학습, 언어 등의 인지 기능과 고등 정신 기능이 떨어지는 복합적인 증상을 나타낸다.
- 치매는 뇌질환으로 초래된 일련의 증세를 지칭하며 특정한 하나의 질환이라기보다 다양한 증세를 의미한다.
- 이 질병이 진행되면 사고력, 행동 및 일상생활 수행에 다양한 부정적 영향을 미친다.
- 개인의 정상적인 사회적 활동과 직장 생활이 불가능할 수 있다.
- 치매의 특징
  - 인식능력의 저하로 일상적인 활동 능력 결여된다.
  - 의학적으로 두 개 이상의 **인식기능**(기억력, 언어기능, 정보이해, 공간기능, 판단력, 주의력을 의미) 현저하게 손상될 경우 치매로 진단한다.
  - 치매 환자는 문제를 해결하고 감정을 통제하는데 어려움이 있다.
  - 인격 변화도 올 수 있다.
- 치매 환자가 겪는 증세
  - 치매를 일으킨 원인 질환이 뇌의 어떤 부위를 손상시켰는가에 따라 달라진다.
    치매의 여러 유형에서 뇌의 신경세포 일부가 손상 및 기능을 멈추고 다른 신경세포들과의 연결이 사라진다.
  - 치매는 대개 진전(지속적 진행)된다. 이 질환은 점차적으로 뇌의 여러 부위로 퍼지며 환자의 증세는 지속적으로 악화된다.

3. 치매에 대한 역사

1) 고대

▣ 치매의 어원

- 서기 600년경 '치매(dementia)'라는 언어가 인류의 기록에 처음 등장한다.
- 세비야 대주교 성 이시도르가 그의 책 '어원학(Etymology)'에서 치매라는 용어를 최초로 사용되었다. 용어의 기원은 라틴어에 두고 있는데, '박탈' 또는 '상실'을 의미하는 접두사 'de'와 '정신'을 의미

하는 어근 'ment', 그리고 상태를 가리키는 접미사 'ia'의 합성어이다. 치매는 '정신이 부재한 상태(out of mind)'를 의미한다.

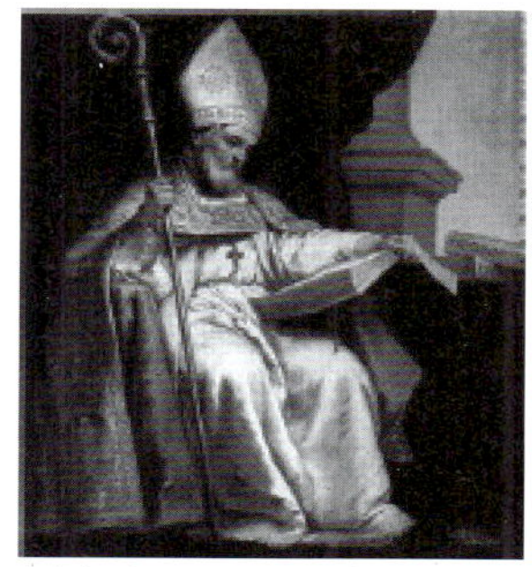
세비아 대주교 성 이시도르(Saint Isidore, Archbishop of Seville, 560–636)

▣ **치매의 역사**

• 치매라는 증상은 인간과 오래도록 함께 해 왔다. 기원전 2,000년 경, 고대 이집트인들은 사람이 노년에 이르면 점차 기억력이 떨어진다는 사실을 이미 알고 있었다.

▣ **피타고라스(Pythagoras; BC580~BC500, 정치가, 수학자, 철학자)**

• 그리스 의사이며 수학자인 피타고라스는 인간의 생애를 유아기(0~6세), 청소년기(7~21세), 성년기(22~49세), 중년기(50~62세), 노년기(63~79세), 고령기(80세 이상)의 6단계로 분류하였다. 뒤의 두 가지 단계, 노년기와 고령기를 'senium 혹은 'old age'로 정의했다.

• 노년기와 고령기를 정신과 육체의 쇠퇴기로 간주하여 이 시기까지 생존하는 일부 사람들은 그 정신이 젖먹이 수준으로 퇴행하여 마침내 어리석어진다고 했다.

• 이 단계에 대해 "세월이 많이 흘러 인생의 후반기에 이르기까지는 오직 일부의 사람만이 생존하며 갓난아이와 같이 약해진다."고 언급하였다.

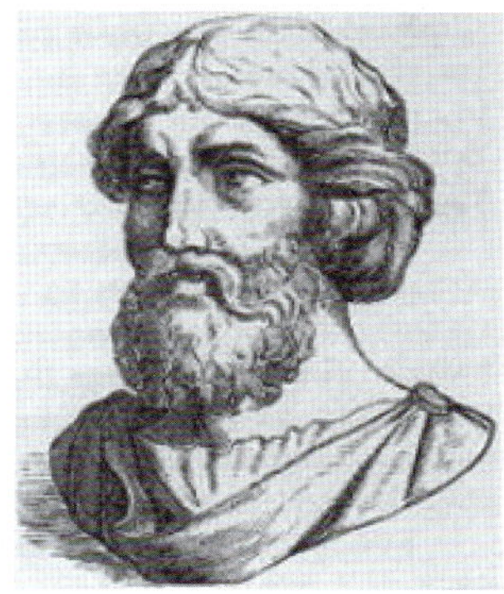
피타고라스
Pythagoras; BC580~BC500

▣ **히포크라테스(Hippocrates; BC460(?)~BC377(?), 그리스의 의학자)**

• 서양 의학의 선구자 히포크라테스는 고대 의학을 집대성한 인물로 '의학의 아버지'로 호칭된다. 특히, 의사의 본분과 의료윤리를 밝힌 '히포크라테스 선서'로 유명하다.

• 히포크라테스는 사람의 인지장애가 뇌 손상에 의해 발생한다고 생각하였다.

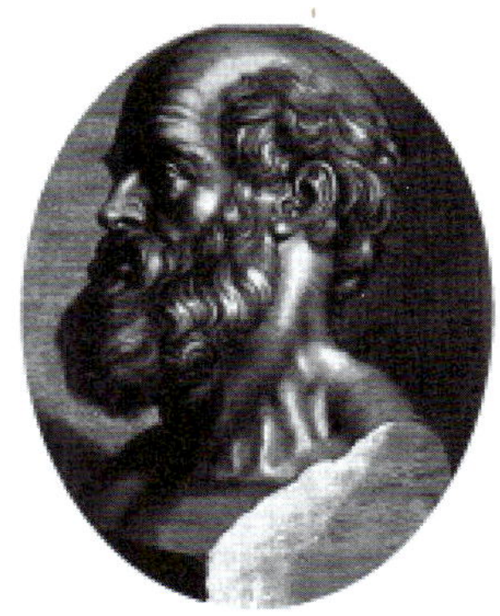
히포크라테스
Hippocrates; BC460(?) ~ BC377(?)

▣ **플라톤(Platon, BC428/427~BC348/347, 그리스 철학자)**

• 노인의 정신기능은 필연적으로 저하되기 마련이어서 노령 자체가 치매의 주원인이라고 언급하였다.

• 인간의 일생이 7, 21, 49, 63, 82세의 5단계로 분류하였다.

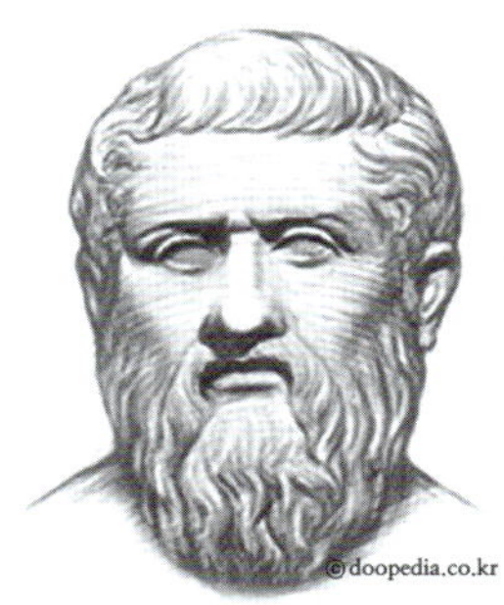

플라톤(Platon, BC428/427~BC348/347, 그리스 철학자)

▣ **키케로(시세로, Marcus Tullius Cicero, BC 106~43, 고대로마의 문인, 철학자, 변론가, 정치가)**

• 로마의 키케로(Cicero, BC 106~43)는 이와 달리 정신기능의 쇠퇴가 노인에게 필연적인 것으로 생각하지 않았다. 즉 "노인의 쇠약은 노망(dotage), 광기(madness) 혹은 섬망(delirium)으로 불리며 이는 특징적이기는 하지만 모든 사람에게 나타나는 것은 아니며 의지가 약한 사람들에게만 나타난다."고 하여 적극적인 정신활동이 이러한 경향을 약화시킬 수 있을 것이라고 주장하였다.

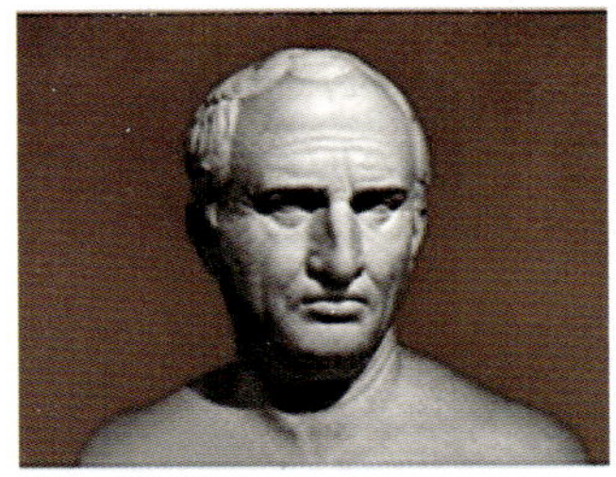
키케로(시세로, Marcus Tullius Cicero)

▣ **아레테우스**

• 서기 2세기경 터키 의사 아레테우스는 고위 인지기능의 가역적 급성장애를 '섬망' 불가역적 만성장애를 '치매'로 각각 구분해서 기술하였다.

▣ 5세기 로마제국의 쇠락과 재정지원의 축소로 치매에 관한 의과학적 연구도 자연히 위축되었다. 신권정치가 지배하던 중세에는 노망, 치매를 다른 정신이상 증세와 마찬가지로 인간 원죄의 소산으로 간주하는 경향이 있었다.

2) 근대이후

프랑스에서는 1381년부터 'demence'라는 용어를, 영국에서는 1592년부터 'dementia'라는 용어를, 스페인에서는 1791년부터 'demencia'라는 용어를 사용하였으나, 치매에 대해 본격적으로 개념정립을 시도하여 의학의 분류체계에 포함시키고자 한 것을 과학이 급속하게 발전하기 시작한 근대 이후라고 보았다.

영국 극작가 윌리엄 셰익스피어는 4대 비극으로 꼽히는 '리어왕'을 통해 문학적 상징으로 치매증상에 관해 묘사하였다.

▣ **토마스 윌리스**

• 신경과(neurology)라는 용어의 창안자이자 진료과목으로서 신경과의 창시자이기도 한 영국의사 토마스 윌리스는 1672년 저서 〈동물의 영혼에 관하여 〈De Anima Brutorum〉를 통해 사상 최초로 혈관성 치매(vascular dementia)를 학계에 보고하였다.

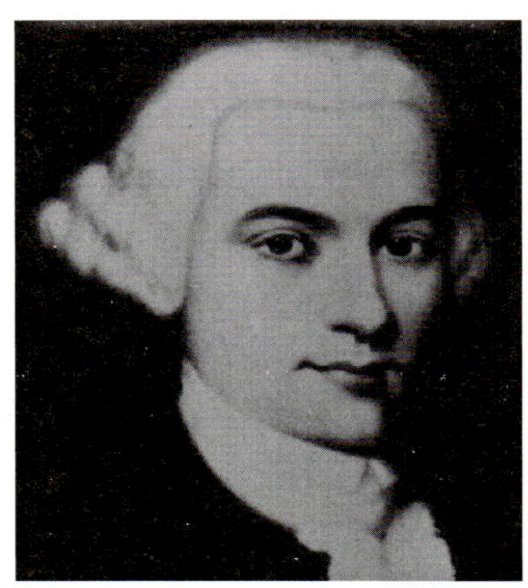
토마스 윌리스

▣ **프랑스의 필립피넬**(Philippe Pinnel, 1748~1826, **의사, 근대정신 의학의 아버지**)

- 최초로 노인성치매(senile dementia)란 용어를 사용하였다.
- 근대에 이르러 1797년 프랑스 의사 필립피넬에 의해 '치매'라는 진단명이 처음으로 의학용어로 채택하였고, 피넬의 제자인 장 에스퀴롤은 치매에 관해 "치매는 뇌 질환으로 인해 분별력, 지능, 의지에 장애가 나타나는 것이며, 즐기던 기쁨을 잃는 것이고 부자가 가난해지는 것이다"라고 기술하였다.

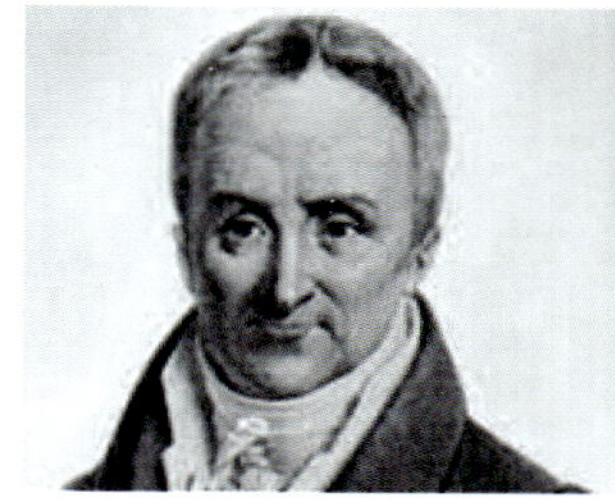

필립피넬
Philippe Pinnel, 1748-1826

▣ 20세기의 획기적 과학혁명으로 현미경을 사용해 신경조직을 직접 관찰하는 의학기술의 발전하였다. 이런 변화를 바탕으로 두명의 주요 인물이 치매에 관한 커다란 업적을 남긴다. 오토빈스방거와 알로이스 알츠하이머 두 분이다

▣ **오토 빈스방거**(Binswanger, **스위스 의사**, 1852~1929)

- 1894년 스위스의 오토 빈스방거는 알로이스 알츠하이머와 함께 치매의 원인 중 하나인 신경매독을 연구하던 중, 신경매독에 의한 치매와는 다른 원인으로 만성 뇌허혈에 의한 혈관성 치매의 여러 형태를 발견하여 학계에 보고하였다. 그 보고서에서 초로기 치매(presenile dementia)라는 용어가 처음 등장했다. 훗날 이런 형태의 치매를 '빈스방거병'이라고 명명하였다.
- 뇌의 동맥경화로 인해 생기는 새로운 형태의 치매를 보고하여 "대뇌피질(cortex)은 잘 유지되고 있으며 대부분의 백질(white matter)은 소실되었다. 이는 긴 혈관들의 동맥경화 때문인 것으로 보인다"고 기술하였다.

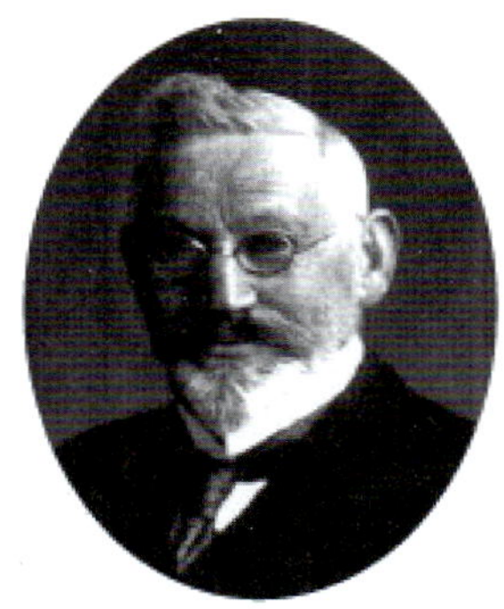

오토 빈스방거
Binswanger, 스위스 의사, 1852~1929

▣ **알로이스 알츠하이머**(Alois Alzheimer, **독일**, 1864~1915, **독일의 정신과 의사이며 신경병리학자**)

- 1906년에 알츠하이머는 51세의 오거스트 디(Auguste D)라는 여성 환자에게서 진행성 인지기능장애, 환각, 망상, 생활능력상실의 증상을 확인하였다.
- 부검결과 뇌피질의 신경세포 내에 섬유질이 다발을 이루고 있는 것(현재 신경섬유다발 또는 신경섬유매듭, neurofibrillary tangle으로 불리움)과 세포 바깥에 아밀로이드반(amyloid plaque)이 존재하는 것을 발견하고 보고하였다.
- 후일에 그의 동료이자 상사인 크레펠린이 그의 업적을 기리어 그 병을 '알츠하이머병'이라고 명명하였다.

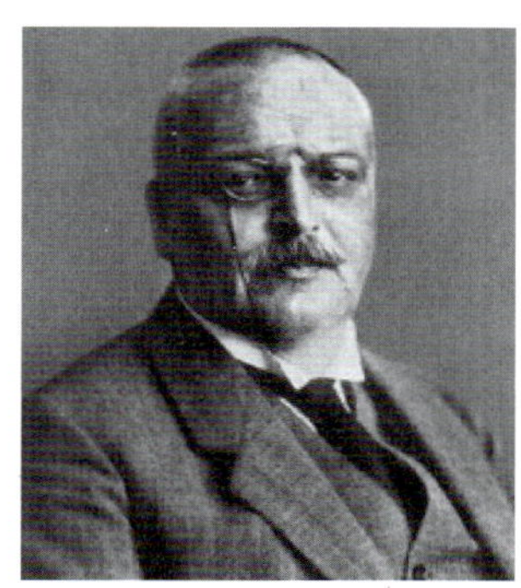

알로이스 알츠하이머
Alois Alzheimer

4. 치매의 요약 정의 진단기준

▣ 정리요약

- 치매는 정상적으로 생활해 오던 사람이 후천적으로 다양한 원인으로 인해 기억, 언어, 판단력 등의 여러 영역의 인지기능이 떨어져서 일상생활에 상당한 지장이 나타나는 상태로, 치매는 어떤 하나의 질병명이 아니라, 특정한 조건에서 여러 증상들이 함께 나타나는 증상들의 묶음이다.
- 치매의 대표적인 초기 증상은 기억력 장애이다.
- 나이가 들면서 젊었을 때에 비해 기억력은 저하되지만, 치매는 이러한 정상적인 변화와는 다르며 즉, 치매는 질병이며 나이가 들어서 생기는 자연스러운 결과가 아니다.
- 나이가 들면서 생기는 기억력 저하는 대개 사소한 일들에 국한되며, 개인의 일상생활을 심각하게 저해하지 않는다.
- 간단하게 정상 노인과 치매 노인의 기억력 차이를 비교해보면 아래 표와 같다.

정상노인과 치매노인의 기억력 비교 ; 보건복지부지정 노인성치매임상연구센터	
정상노인의 기억력 저하	**치매노인의 기억력 저하**
뇌의 자연적인 노화현상이 원인인다.	뇌의 질병이나 손상이 원인이다.
경험한 것의 일부를 잊어버린다.	경험한 것의 전체를 잊어버린다.
잊어버리는 것이 많아져도 진행되지 않는다.	기억장애가 점차 심해지며 판단력도 저하된다.
잊어버린 사실을 스스로 안다.	잊어버린 사실 자체를 모른다.
일상생활에 지장이 없다.	일상생활에 지장을 받는다.

- 과거에는 치매를 망령, 노망이라고 부르면서 노인이면 당연히 겪게 되는 노화 현상이라고 생각과 편견이 있었으며, 최근의 많은 연구를 통해 분명한 뇌 질환으로 인식되고 있다.
- 두통이나 만성기침, 피로감 등의 여러 증상들도 그 원인에 따라 치료법이 다르듯, 치매도 그 원인을 밝혀 적절한 치료법을 찾아내는 것이 원칙이므로, 치매에 대한 정확한 진단이 중요하다.

▣ 치매의 진단기준

- 치매를 진단하기 위해 가장 널리 사용되는 기준으로 미국 정신과 학회의 DSM-IV(diagnostic and statistical manual of mental disorder, 4th edition) 진단기준이 적용된다.

A. 여러 가지 인지결핍(인지장애)이 발생하는데, 다음 중 A1을 포함한 두 가지로 나타난다.

1. 기억장애(새로운 정보를 학습할 능력 장애, 과거 학습한 정보를 회상하는 능력의 장애)
2. 다음의 인지장애 중 하나(또는 그 이상)가 존재
   a. 실어증(언어장애)

b. 실행증(운동기능이 정상인데도 운동 활동 수행 능력의 손상)

c. 실인증(감각기능이 정상인데도 대상을 인지하지 못함)

d. 실행기능(예: 기획, 구성, 배열, 요약)

B. 위의 장애가 사회적 및 직업적 기능의 심각한 장해를 초래하고 질환 발병전의 기능 수준보다 상당히 감퇴되어 있다.

C. 장애가 섬망의 경과 중에는 나타난 것이 아니다.

II. 치매의 유병률

1. 전세계 치매현황과 전망

1) 보건복지부지정 노인성치매임상연구센터 자료(2012)

▣ **용어정리**

• 치매의 유병률과 발병률

– '유병률(有病率)'은 특정 조사 시점 또는 특정 조사 기간 해당 질병에 걸려 있는 사람들을 추정한 수치로 예를 들어, 30세 이상 치매 유병률이 9.5%라는 뜻은 조사 당시 30세 이상 인구 100명 중 9.5명이 치매에 걸린 상태였다는 뜻이다. 즉, 치매 조사 직전에 치매에 걸렸든, 10년 전부터 계속 치매를 앓고 있든 상관없이, 조사 시점에 그 병을 앓고 있는 사람이 몇 명인지 보는 것으로 주로 어떤 질병의 환자가 얼마나 많은지 파악할 때 쓴다.

– '발생률(發生率)'은 특정 기간에 특정 병에 새로 걸린 사람이 얼마나 되는지를 보여주는 수치로 조사 기간에 해당 질병에 걸릴 확률이 얼마나 높은지, 얼마나 위험한 병인지 파악하는 데 도움을 주는 수치이다. 예를 들어 한 해(1년) 치매 발생률이 1,000명당 18명이라고 하면, 1,000명 중 새로 치매에 걸릴 사람이 18명이라고 추정한 것이다.

▣ 전 세계 65세 이상 노인에서의 치매 유병률은 약 5~10%이다.

▣ 2008년 지구상에는 약 3,810만의 치매 환자가 있을 것으로 추정한다. 그러나 치매 유병률은 지역간에 차이가 존재한다.

• 선진국인 경우 미국 13.9%, 캐나다 8%, 영국 6.6%, 이탈리아가 8.3%이다.

• 개발도상국은 대체로 그 보다는 전반적으로 낮은 유병률로 중국 1.8~4%, 인도 1.1%이다.

• 이와 같은 유병률의 차이는 분명하지는 않지만 인종, 환경의 차이뿐 아니라 연구방법도 영향을 미칠 것으로 추정된다.

▣ 우리나라 대한민국의 2012년 전국 치매 역학조사 결과
- 2012년의 65세 이상의 노인의 치매 유병률은 9.18%이며 치매 환자수는 총 540,755명(남성 155,955명, 여성 384,800명)으로 추정하였다.
- 향후 치매 환자수는 2050년까지 20년마다 2배씩 증가하여 2020년 약 84만 명, 2030년 약 127만 명, 2050년에는 271만 명으로 추산하였다.

▣ 2008년도 치매 유병율 조사에서 치매인구수는 2011년에 50만, 2025년에 100만, 2043년에 200만을 넘을 것으로 추정한 바 있다.

▣ 그러나 2012년 연구에서는 2011년에 50만, 2024년에 100만, 2041년에 200만을 넘을 것으로 전망되어, 2008년 추정에 비해 100만을 넘는 시점은 1년, 200만을 넘는 시점은 2년 정도 앞당겨진 것으로 나타났다. 결국 치매인구수는 2008년 예측보다 1~2년 정도 빠르게 증가하고 있는 것으로 추정된다.

▣ 65세 이상 한국 노인의 치매 유병률 및 치매 환자수 추이(2012년 전국치매역학조사)
- 연령별 치매 유병률 중 치매의 표본유병률은 65세를 기준으로 5세가 증가할 때마다 거의 2배씩 증가하여, 65~69세 사이는 1.3%이었지만, 85세 이상에서는 33.9%로 급격히 증가하였다.

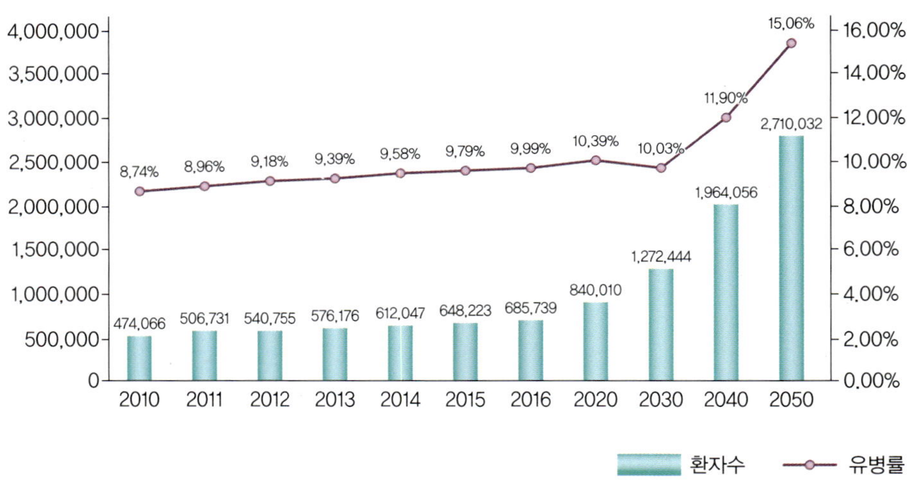

65세 이상 한국 노인의 치매 유병률 및 치매 환자수 추이(2012년 전국치매역학조사)

▣ 치매 유형별 분포(2012년 전국치매역학조사)
- 알츠하이머 치매 유병률은 전체 치매의 71.3%를 차지하였다.
- 혈관성 치매 유병률은 전체 치매의 16.9%를 차지하였다.
- 치매 유병률은 연령이 증가할수록, 학력이 낮을수록, 남성보다는 여성에서 더 높았다.
- 최경도 치매는 17.4% 이였다.
- 경도 치매는 41.4% 이였다.
- 중등도 치매는 25.7% 이였다.

• 중증 치매는 15.5%이였다.
• 최경도 및 경도 치매는 전체의 58.8%를 차지하였다.

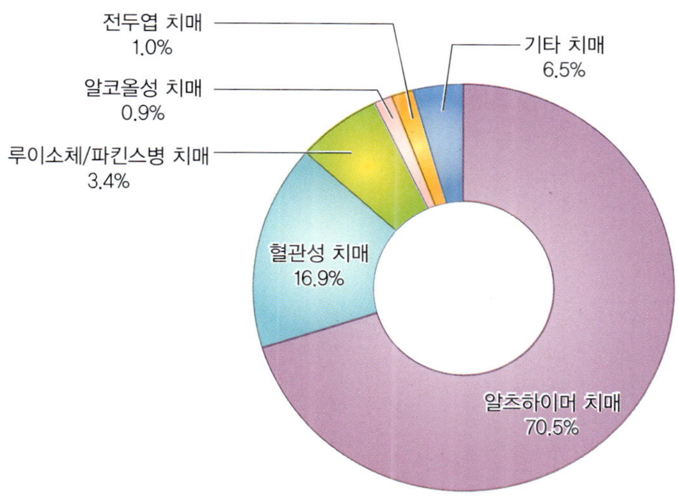

치매 유형별 분포(2012년 전국치매역학조사)

▣ 치매 발병률

• 발병률(incidence rate)이란 특정 기간 동안 질병을 가진 환자가 얼마나 발생하는가를 의미하는 것으로 2005년 발표된 세계 치매 유병률에 대한 Delphi Consensus Study에 의하면 매해 세계적으로 연간 460만 명, 7초당 한 명씩 발생하는 것으로 나타났다.
• 이탈리아의 전향적 연구에서는 치매 발병률은 노인인구 천 명당 12.4명/년이였다.
• 유럽 8개국(핀란드, 스웨덴, 덴마크, 네덜란드, 영국 등 북서유럽 5개국, 프랑스, 스페인, 이탈리아 등 남유럽 3개국)에서 시행된 치매 역학 연구에서는 치매 발병률은 65~69세는 인구 천명당 2.5명/년이었는데, 90세 이상이 되면 치매 발병률은 인구 천명당 85.5명/년으로 급격히 증가하였다.

• 우리나라의 치매 발병률은 노인 인구 천명당 18.8명/년이었고 다른나라와 마찬가지로 연령이 증가함에 따라서 치매의 발병률도 급격하게 높아져서 65~74세는 인구 천명당 12.5명/년이었는데, 85세 이상에서는 87.2명/년이었다.

2) 국립중앙치매센터 자료

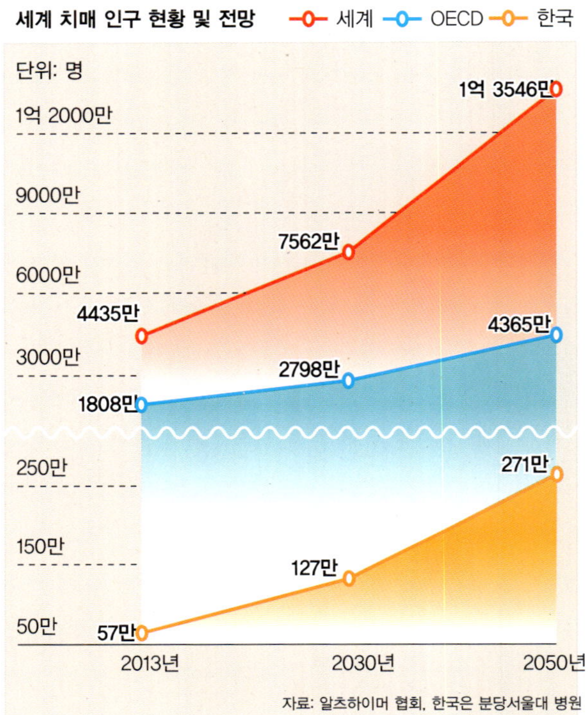

치매 예방 수칙 3 · 3 · 3

3권(勸)
- 1주에 3번 이상 걷기
- 부지런히 읽고 쓰기
- 생선 · 채소 골고루 먹기

3금(禁)
- 절주
- 금연
- 머리부상 주의

3행(行)
- 정기검진
- 가족 · 지인과 자주 소통
- 매년 치매 조기 검진

자료 : 국립중앙치매센터

3) 대한민국의 60세 이상인구의 2020년 치매 자료(2020, 디멘시아뉴스 자료)

연령별	노인 인구수	치매환자		치매환자 중증도별 유병현황			
		환자수	유병률	최경도	경도	중등도	중증
60~64세	3,804,710	23,129	0.61%	3,793	9,325	5,701	3,364
65~69세	2,635,592	36,402	1.38%	6,094	14,823	9,110	5,403
70~74세	2,000,708	76,962	3.85%	13,146	31,620	19,536	11,717
75~79세	1,602,662	189,284	11.81%	32,690	78,129	48,402	29,148
80~84세	1,110,912	232,344	20.91%	40,174	95,949	59,466	35,838
85세이상	784,800	303,000	38.61%	52,466	125,201	77,616	46,795
60세이상	11,939,384	861,121	7.21%	148,363	355,047	219,831	132,265
65세이상	8,134,674	387,992	10.3%	144,570	345,722	214,130	128,901

4) 우리나라 각 지역별 치매 유병률(2020, 디멘시아뉴스 자료)

	추정 치매환자	치매 유병률
서울	12만3,699명	9.24%
경기도	14만9,060명	10.1%
인천광역시	3만4,429명	9.86%
충청남도	4만2,274명	11.60%
세종시	2,966명	10.68%
광주광역시	1만7,809명	9.77%
전라북도	3만9,899명	11.33%
전라남도	4만7,200명	10.57%
강원도	3만732명	10.93%
경상북도	5만7,435명	11.10%
충청북도	2만7,913명	10.95%
대전광역시	3만3,461명	9.52%
울산광역시	1만360명	8.69%
부산광역시	1만360명	9.3%
경상남도	5만3,653명	10.52%
제주시	1만256명	10.98%

5) 우리나라 각 지역별 치매 유형과 현황(2017-2018, 메디포뉴스 자료)

〈2017.12.~2018년 09. 시도별 인지저하, 경증치매, 중증치매 발굴현황〉

시도	인지저하	치매				합계
		경증치매	중증치매	미상	소계	
서울	11,602	8,664	2,391	10,690	21,745	33,347
부산	801	653	298	8,689	9,640	10,441
대구	452	857	269	6,982	8,108	8,560
인천	431	1,296	666	10,150	12,112	12,543
광주	327	543	402	4,838	5,783	6,110
대전	315	892	341	4,901	6,134	6,449
울산	390	1,337	626	2,862	4,825	5,215
세종	158	67	41	889	997	1,155
경기	2,473	3,356	1,228	30,230	34,814	37,287
강원	726	1,601	705	9,014	11,320	12,046
충북	408	610	304	8,219	9,133	9,541
충남	801	1,127	1,340	17,875	20,342	21,143
전북	1,515	7,019	2,694	20,181	29,894	31,409
전남	847	2,658	1,757	19,844	24,259	25,106
경북	1,223	3,130	1,797	17,553	22,480	23,703
경남	846	1,626	1,104	24,314	27,044	27,890
제주	389	192	4,129	4,129	4,346	4,735
합계	23,704	35,628	201,360	201,360	252,976	276,680

출처 : 보건복지부, 김승희 의원실 재정리
9월말 기준, 치매 안심통합관리시스템 등록 현황, 인지저하(경도인지장애),
경증(CDR ≤ 1) 중증 이상(CDR ≥2), 시스템상 중증도 확인은 4월말부터 가능

▣ 상기의 모든 자료들은 대한민국 전체 평균 치매 유병률이 약 10%이상으로 매우 심각한 국가적 문제임을 시사하는 것으로

- 환자 본인과 가족의 삶의 질 저하
- 가족 및 공동체의 급격한 해체
- 의료비용 및 사회적 비용의 증가
- 국가경쟁력 저하
- 여타 질환 유병률의 동반 상승
- 세대간 증오심과 갈등의 증가와 같은 문제점들이 나타나고 있다.

6) 전국 치매안심센터 등록률 지역간 편차 심화(의학신문 자료)

〈시도별 치매노인수 대비 치매안심센터 등록 노인 현황〉

(단위 : 명)

시도	전국	서울	부산	대구	인천	광주	대정	울산	세종
치매노인수*	724,734	117,770	49,366	32,062	33,276	17,330	17,372	10,215	2,819
등록노인수**	232,807	16,720	8,746	7,716	11,598	5,657	5,629	4,740	668
등록률	32.1%	14.2%	17.7%	24.1%	34.9%	32.6%	32.4%	46.4%	23.7%
시도	경기	강원	충북	충남	전북	전남	경북	경남	제주
치매노인수	141,086	29.6905	27,095	40,707	39,055	46,910	56,296	53,287	10,398
등록노인수	31,448	10.451	8,383	19,416	29,210	23,334	20,355	24,635	4,101
등록률	22.3%	35.2%	30.9%	47.7%	74.8%	49.7%	36.2%	46.2%	39.4%

출처 : 보건복지부, 정춘숙 의원실 재구성
*(치매노인수) 2012년 유병률조사(중앙치매센터)기준 2017년 시군구별 65세 추정치매 노인수
**(치매안심센터 등록 치매노인수) 18.8월 기준 치매안심센터 등록 치매 노인수

〈전국 등록률 상위/하위 10개 시군구 현황〉

(단위 : 명, %)

전국 등록률 상위 10개 시군구					전국 등록률 하위 10개 시군구				
시도	시군구	전체 치매 노인수*	치매안심센터 응록 치매 노인수**	등록률	시도	시군구	전체 치매 노인수*	치매안심센터 등록 치매 노인수**	등록률
전북	진안군	1,020	1,199	117.5	서울	강남구	5,564	194	3.5
전북	부안군	1,984	2,020	101.8	서울	강북구	4,693	201	4.3
전북	전주시	8,347	7,910	94.8	서울	송파구	6,446	319	4.9
전북	고창군	2,200	1,936	88.0	대구	남구	2,985	167	5.6
경남	완주군	2,215	1,858	83.9	서울	강동구	4,852	292	6
강원	함안군	1,671	1,372	82.1	서울	강서구	6,686	459	6.9
제주	태백시	825	651	78.9	서울	구로구	4,689	329	7

제주	서귀포시	1,165	877	75.3	경기	용인시 기흥구	4,152	309	7.4
충남	금산군	1,719	1,259	73.2	부산	연제구	2,846	213	7.5
경남	고성군	1,825	1,318	72.2	제주	제주시 동부	2,301	180	7.8

출처 : 보건복지부, 정춘숙 의원실 재구성
*(치매노인수) 2012년 유병률조사(중앙치매센터)기준 2017년 시군구별 65세 추정치매 노인수
**(치매안심센터 등록 치매노인수) 18.8월 기준 치매안심센터 등록 치매 노인수

7) 치매안심센터 종사자들의 기본교육 현황(뉴스핌 자료)

〈치매안심센터 인력대상 기본교육 진행 현황〉

(단위 : 명)

지역	현원	기초공통교육		직무교육		
		인원	비율	직무기초 공통교육	비율	직무심화담당자 교육
총계	2,923	2,602	89.02%	2,097	71.74%	4,326
서울	341	248	72.73%	195	57.18%	188
부산	384	140	36.46%	112	29.17%	186
대구	236	69	29.46%	64	27.12%	106
인천	262	105	40.08%	97	37.02%	152
광주	134	31	23.13%	36	26.87%	127
대전	137	71	51.82%	73	53.28%	176
울산	97	80	82.47%	71	73.20%	91
세종	25	9	36.00%	9	36.00%	20
경기	624	602	96.47%	472	75.64%	682
강원	152	138	90.79%	128	84.21%	503
충북	101	105	103.96%	89	88.12%	344
충남	171	137	80.12%	112	65.50%	276
전북	147	119	80.95%	94	63.95%	212
전남	247	199	80.57%	164	66.40%	352
경북	262	277	105.73%	207	79.01%	334
경남	225	216	96.00%	122	54.22%	372
제주	108	56	51.85%	52	48.15%	205

자료 : 보건복지부, 김상희의원실 재구성

▣ 전문교육의 강화로 6개월이 지났지만 89%의 기초교육이 이수하였다.

- 간호사 · 사회복지사 등 치매전문교육도 14%만 수료하여, 전문인력 양성을 위해 교육프로그램의 확대 및 제공할 필요가 있는 것으로 나타났다.

▣ 치매환자의 급속한 증가에도 불구하고 여전히 부산, 대구, 인천, 광주, 대전, 세종, 제주도 등의 주요 도시의 기초공통교육의 이수비율이 매우 낮아 향후 이 부분에 대한 국가적, 지자체적 차원의 적극적 교육을 통한 치매환자 돌봄 전문인력의 지속적 육성이 필요한 실정이다.

▣ 치매안심센터에 채용된 인력들은 광역치매센터를 통해 기초공통교육 과정을 수강, 치매 관련 기본지식을 배우고 직무기초 공통교육과 직무심화담당자의 교육을 통해 종사자의 전문교육을 지속적으로 강화할 것이라고 강조했지만 사업시행 6개월이 지나도록 기본적인 교육도 마치지 못한 것으로 드러나 전문 인력 양성에 차질을 빚고 있는 것으로 나타났다.

▣ 특히, 간호사 · 사회복지사 등 직역별로 시행하고 있는 치매안심센터 인력대상 '치매전문교육' 역시 부실한 것으로 드러났다.

▣ 대한간호협회를 통해 진행하고 있는 간호사 치매전문교육은 전체 채용인원 1,573명 중 249명(15.8%)만이 수료한 것으로 나타났다. 사회복지사, 작업치료사 등 1,053명을 대상으로 한국보건복지인력개발원에서 시행하고 있는 사례관리 심화과정 역시 교육을 받은 인원이 122명(11.6%)에 불과했다.

III. 치매의 발생원인과 주요증세

1. 치매발병의 위험인자

치매발병의 위험인자는 매우 다양하여, 원인 질환에 따라 위험인자가 다를 수 있지만, 치매의 원인 중 약 90%를 차지하는 알츠하이머치매와 혈관성치매는 인구사회학적 요인이나 혈관성 위험인자 등 상당수 위험 인자를 공유하는 것으로 인식하였다.

1) 사회인구학적 위험인자

▣ 연령

- 고령은 치매의 가장 일관되고 강력한 위험인자이다.

- 연령증가와 치매 유병률은 정비례하며, 65세 이상 노인이 연령이 5세 증가할 때마다 치매 유병률은 2배 정도 높아져서 65~69세의 유병률은 3% 정도인데 80~84세 노인들의 경우는 약 25% 정도의 치매 유병률을 나타내었다.

▣ 성별
- 대부분의 역학연구에서 남성에 비해 여성이 알츠하이머 치매의 발병 위험성이 더 높았다.
- 혈관성 치매의 위험성은 남성이 여성보다 오히려 더 높다.
- 뇌졸중(stroke; 뇌출혈, 뇌경색)의 주요 위험인자인 흡연이나 음주량 및 횟수로 남성이 여성보다 훨씬 높다.
- 그러나 일부 연구에서는 혈관성 치매의 경우 성별에 따른 차이를 발견하지 못하였다. 더 많은 연구를 통한 추적 평가가 필요하다.

▣ 학력
- 학력과 치매 발병과의 연관은 아직은 논란이 있으며, 그러나 Stern 등은 8년 이상의 교육을 받은 사람이 그렇지 않은 사람에 비해 알츠하이머 치매의 위험이 반으로 감소한다고 보고하였다.
- 또 다른 연구(EURODEM 연구)에서는 낮은 교육 수준의 여성에서는 치매의 위험인자이지만 남성에서는 그렇지 않다고 보고하였다.
- 학력이 치매의 발병 위험성에 간접적으로 영향을 줄 가능성도 존재하며 낮은 교육 수준의 사람들은 약물이나 영양부족 등을 겪을 가능성 때문에 상대적으로 높아 치매의 발병이 흔할 가능성 있을 것으로 추정된다.

2) 유전적 위험인자

▣ 치매 가족력
- 알츠하이머 치매 환자의 직계 가족들은 그렇지 않은 다른 사람에 비해 알츠하이머 치매에 걸릴 가능성이 2~4배 높았다.
- 직계가족 내에 2명 이상의 알츠하이머 치매 환자가 있을 경우 위험성은 현저히 증가하였다.
- 알츠하이머 치매에 걸릴 확률은 부모나 형제 중 한 사람이 산재성 알츠하이머 치매 환자일 경우 15~19%이며 이란성 쌍둥이 형제가 환자일 경우는 40%, 일란성 쌍둥이 형제가 환자일 경우에는 84%가 발생하였다.

▣ 유전자 돌연변이 및 다형성
- 대부분의 알츠하이머 치매 환자는 이러한 유전자 돌연변이가 없이 발생하게 되는데, 이런 유형의 산재성(sporadic) 알츠하이머 치매의 위험성은 19번 염색체에 위치한 아포지단백(APOE) 유전자의

다형성에 의해 영향을 받는다.

- APOE 유전자는 ε2, ε3, ε4 등 세가지 대립유전자를 갖는데, 알츠하이머병에 걸릴 위험성은 ε4를 하나 가진 사람이 하나도 가지지 않은 사람에 비해서 4.0(2.8~5.7)배 높고, 또 APOE ε4는 용량효과가 있어 두 개 가진 사람은 20.1(7.2~56.3)배 높은 것으로 알려져 있다.

3) 환경적 위험인자

▣ 흡연

- 최근 19개의 치매 역학 연구에 대한 메타 분석에서 흡연은 알츠하이머 치매의 위험성을 1.79배, 혈관성 치매의 위험성을 1.78배 높이는 것으로 분석하였다.
- 최근의 전향적 코호트 연구들에서는 흡연이 알츠하이머 치매를 포함한 치매의 위험성을 2배 가량 높이는 것으로 확인되었다.

▣ 음주

- 가벼운 음주, 특히 포도주의 경우에서 치매의 위험성을 낮추는데 도움이 된다.
- 23개의 역학 연구에 대한 메타분석에서 소량의 음주는 술종류에 관계없이 치매의 위험성을 0.63배, 알츠하이머 치매의 위험성을 0.57배 수준으로 낮추는 것으로 보고하였다.

▣ 영양

- 인체 내 산화작용이 알츠하이머병의 발병기전에 매우 중요한 역할을 하지만 항산화 작용이 큰 비타민 C, E 등이 알츠하이머 치매를 방어할 수 있는지에 대해서는 아직 논란이 있다.
- 육식을 주로 하는 사람들은 채식을 주로 하는 사람들에 비해 치매가 발생할 위험성이 높으며, 높은 혈중지질총량, 포화지방, 콜레스테롤이 치매발병 위험성을 2배이상 높인다고 보고하였다.

4) 사회적 지지망 및 활동

▣ 미혼, 독거, 사회적으로 고립된 노인들은 그렇지 않은 노인들에 비해 알츠하이머 치매의 발병위험성이 높았다.

▣ 사회적인 활동이 활발하지 못하거나 여가활동을 즐기지 않는 노인의 경우도 알츠하이머 치매의 위험이 높았다.

- 한 연구에서 여가활동, 독서, 보드게임, 악기 연주, 춤 등의 활동을 한 경우 치매 발생률이 감소됨을 확인하였다.

5) 신체적 정신적 건강상태

▣ 심뇌혈관 질환

- 대부분의 혈관성 위험인자는 혈관성 치매 뿐만 아니라 알츠하이머 치매와도 연관이 있다.
- 뇌혈관 질환의 가장 중요한 위험인자인 고혈압은 인지기능저하 및 혈관성 치매의 중요한 위험인자로서 호놀룰루-아시안 노화 연구(Honolulu-Asia aging study)에서도 치료받지 않은 중년기의 고혈압은 치매 발생 위험을 4.8배 증가시켰다고 보고하였다.

▣ 우울증

- 우울증은 다양한 여러 연구에서 알츠하이머 치매의 발병위험성을 증가시키는 것으로 확인하였다.
- 우울증은 치매 발병 위험성을 2배 이상 증가시켰다는 보고가 있다.

6) 뇌외상

- 여러 연구에서 뇌외상의 병력과 알츠하이머 치매 발병위험성과 유의한 연관성이 보고되었다.
- 또 다른 연구에서 뇌외상의 병력과 알츠하이머 치매 발병위험성 둘 사이의 연관성이 확인되지 않았다.
- 뇌외상이 치매의 위험인자인가에 대해서는 아직 논란이 있지만, 중등도 내지 심각한 뇌외상의 병력은 기전이 명확하지 않으나 치매의 위험성을 높일 수 있는 것으로 평가되고 있다.

7) 에스트로젠

- 에스트로젠 대치요법(estrogen replacement therapy; ERT) 폐경 후 여성에서 알츠하이머 치매 발병위험성을 낮춘다는 보고들이 있었지만, 최근 미국국립보건원의 지원을 받아 실시된 대규모 전향적 역학 연구에서 ERT가 폐경기 여성의 인지기능을 호전시키지 못할 뿐만 아니라, 경도인지손상과 치매의 위험성을 오히려 증가시키는 것으로 확인되었다.

8) 진통소염제

- 염증반응은 알츠하이머 치매의 중요한 뇌 병리 소견이기는 하지만, 알츠하이머 치매에 대한 비스테로이드성 진통소염제(NASID)의 예방 및 치료 효과에 대한 연구는 일관된 결과를 얻지 못하고 있다. 즉 비스테로이드성 진통소염제가 알츠하이머 치매에 영향이 있다, 없다의 논란이 되고 있다.
- 최근 55세이상 성인 6,989명을 7년간 추적 관찰한 전향적 코호트 연구인 로테르담 연구에서 NSAIDS를 2년 이상 복용하는 사람이 그렇지 않은 사람에 비해 알츠하이머 치매발병 위험성이 약 80% 감소하였고, 혈관성 치매에서는 영향이 없었음을 보고하였다.

2. 우리나라의 치매위험 인자(2012년 전국치매역학조사)

▣ 보건복지가족부의 지원 하에 실시된 2008년 전국역학조사에서의 치매의 위험인자에 대한 결과는 다음과 같다

- 고령(85세 이상이 65~69세에 비해 14.9배), 여성(남성에 비해 2.85배), 무학(교육년수 7년 이상에 비해 9.2배)이 치매 위험과 높은 연관성을 보였다.
- 사별, 이혼, 별거, 미혼 등 결혼생활을 유지하지 못하는 사람이 치매 위험이 2.9배 가량 높았다.
- 중강도 이상의 규칙적 운동을 하는 사람의 치매 위험이 그렇지 않는 사람에 비해 약 1/3 수준으로 낮았으나, 운동량 및 운동 종류와 치매 위험 간의 인과관계는 전향적 후속 연구를 통해 규명되어야 한다.
- 10분정도 이상의 의식장애가 있는 두부외상의 과거력이 있는 사람은 약 3.8배 가량 치매 위험이 높았다.
- 우울증이 있는 사람은 약 3배 정도 치매위험이 높았다.

3. 치매의 병리학적 원인

1) 치매의 종류

〈치매의 종류〉

치매의 종류		주요 위험요인	치료 · 예방
비가역적 치매	퇴행성 뇌질환에 의한 치매 : 알츠하이머병, 전측두엽치매, 루이체치매 등	• 고령 • 가족력 • 저학력 • 우울증 • 성별(여성) • 두부 손상력 • 흡연 등	• 초기에 진단을 받으면 인지기능 개선제를 통하여 질병의 진행을 지연 가능 • 중기 이후는 정신행동증상에 대한 대증적 치료 병행
반가역적 치매	뇌혈관성 치매	• 고혈압 • 심장병 • 당뇨병 • 동맥경화 • 고지혈증 • 흡연 등	• 알츠하이머병 다음으로 많은 치매 • 위험요인을 관리하면 예방이 가능함 • 인지기능개선제, 항혈소판제제, 항응고제 등의 치료제 사용
가역적 치매	대사성 치매, 뇌종양에 의한 치매, 영양결핍에 의한 치매 등	• 갑상선기능저하증 • 경막하출혈 • 정상압 뇌수종 • 양성 뇌종양 • 비타민 B_{12} 결핍 등	• 원인 문제를 해결하면 치료 가능

▣ 용어정리

- 비가역적(irreversible) : 어떤 질병에 걸렸을 때 어떠한 치료법에도 원래의 정상상태와 기능으로 돌아올 수 없는 경우를 말한다.
- 가역적(reversible) : 어떤 질병에 걸렸을 때 적당한 치료법으로 원래의 정상상태와 기능으로 돌아올 수 있는 경우를 말한다.
- 반가역적(semi–reversible) : 가역과 비가역의 중간 형태로 조기에 적절한 치료를 하면 완전하지는 않지만 일부분의 기능 회복이 되는 경우이다.

2) 치매의 원인

▣ 전반적인 뇌 기능의 손상을 일으킬 수 있는 모든 질환이 치매의 원인이 될 수 있다.

- 알츠하이머병은 가장 흔한 치매원인이며 원인미상의 신경퇴행성질환으로, 전체 치매의 약 50~70%를 차지한다.
- 뇌의 혈액순환장애에 의한 혈관성 치매는 20~30% 정도가 차지한다
- 나머지는 기타 원인에 의한 치매이다.

▣ 치매는 원인질환에 따라

- 신경퇴행성질환에 의한 치매
- 혈관성 치매
- 치료 가능한 치매로 분류한다.

▣ 신경퇴행성질환에 의한 치매 중에서 가장 흔한 원인은 알츠하이머병으로 대략 70% 정도를 차지한다.

▣ 두 번째로 흔한 치매의 유형은 루이소체 치매(Dementia with Lewy Body, DLB)이며, 신경퇴행성 치매의 20% 정도를 차지한다.

▣ 그 외에 전두측두엽치매(frontotemporal dementia, FTD)와 파킨슨병에 동반된 치매(Parkinson's disease with dementia) 등이 있다

▣ 신경퇴행성 질환인 알츠하이머형 치매는 알츠하이머병을 진단받으면 평균 10년정도 생존한다.

▣ 최근 치매의 원인을 좀 더 세분화하고 있다.

(1) **경도인지장애**(Mild Cognitive Impairment: MCI)

▣ 치매의 전단계로 건망증과는 다르다.

건망증	경도인지장애	치매
• 기억력 저하 (단순하게 잊어버리는 것)	• 기억력장애 (잊은 상황 자체를 기억 못함) • 일상생활 수행능력 보존	• 기억력 장애 • 일상생활 수행능력 저하 • 심리행동 변화 • 인격변화

▣ 인지기능 장애가 일상생활이나 사회생활에 지장을 줄 만큼 심한 경우를 치매라고 한다. 그러나 인지기능에 변화가 있어도 일상생활에 지장을 줄 만큼 심하지 않으면 '경도인지장애'라고 한다.

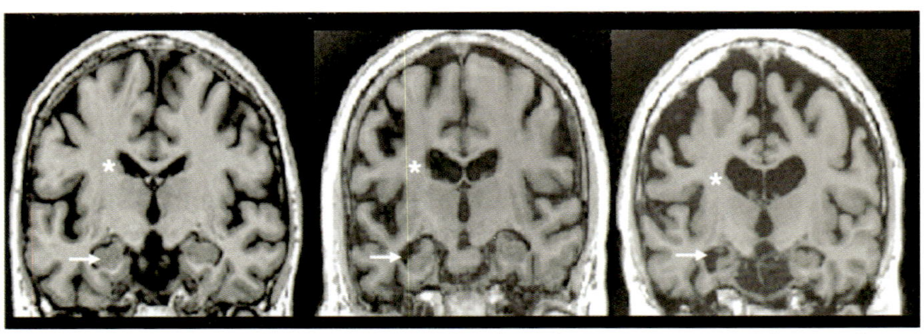

경도인지장애의 MRI(자기공명영상) 뇌사진

뇌의 MRI(자기공명영상) 사진; 흰색 화살표는 해마(Hippocampus; 인간의 기억을 담당하는 뇌의 중요한 부분)로 경도인지장애 환자와 초기치매환자의 경우 정상인 보다 그 크기가 줄어 있다(이는 인지기능장애와 기억력의 심한 감소를 의미). 또한 흰색별표가 표시된 검은색 공간은 뇌실(Ventricle; 뇌의 가운데 있는 빈 공간)인데 정상인보다 경도인지장애 환자가 좀 더 커져있고 경도알츠하이머 환자의 경우 훨씬 더 커져 있다(이는 뇌의 크기가 줄어들어 정상기능이 손상됨을 의미).

Structural MRI of control, MCI, and mild AD individuals, showing mild(MCI) and significant(AD) atrophy in the hippocampus(shown as arrows) and cortex, and mild(MCI) and significant(AD) ventricular enlargement(shown by asterisks). AD =Alzheimer disease; MCI = mild cognitive impairment.(Use of Biomarkers in Clinical Trials of Alzheimer Disease From Concept to Application. Liyong Wu, Pedro Rosa-Neto and Serge Gauthier. Article in Molecular Diagnosis & Therapy, December 2011)

▣ 뇌 PET* 검사(Positron Emission Tomography; 양전자방출단층촬영) 사진

*PET 검사 : 뇌의 뉴런(신경세포)들이 포도당을 에너지로 이용할 때 이 포도당의 흐름을 찍어서 칼라로 나타내는 검사

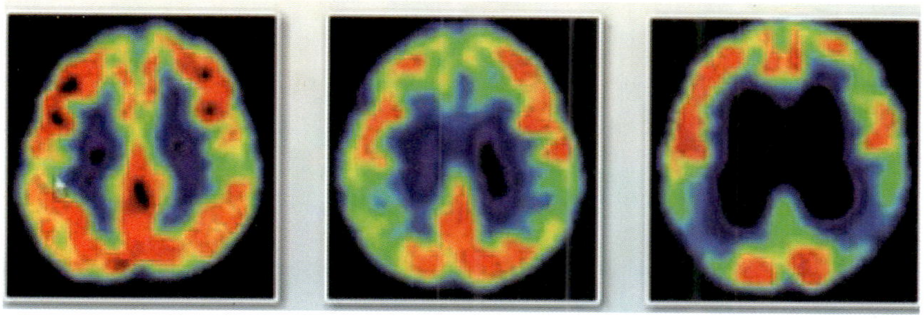

정상인의 뇌 경도인지장애 환자의 뇌 알츠하이머 치매 환자의 뇌

- 위의 양전자방출단층촬영(PET) 사진을 보면 경도인지장애 환자와 알츠하이머 치매 환자의 한 가운데 뇌실은 정상인보다 더욱 넓어져서 뇌조직의 심한 위축으로 뇌의 크기가 줄어든 것이 보이고 포도당의 이용능력(붉은색 부분)도 이들 환자들이 정상인 보다 훨씬 떨어져서 뇌기능 손상이 보인다.

▣ 인지기능 변화란 노화로 인한 정상적인 인지기능 저하와는 다른 병적인 인지기능 저하를 의미한다.

- 우리나라 65세이상 인구의 25% 정도는 경도인지장애를 겪고 있다.
- 경도인지장애는 원인질환에 따라 그 양상이 매우 다양하고, 경과 또한 다양하여 대개 서서히 치매로 진행하지만, 일부는 진행되지 않고 경도인지장애 단계에 머무르기도 하며, 때로는 서서히 회복되어 정상으로 되돌아오기도 한다.

▣ 경도인지장애 중에서 가장 흔한 형태인 기억장애성 경도인지장애는 알츠하이머병의 전단계로 정상 노인의 경우 매년 1~2%가 치매로 이행하는 것에 비해, 기억장애성 경도인지장애는 서서히 진행하여 대략 1년에 15%씩 알츠하이머병의 단계로 진입하는 것으로 알려져 있다.

▣ 경도인지장애 자가진단법

- 경도인지장애 자가진단 설문지

	아니다	가끔 그렇다	자주 그렇다
1. 오늘이 몇월이고 무슨 요일인지를 잘 모른다	0	1	2
2. 자기가 놔둔 물건을 찾지 못한다.	0	1	2
3. 같은 질문을 반복해서 한다.	0	1	2
4. 약속을 하고서 잊어버린다.	0	1	2
5. 물건을 가지러 갔다가 잊어버리고 그냥 온다.	0	1	2
6. 물건이나, 사람의 이름을 대기가 힘들어 머뭇거린다.	0	1	2
7. 대화 중 내용이 이해되지 않아 반복해서 물어본다.	0	1	2
8. 길을 잃거나 헤맨 적이 있다.	0	1	2

9. 예전에 비해 계산 능력이 떨어졌다. (예 : 물건값이나 거스름돈 계산을 못한다)	0	1	2
10. 예전에 비해서 성격이 변했다.	0	1	2
11. 이전에 잘 다루던 기구의 사용이 서툴러졌다. (세탁기, 전기밥솥, 경운기 등)	0	1	2
12. 예전에 비해 방이나 집안의 정리 정돈을 하지 못한다.	0	1	2
13. 상황에 맞게 스스로 옷을 선택하여 입지 못한다.	0	1	2
14. 혼자 대중교통 수단을 이용하여 목적지에 가기 힘들다 (신체적인 문제(관절염 등)로 인한 것은 제외됨)	0	1	2
15. 내복이나 옷이 더러워져도 갈아입지 않으려고 한다.	0	1	2

• 결과점검

합산한 점수가 8점 이상이면 경도인지장애로 진단할 수 있으며, 치매에 대한 정밀 검사와 치매 예방을 위한 적극적인 관리가 필요하다.

(2) 알츠하이머성 치매(알츠하이머병, Alzheimer disease)

▣ 알츠하이머병는 진행적인 뇌세포의 퇴화로 치매증상을 야기하는 가장 흔한 치매의 원인으로 전체 치매의 약 50~70%를 차지한다.

▣ 알츠하이머병은 **신경퇴행성질환***에 의한 치매의 가장 대표적 질병이다.

*신경퇴행성질환에 의한 치매 : 뇌에 정상적으로 분포하는 특정 단백질이 비정상적으로 응집되어서 발생하는 치매(알츠하이머병과 루이소체 치매)

▣ 알츠하이머병의 명칭은 1907년 최초로 발견한 독일의사 알로이스 알츠하이머(Alois Alzheimer)의 이름에서 유래하였다.

▣ 알츠하이머병은 매우 서서히 발병하여 점진적으로 악화가 진행되는 경과가 특징이다.

• 초기에는 주로 최근 일에 대한 기억력에 대해서 문제를 보인다.

• 병이 진행되면 다른 여러 인지기능의 이상을 동반하게 되며 종국에는 모든 일상생활 기능을 상실하게 된다.

• 알츠하이머병의 자연경과는 상당히 다양하며 대략 증상 발현부터 진단까지 2~3년, 진단으로 부터 요양시설(nursing home)에 머무르게 되는 기간까지 3~6년, 요양시설에서 사망까지 약 3년 정도로 총 유병기간은 9~12년이다.

▣ 알츠하이머병은 뇌조직 검사의 특징은 아래 설명과 같다.

• 베타아밀로이드 단백질(β-amyloid protein)이 뇌에 침착되면서 생긴 노인반(senile plaque, 아밀로이드반) 및 타우 단백질(tau protein)이 과인산화(과산화)되면서 형성된 신경섬유다발(neurofibrillary tangle; 신경섬유매듭, 신경섬유의 엉킴 현상) 등 특징적인 병변이 관찰된다.

• 신경세포(뉴런)의 소실로 인해 뇌위축(뇌의 크기가 작아짐) 소견이 보인다.

• 노인반(senile plaque, 아밀로이드반)는 주로 기억과 학습에 관여하는 뇌의 측두엽과 두정엽에 쌓이는데, 피질은 기억, 언어 등의 인지기능에 필수적이므로 이들 물질이 쌓이면 치매증상을 보이게 된다.

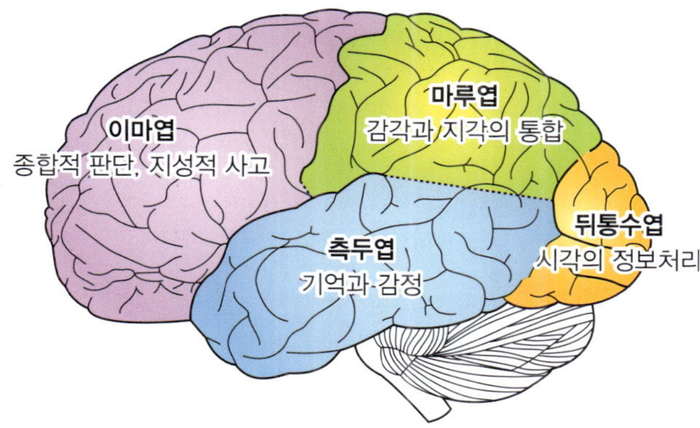

뇌의 각 부위와 간단한 기능

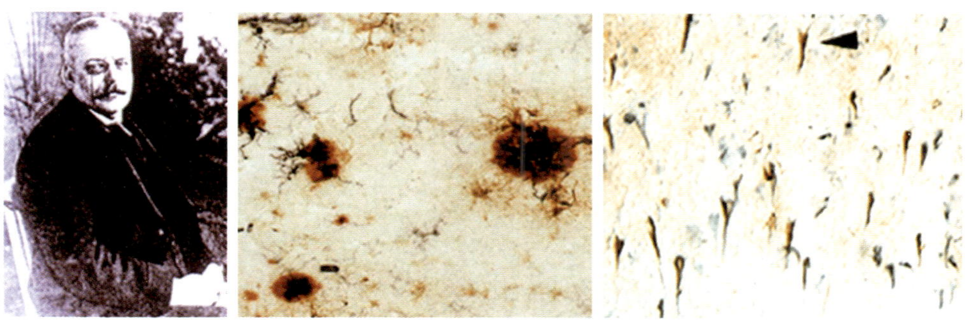

알로이스 알츠하이머
(Alois Alzheimer)
독일정신과 의사

노인성 반점
(Senile plaque)

신경섬유다발
(Neurofibrillary tangle)

출처: 보건복지부지정 노인성치매임상연구센터 자료

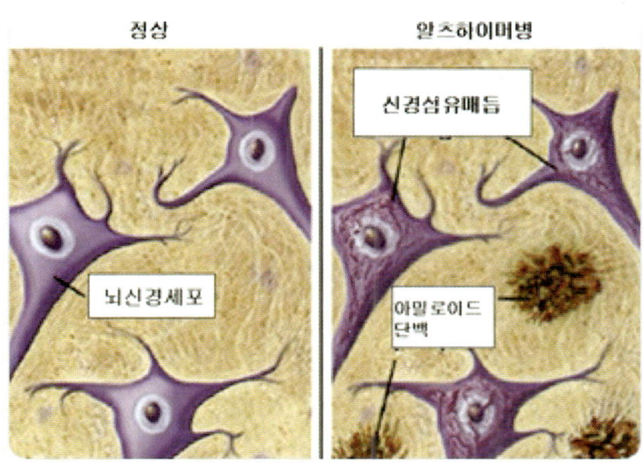

정상인과 알츠하이머병 환자의 뇌 신경세포. 알츠하이머 환자의 뇌조직에는 정상인과 달리, 신경섬유농축체와 아밀로이드반이 침착돼 있음: 경희대학교병원 자료]

▣ 알츠하이머병에서는 뇌 속 단백질 이상이 신경전달물질 체계에 기능적인 변화를 일으켜 정신증상이 발생 → 환자의 뇌(기저 전뇌, basal forebrain)에서는 기억을 담당하는 신경전달물질인 **아세틸콜린***의 기능저하 현상이 흔히 포착된다.

*아세틸콜린: 1913년 영국 약물생리학자 헨리 데일(Sir Henry Hallett Dale, 1875~1968)은 아세틸콜린이라는 물질을 최초로 발견한다. 그는 신경전달물질 연구 및 발견 공로를 인정받아 1936년 독일 생리학자 오토 뢰비(Otto Loewi, 1873~1961)와 노벨 생의학상을 공동 수상한다. 아세틸콜린은 뇌에서만 있는 것이 아니라, 인체에 산재한 신경근육접합부나 말초교감신경에도 존재한다. 뇌에서는 주로 마이네르트 기저핵(nucleus basalis of Meynert)과 내측 중격(medial septum) 세포에 분포하며, 대뇌피질과 해마로 전달된다.

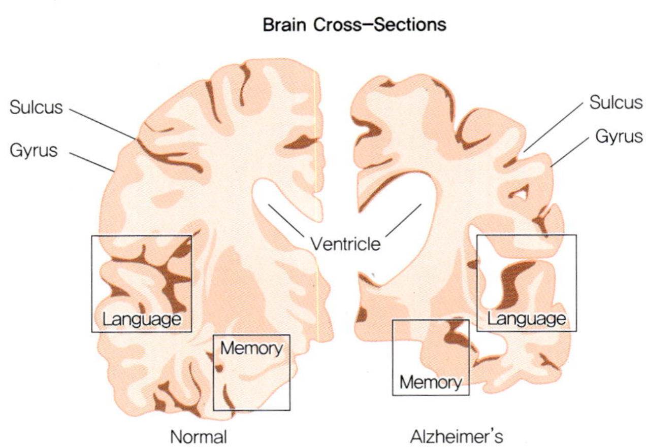

정상인의 뇌와 알츠하이머 환자 뇌의 비교

• 네모칸의 부분 중 langue(언어기능)와 memory(기억기능)의 뇌 부분들이 알츠하이머 환자가 정상인보다 크기가 훨씬 작아져서 언어와 기억을 담당하는 기능들이 매우 손상된 것으로 보인다.
• Gyrus(뇌이랑; 뇌조직 표면에서 볼록 나온 부분)와 Sulcus(뇌고랑; 뇌조직 표면에서 밭고랑처럼 움푹 들어간 부분) 부분 모두 알츠하이머 환자가 정상인 보다 그 크기가 훨씬 작아져서 이는 치매환자의 뇌조직 크기(부피)가 비정상적으로 많이 줄어들었음을 의미하며 뇌 기능의 심각한 손상의 발생하였다.
• Ventricle(뇌실; 뇌조직의 가장 안쪽에 있는 공간은 알츠하이머 환자가 정상인보다 그 크기가 훨씬 커져서 치매환자의 뇌조직 크기(부피)가 비정상적으로 많이 줄어들었음을 의미하며 뇌기능의 심각한 손상 발생한 것을 알 수 있다.

▣ 알츠하이머성 치매 최초 증례와 사망 후 부검 뇌조직

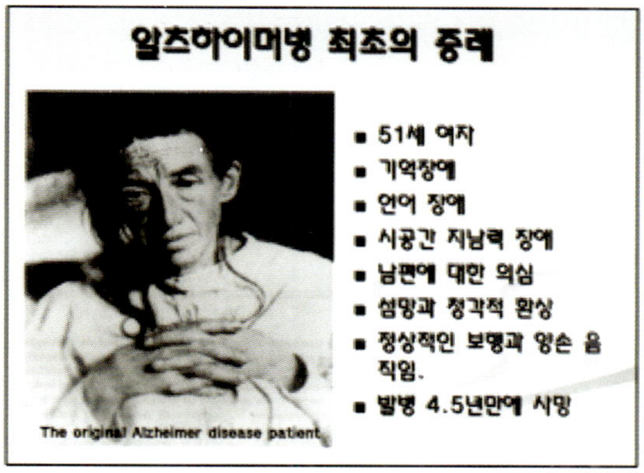

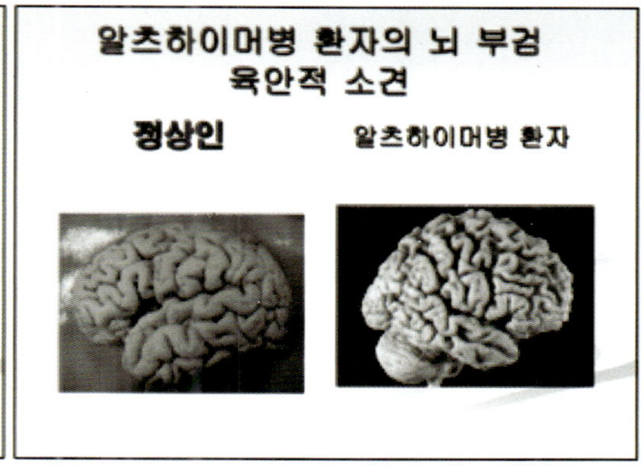

• 알츠하이머 환자가 정상인보다 뇌조직이 줄어든 심각한 상황을 보여주고 있다.

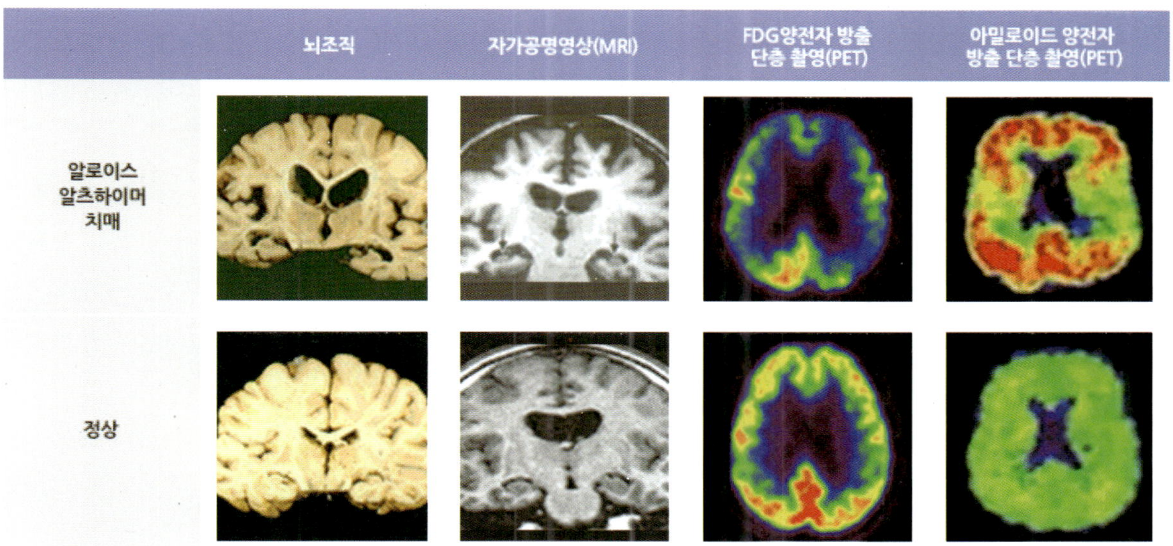

보건복지부지정 노인성치매임상연구센터

▣ 알츠하이머병은 여성이 남성보다 평균 2배 정도 더 잘 걸리는 것으로 알려져 있다.

• 여성은 남성에 비해 충동, 불안과 관련있는 뇌영역 움직임이 더 활발하게 움직인다.

– 미국 연구진에 따르면 여성이 남성에 비해 치매, 우울증 유병률이 2배이상 높은 이유는 바로 여성이 남성보다 특정 뇌 영역의 활동이 더 활발히 이뤄지기 때문이라는 것이며 미국 에이멘클리닉(Amen Clinics) Daniel G. Amen 교수팀이 Journal of Alzheimer's Disease 온라인판에 게재된 연구결과이기도 하다.

– 연구팀이 조울증, 조현병 등 정신건강질환 진단을 받은 남녀 2만6683명과 건강한 성인 남녀 119명를 무작위로 추려낸 후, 이들이 휴식을 취하고 있을 때와 무엇인가에 집중하고 있을 때 단

일광자단층촬영(SPECT)를 이용해 뇌를 촬영한 영상 자료를 분석하였다. 평소 휴식을 취하고 있을 때 촬영한 뇌 영상을 분석한 결과, 여성은 65개 뇌 부위가, 남성은 이보다 훨씬 적은 9개의 뇌부위 움직임이 활발한 것으로 나타났다.

- 집중하고 있을 때 촬영한 뇌 영상 결과도 비슷했다. 여성은 48개의 뇌부위가, 남성은 22개의 뇌 부위가 활발하게 움직인 것으로 확인되었다.
- 특히 연구 결과에서 눈에 띄는 부분은 여성이 남성보다 불안, 충동과 관련있는 뇌 부위 움직임이 더욱 활발했다는 점이다. 뇌 부위 중에서도 가장 활발한 움직임을 보인 영역은 억제와 조절을 담당하는 전전두피질, 인간의 기본적인 본능과 충동, 수면과 섭식, 기억을 관장하는 변연계가 활발히 움직였다.

• 미국 노인 치매 확률은 여성 6명중 1명, 남성 11명중 1명으로 폐경에 따른 에스트로겐 감소 때문일 수도 있다는 보고가 있다.

- 미국알츠하이머학회(Alzheimer's Association)는 65세 이상 미국인이 남은 생애에서 치매가 나타날 가능성은 여성이 6명에 1명, 남성은 11명에 1명이라는 보고서를 최근 발표하였다.
- 서던 캘리포니아 대학의 로버타 브린톤 박사는 최근 미국국립보건원이 주최한 학술회의에서 여성은 일단 치매로 진단되면 특정 뇌부위가 급속히 위축되면서 증상이 빠르게 악화되는 경향을 보인다면서 폐경이 분기점(tipping point)일 수 있다는 이론을 제시하였다.
- 또 다른 연구에서는 여성호르몬 에스트로겐은 뇌의 대사 조절, 즉 인지기능이 올바로 작동되는데 필요한 에너지를 만들어 내는데 도움을 준다. 그런데 폐경으로 에스트로겐이 급격히 줄어들면 뇌는 에스트로겐보다 성능이 떨어지는 다른 백업 시스템에 의존된다는 연구보고가 있다.

• 우리나라 치매 환자 역시 여성이 남성의 약 2배에 달한다. 2019년 기준 중앙치매센터에 따르면 치매 환자 성별구성 비율이 여성 62%, 남성 38%이다.

- 폐경에 따라 줄어드는 여성호르몬이 원인으로 여성호르몬이 뇌신경세포를 보호한다는 사실이 동물실험을 통해 드러났다.
- 여성호르몬은 뇌가 적절히 흥분성을 유지하도록 하고, 뇌세포가 손상되면 재생을 돕는 역할도 한다.
- 반대로 폐경이 되면 여성호르몬의 보호 효과가 없어지면서 치매 위험이 높아진다.
- 반면 남성은 70%가 죽을 때까지 남성호르몬이 나오며, 남성호르몬은 뇌로 가면 여성호르몬처럼 바뀌어 그 역할을 한다. 따라서 치매의 고통을 덜려면 폐경초기부터 여성호르몬 보충 요법을 고려하는게 도움이 될 수 있다는 주장이 있다.

▣ 이외에 알츠하이머병에 잘 걸리는 위험요소는 다음과 같다.

• 나이가 많을수록
• 학력이 낮을수록
• 직계 가족 중에 치매 환자가 있는 경우

- 심한 머리손상(교통사고, 낙상)이나 약하지만 반복적인 머리손상(권투선수)을 입은 경우
- 다운증후군 환자
- ApoE 유전자형에서 4형의 대립유전자를 가지고 있는 경우 등이다.
- 그러나 위에 언급한 내용들이 절대적인 것은 아니다. 유전적 원인과 환경적 요인 등이 복합적으로 작용하여 사람마다 병의 발생 빈도가 다르다.

▣ 알츠하이머성 치매의 전형적인 증상은 다음과 같다.

- 기억력 감퇴는 이름을 비롯한 신상 정보, 최근 나눈 대화나 사건들을 기억하지 못한다.
- 언어능력 저하 및 보행 장애는 증상이 악화될수록 점점 정상적인 대화가 어려워지고 판단능력을 상실하며 걷기 힘들어지는 거동장애가 수반된다.
- 시공간파악능력(지남력)의 저하는 시간이나 장소, 사람을 알아보는 능력인 지남력의 저하. 초기에는 시간지남력이 저하되어 날짜나 요일을 모르는 증상이 나타나고 점차 중요한 기념일이나 집안 대소사 날을 챙기지 못하게 된다. 더욱 심해지면 연도나 계절을 파악하지 못하고 낮과 밤을 혼동해 새벽에 일어나 밥을 하는 등의 모습을 보이기도 한다. 시간지남력보다 좀 늦게 장소에 대한 지남력저하가 나타나는데 처음에는 익숙하지 않은 장소에서 혼동을 보이다가 진행되면 늘 다니던 익숙한 곳에서 길을 잃어 헤매는 일도 생긴다. 그러다가 결국에는 자신이 있는 곳이 어디인지 전혀 알지 못하게 된다. 사람에 대한 지남력장애는 가장 늦게 나타나는데 먼 친지부터 시작해서 진행하면 늘 함께 지내는 자녀나 배우자를 알아보지 못하게 되기도 한다.
- 판단력 및 일상생활 수행능력의 저하는 병이 진행되면서 추상적으로 사고하고, 문제를 해결, 적절한 결정이나 판단을 내리는 능력이 저하한다. 따라서 일을 계획하거나 결정하며 제대로 수행해 나가는 것이 어려워지기 때문에 큰돈을 관리하거나, 여행 또는 사교모임, 직업활동 등을 하기가 어렵게 된다. 더 진행하면 간단한 돈계산, 간단한 집안일, 가전제품 사용, 취미활동 등 익숙하게 해오던 일을 처리하지 못하게 되고 결국에는 식사하기, 대소변가리기, 몸치장하기, 위생관리 등 가장 기본적인 일상활동들도 스스로 수행하지 못한다.
- 정신행동증상은 인지기능장애 이외에도 성격변화, 초조행동, 우울증, 망상, 환각, 공격성 증가, 수면장애, 무감동 및 무관심 등 이른바 '정신행동증상'이 흔하게 동반한다. 본래의 성격과 다르게 의욕이 없고 사람들과 어울리지 않고 집에만 있거나, 반대로 사소한 일에도 짜증, 화, 공격적인 말이나 행동을 보인다(성격변화). 남들이 물건을 훔쳐가고 자신을 해치려 한다는 등의 의심과 피해의식에 사로잡히기도 하고(망상), 환각증세, 도움거부, 불면과 같은 수면장애, 저녁이 되면서 혼돈이 심해지는 일몰증후군(sundowning)이 나타나기도 한다.
- 신체 증상은 알츠하이머병이 상당히 진행되면 대소변 실금, 몸이 경직되고 보행 및 거동장애, 욕창, 폐렴, 요도감염, 낙상 등의 합병증 발생한다.

▣ 일부 알츠하이머병과 다른 유형의 치매들은 유전적요인에 의해 발병하기도 한다. 다행히 정상적인 체중과 혈압, 금연, 건강한 식단 등을 유지하면 인지능력이 감퇴하는 시기를 늦출 수 있으므로 건강한 생활습관을 유지하는 것이 무엇보다 중요하다.

▣ 치매환자가 그린 시계그림; 정상인과 환자에게 특정 시간의 시계를 그려서 평가한다.

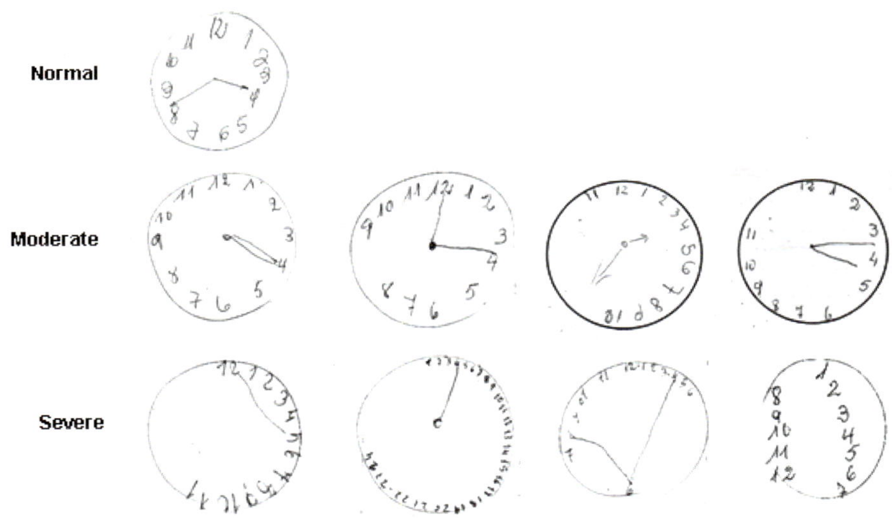

Severity Scores from 5 to 0

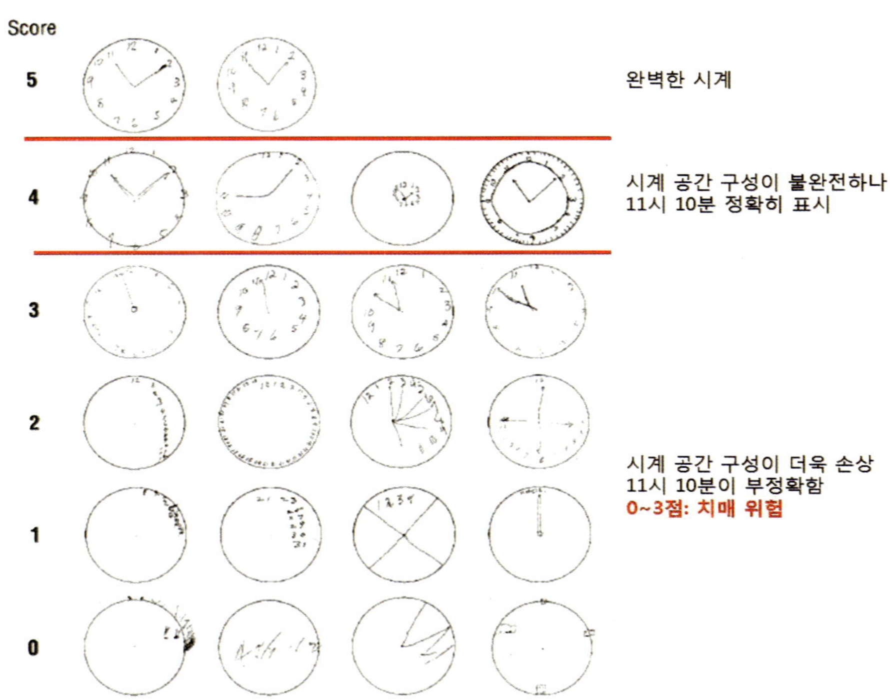

(3) 루이소체 치매(레비소체치매, Lewy body dementia)

▣ 세계적인 배우 로빈 윌리엄스의 자살(2014년 8월 11일) 원인 중 하나였다.

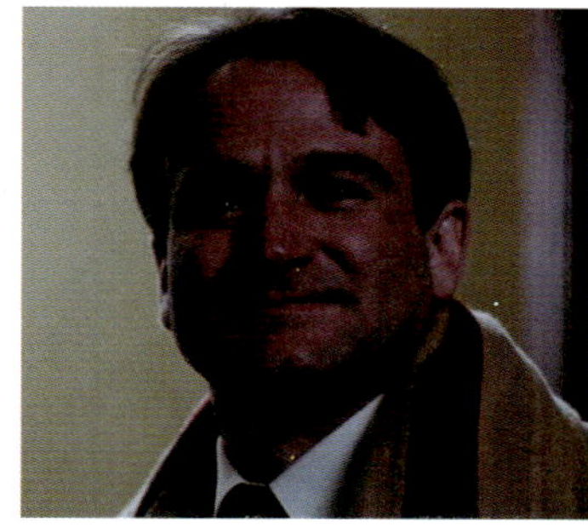

로빈 윌리암스
〈죽은 시인의 사회〉(1989), 〈미세스다웃파이어〉, 〈굿 윌 헌팅〉(1997), 〈박물관은 살아 있다〉(2006) 등으로 수 많은 명작을 남긴 미국의 위대한 배우.

▣ 루이소체 치매

- 대뇌피질(대뇌껍질)에 알파-시누클레인이라는 단백질이 쌓여 '루이소체'라고 불리는 단백질 집합체(덩어리)를 형성한다.
- '루이소체' 치매는 신경세포간에 신호전달 등을 방해하여 기억력 손상과 치매 유발한다.
- 파킨슨 질환(Parkinson disease)을 동반하며 파킨슨 환자의 뇌 속에도 루이소체가 침착되기도 한다.

▣ 그러나 수면장애, 환각, 근경직과 같은 증상이 나타난다는 점은 알츠하이머병과 다른 차이점이며 문제는 이 치매는 치료가 쉽지 않다

- 환각을 위한 치료는 파킨슨병을 유발할 가능성을 높이고, 다른 신체 증상들에 대한 치료는 인지기능 감퇴를 악화시킬 염려가 있다.
- 평소 뇌를 자극하는 취미를 갖고 교육을 꾸준히 학습할수록 증상발현을 지연시키는데 유리하다.
- 전체 치매 중 약 15% 정도를 차지한다.

▣ 루이소체병의 발견

- 코사카 켄지(Kosaka Kenji, 일본의 정신과의사)는 진행성 치매와 파킨슨 증상을 보인 초로기 치매 환자의 부검을 통해 기존에 알려지지 않았던 새로운 유형의 치매를 발견(1976)하였다.
- 처음에는 그 환자에게 비전형적인 초로기 알츠하이머병이라 진단하였으나, 사후 부검을 통해 그 환자의 대뇌피질에서 '루이소체'가 처음으로 발견된 것이다.
- 뮌헨의 막스 플랑크 정신과학 연구소에서 근무하던 1979년에는 루이소체 치매의 부검 사례를 유럽 최초로 보고하였다.
- 1980년엔 루이소체병(Lewy body disease)이라는 용어를 제안하고 이 진단명은 1995년 열린 국제학술회의에서 처음으로 공식 채택되어 오늘날까지 쓰이고 있다.
- 1991년부터 요코하마 의과대학의 교수로 재직하던 중, 루이소체 치매를 발견한 과거 공로가 인정되어 2013년 아사히상을 수상하였다.

▣ '알츠하이머병(Alzheimer's disease)'의 병명이 발견자의 이름인 것을 감안하면, '루이소체병(Lewy body disease)' 또는 '루이소체 치매(Lewy body dementia)'보다는 '코사카병(Kosaka's disease)' 혹은 '코사카 치매(Kosaka's dementia)'라는 명칭이 더 적절할 것으로 생각된다.

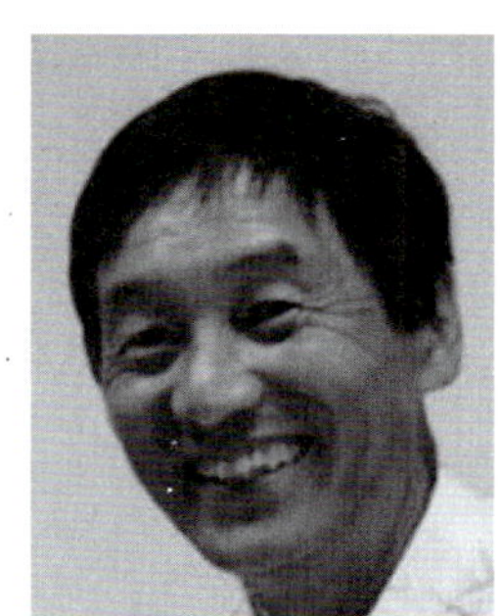

코사카 켄지 교수

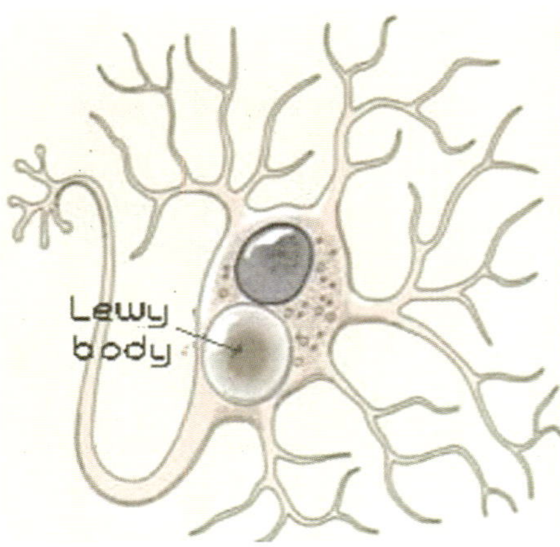

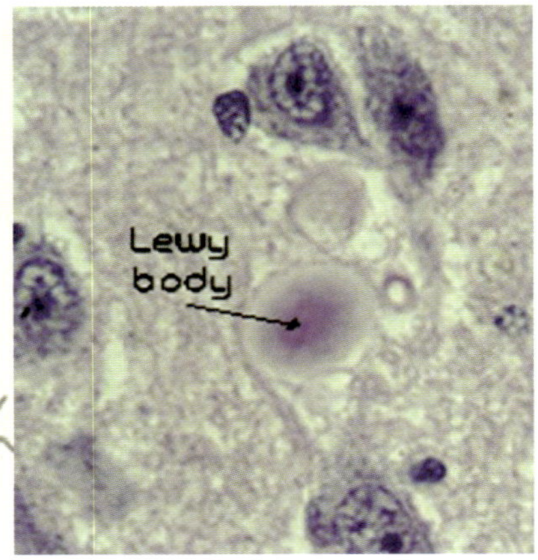

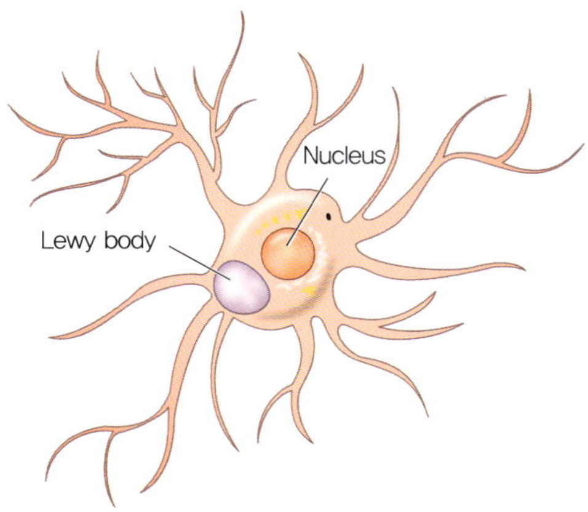

루이소체(Lewy body)가 신경세포(뉴런)의 핵 바로 옆에 관찰(좌측 그림), 루이소체가 옅은 핑크색으로 염색된 것이 관찰(오른쪽 그림).

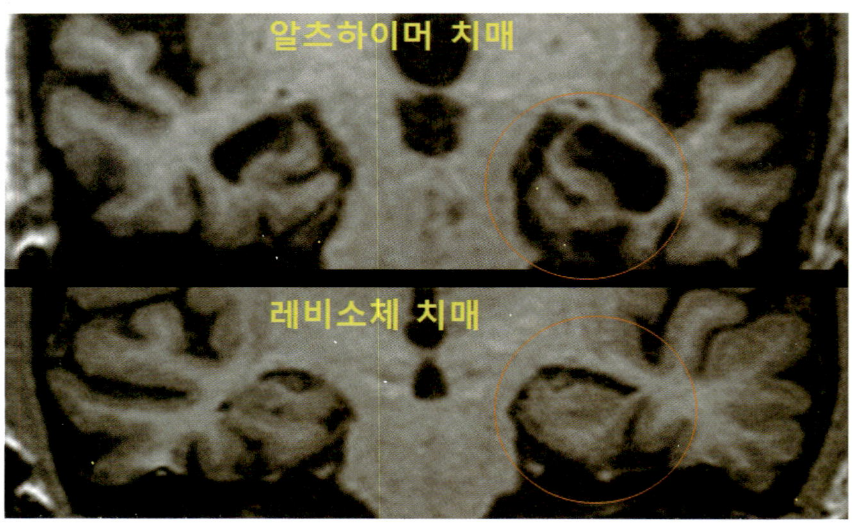

동그라미 친 부분은 뇌의 해마와 내측측두엽의 크기를 의미하는데 알츠하이머성 치매는 이 부분이 많이 작아지고 줄어든데 비해 루이(레비)소체치매 환자의 경우엔 비교적 그 크기가 잘 유지됨을 보이는 것이 중요한 차이점이다.

▣ 루이소체 치매의 주요 증세

- 루이소체 치매는 신경세포내에 생기는 비정상적으로 응집된 신경섬유단백질의 축적으로 인해 발생하는 것으로 다른 치매와 구분되는 가장 큰 특징은 파킨슨병 증상을 동반한다.
- 정확하게는 치매가 발병한 후 파킨슨병 운동기능저하가 동반하며, 동반되는 시기가 명확하게 정해진 것이 아니기 때문에 더욱 주의해야 한다.
- 파킨슨병 증상이 동반된다는것 때문에 파킨슨병 치매와 혼동할 수 있으며 파킨슨병 치매의 경우 파킨슨병이 먼저 발병한 후 1년 이후에 치매증상이 나타나기 때문에 치매가 먼저 발생하는 루이소체 치매와 구분이 가능하다.
- 루이소체 치매는 파킨슨병의 대표증상인 보행장애, 떨림 등의 운동기능저하와 함께 또 다른 특징으로는 인지기능저하 증상이 나타나며, 주의를 인식하지 못하거나 얼이 빠져 보이는 등 주의력, 명료함에 심각한 장애가 나타난다.
- 또한, 반복적으로 사람, 동물 등의 헛것을 보는 환시나 환각을 겪게 된다. 다른 치매들과 달리 이러한 증상이 초기부터 발생하고, 밤에 증상이 심해지는 것이 특징이며 특히, 증상이 심한 경우 '먹을 것을 주지 않고, 굶긴다', '나를 죽이려고 한다', '누가 내 물건을 빼앗아 갔다' 등의 망상으로 남을 의심하는가 증상까지 나타나기도 한다. 증상이 지속적으로 유지되는 것이 아니라 증상의 기복에 따라 정상과 비정상을 반복한다.
- 루이소체 치매 자체는 드물지만, 파킨슨병 환자에게는 흔한 초기 증상인 보행장애가 동반되면서, 수면장애, 환각, 환시 등의 증상이 정신질환으로 오인될 수 있다.

▣ 루이소체 치매의 핵심증상 [출처; 보건복지부지정 노인성치매임상연구센터]

1. **집중력과 각성 상태를 포함하는 인지기능의 심한 변동**

   하루에도 아주 극도로 다양하게 변하는 인지저하(기억력의 감퇴나, 시간이나 공간에 대한 지남력을 잃어버리는)가 나타나는 것이 매우 특이한 소견이다. 알츠하이머병에서는 이런 증상들은 아주 말기에 나타나는 증상들이다.

2. **환시**

   질병의 초기부터 환시(사실은 아무것도 없는데 눈에 보이는 것)나 환청 등의 정신병적 증상이 나타날 수 있다.

3. **파킨슨 증상**

   파킨슨 증상은 경직과 느린 행동, 몸의 떨림 등, 파킨슨병과 루이소체 치매의 다른 점은 파킨슨병보다도 치매증상이 심하고 운동 증상은 대부분 경직에만 국한되어 느린 행동이나 몸의 떨림은 덜 나타난다.

▣ 루이소체 치매 가능성을 시사하는 증상[출처; 보건복지부지정 노인성치매임상연구센터]

1. 렘수면 행동장애

수면에는 꿈을 꾸는 렘수면과 꿈을 꾸지 않는 비렘수면의 두가지가 있다. 정상적으로 렘수면중에는 호흡근을 제외한 모든 근육의 힘이 빠지게 된다.

하니만 렘수면 행동장애에서는 렘수면 중 근육의 힘이 남아있게 되어 수면동안에 마치 깨어있는 것과 같이 여러 가지 행동을 하게 된다.

2. 항정신병 약물에 대한 감수성

알츠하이머병의 행동조절에 많이 사용하는 항정신병 약물을 사용하였을 경우에 파킨슨 증상과 같은 약물의 부작용이 훨씬 더 많이 나타난다. 단일광자 단층촬영(PET)에서 기저핵의 도파민 운반체 섭취율의 감소한다.

3. 루이소체 치매에서 나타날 수 있는 부수적인 증상

- 반복적으로 넘어지거나 실신
- 설명할 수 없는 일시적인 의식상실
- 체계적인 망상
- 환청 등의 환각증상 : 루이소체 치매에서는 대체로 특징적인 환시가 나타나지만 환청 등 다른 형태의 환각 증상이 나타날 수도 있다.

▣ 루이소체 치매의 진단

- 정상적인 사회 또는 직업기능의 장애를 초래할 정도의 점진적인 인지저하가 있다.
- 질병초기에는 현저하거나 지속적인 기억장애가 반드시 나타나는 것은 아니지만 계속 진행되고 있음은 분명한 경우 특히 신경인지기능검사상 집중력, 전두엽-피질하기능, 시공간 능력의 검사상 결함이 현저한 경우에는 루이소체 치매를 의심할 수 있다.

▣ 루이소체 치매의 치료

- 최근 알츠하이머병 약물로 개발된 콜린에스테라아제 억제제인 도네페질과 같은 약물을 사용하는 경우 행동증상, 인지기능, 정신적 증상이 호전되었다.
- 항정신병약물에 감수성을 보이는 환자들이 많고 이런 경우 치명적일 수도 있으므로 환시나 환청, 망상이 있는 경우, 아주 소량의 항정신병 약물을 조심스럽게 사용하기도 한다.
- 파킨슨 증상 치료제를 사용할 수 있으나 효과는 특발성 파킨슨 증후군에 비해 현저하게 떨어진다.

(4) **혈관성 치매**(Vascular dementia)

▣ 정의와 원인

- 혈관성 치매는 뇌혈관이 막히거나(뇌경색) 터져서(뇌출혈) 나타나는 치매질환으로 즉, **뇌졸중***으로 인해 발생한다.

  ★뇌졸중(stroke) : 뇌혈관이 막히거나(뇌경색) 뇌혈관이 파열(뇌출혈)되는 뇌질환을 총칭

- 특히 인지기능과 기억을 담당하는 뇌부위의 혈관이 막히거나 터지면 혈관성 치매가 흔히 발생한다.
- 혈관성 치매는 알츠하이머병 다음으로 흔한 치매의 원인 질환이다.
- 전체 치매 중 약 20%를 차지한다.

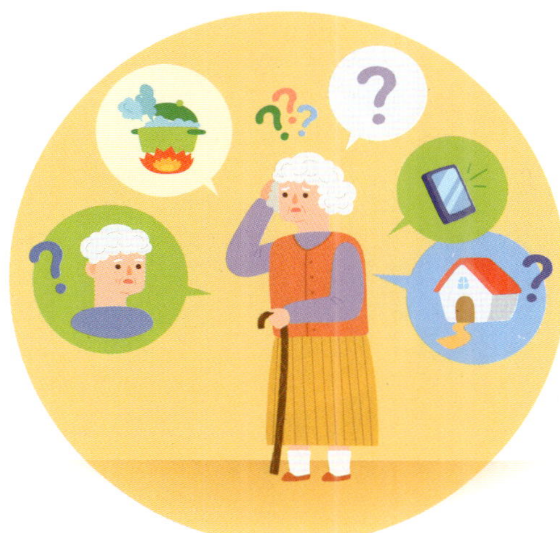

- 혈관성 치매는 허혈성 및 출혈성 뇌혈관 질환, 혹은 심혈관 질환에 의한 허혈성–저산소성 뇌병성과 관련된 치매의 임상적인 한 형태이다.
- 혈관성 치매는 기억력, 인지기능, 행동조절에 관여하는 대뇌의 주요 부위의 뇌혈관경색이나 파열로 인해 발생한 치매를 의미한다.
- 혈관성 치매는 일반 치매 환자가 보이는 증상이 나타난다. 이것이 뇌혈관 질환과 직접적인 관련이 있다는 뇌영상 검사상 뚜렷한 증거가 있을 때 혈관성 치매로 진단한다.
- 뇌혈관성 질환은 대부분 인지기능저하가 갑자기 발생하며, 명확한 뇌혈관 질환 후 치매가 발병한다. 그러나 그렇지 않은 경우도 있다. 예를 들어 소혈관 질환의 경우 뚜렷한 마비, 발음 장애, 의식저하 등 뇌혈관 질환으로 인한 증상이 실제로 나타나지는 않았지만, 뇌영상 검사에서는 뇌실질의 허혈성 변화를 보이는 경우로 마치 알츠하이머병처럼 서서히 진행하는 양상의 인지기능저하가 나타날 수 있다.

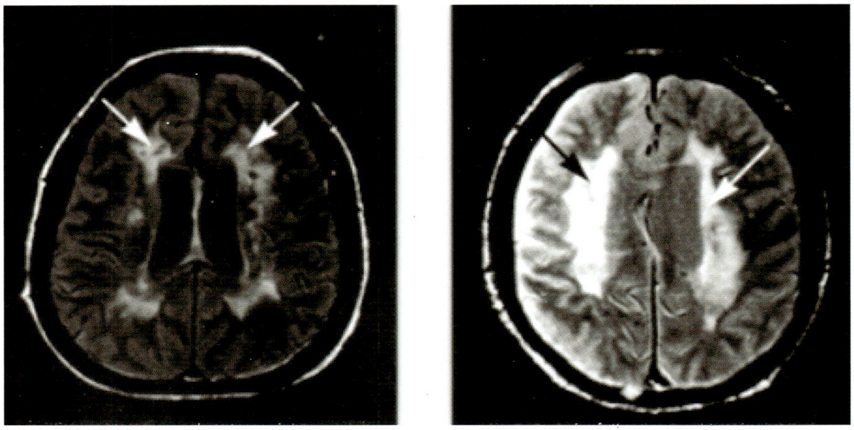

혈관성 치매 환자 뇌의 MRI(자기공명영상); 뇌의 가는 혈관이 막혀 뇌세포가 손상되어 하얗게 보임(화살표가 가리키는 부위), 특히 오른쪽 환자가 더 심하게 보인다.

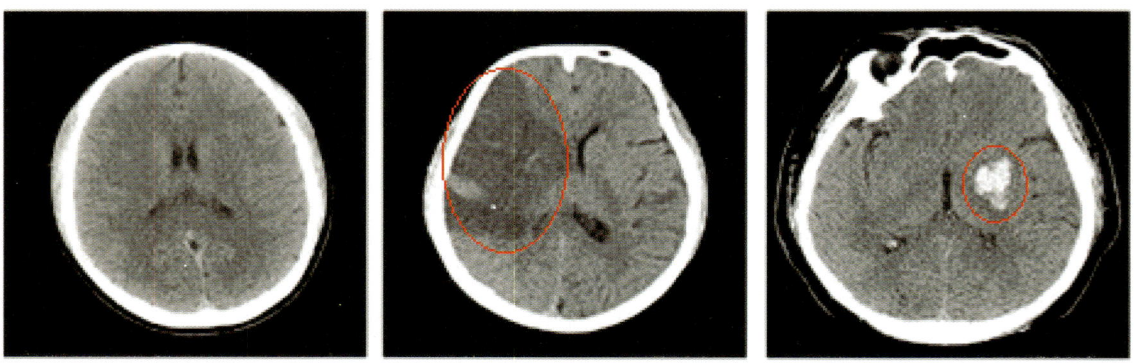

정상인 뇌 CT　　뇌경색환자 뇌 CT　　뇌출혈환자 뇌 CT

컴퓨터단층촬영(CT)에 의한 정상인, 뇌경색, 뇌출혈환자의 비교, 빨간 동그라미 부위가 각 병변부위. 뇌혈관막힘(뇌경색)일 경우 CT검사에서 그 부위가 다른 부위보다 검게 보임; 뇌출혈이 있으면 CT검사에서 그 부위가 하얗게 보인다.

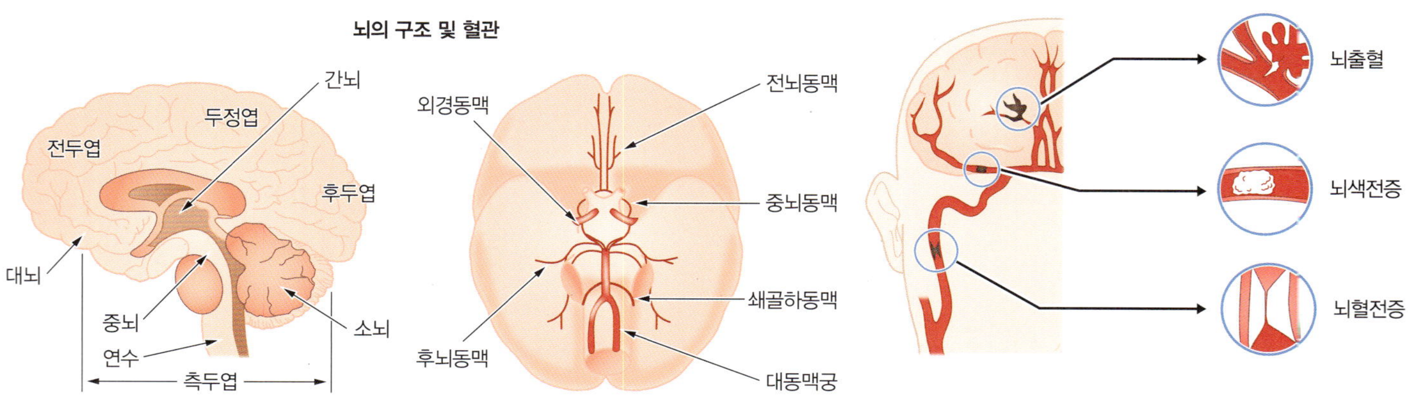

뇌와 뇌혈관 분포 및 혈관성치매의 원인; 뇌혈관 안의 혈액이 응고(피딱지)된 뇌혈전증, 뇌혈관 안에 지방찌꺼기, 피딱지, 기타 이물질이 끼어 꽉 막고 있는 뇌색전증, 고혈압이나 뇌혈관이 부풀어 오른 딸기종, 기타 사고 등으로 인해 뇌혈관 파열로 인한 뇌출혈 모두가 혈관성치매의 주요 원인

▣ 혈관성 치매의 주요증세

- 갑작스런 또는 서서히 단계적 인지기능장애(저하), 국소신경학적 증세를 동반한다.
- 그러나 일부 혈관성치매 환자의 경우 뚜렷한 뇌졸중 병력이나 신경학적손상 증세없이 족저신근 반사 이상이나 가벼운 증후만을 보이기도 한다.
- 혈관성치매가 발생한 뇌의 병소부위에 따라 인지기능장애도 세분화된다. 대뇌피질(대뇌겉질) 증상과 대뇌피질하(대뇌겉질보다 좀더 깊은 부위) 증상으로 크게 분류된다.
  - 대뇌피질의 전두엽이상일 경우 수행기능이상, 의지상실, 탈억제 증세가 나타난다.
  - 대뇌피질의 좌측마루엽(두정부) 이상일 경우 **실어증*, 실행증***이 나타난다.

    - 실어증(Aphasia) ; 실어증은 입으로 소리를 내는 구음기관의 뚜렷한 기능부전이나 의식의 혼탁 없이 언어기능에 장애가 발생하는 증상이다. 흔히 뇌의 병적인 변화로 인해 발생하는 언어장애를 가리킨다. 가끔 섬망, 혼돈, 치매 등에서 전반적인 언어 기능의 장애가 나타나기도 한다.
    - 실행증(Apraxia) ; 실행증은 기본적인 운동능력 및 감각능력에 장애가 없고 환자가 지시자의 말을 충분히 이해하고 수행할 수 있을 정도의 의식 수준을 유지하고 있음에도 불구하고, 운동계획을 세우는 대뇌의 영역에 나타난 이상 증상으로 인하여 이미 학습되어 할 수 있는 운동이나 몸짓을 못하는 장애이다.

  - 대뇌피질의 우측 마루엽(두정부) 이상일 경우, 무시, 시공간능력이상, 구성행위상실증이 나타난다.
  - 대뇌피질하 증상으로는 성격과 감정의 변화, 정신운동의 느려짐, 가성구마비, 우울증, 감정변화, 그 외 신경정신병적 행동장애 증상이 나타난다.
  - 인지기능 이외의 피질하 증상으로 보행장애, 자세불안정, 반복적 넘어짐, 빈뇨, 요실금, 경직, 운동불능증이 나타난다.
  - 대뇌피질 및 대뇌피질하 손상의 공통 증상으로 편마비, 안면근육약화, 감각소실이 나타난다.

▣ 뇌의 소혈관이 점진적으로 막히는 경우에는 알츠하이머병처럼 점진적인 진행을 보인다. 따라서 치매의 원인을 감별하기 위해서 반드시 정밀검사가 필요하다.

▣ 혈관성 치매는 다른 퇴행성 질환과 달리 초기부터 편마비, 구음장애, 안면마비, 연하곤란, 편측시력장애, 시야장애, 보행장애, 실금 등 신경학적 증상을 동반하는 경우가 많다.

▣ 그러나 뇌혈관 질환이 있다고 해서 반드시 혈관성 치매가 나타나는 것은 아니다. 뇌졸중 이후에 약 1/4에서 혈관성 치매가 발생 가능성이 있다.

▣ 뇌혈관 질환에 의한 손상 받는 뇌의 부위나 크기, 손상 횟수에 따라 치매의 발병 여부와 증상의 심각성이 결정된다.

▣ 뇌혈관 질환의 위험인자의 제거와 조절은 일차적으로 뇌혈관 질환을 줄일 수 있고, 따라서 혈관성 치매의 발생도 사전 예방이 어느정도 가능하고, 혈관성 치매발병 이후에도 뇌혈관의 질환을 적극적으로 치료하고 관리함으로 혈관성 치매의 진행을 막을 수 있다.

▣ 혈관성 치매의 치료 전략

- 인지기능저하 및 그로인한 일상생활 장애의 개선
- 질병의 진행속도 늦추기
- 우울증, 불안, 초조 같은 이상증세 및 행동의 치료
- 현재 사용하는 치매 약제
  - 콜린분해효소억제제, memantine
  - 아스피린, gingko biloba, 기타 다양한 약제들, 비타민 B_{12}와 E, 엽산

▣ 혈관성 치매의 예방과 치료

- 혈관성 치매발병 전 고위험군 사람들에 대한 생활방법 개선과 식생활 개선, 위험인자들의 제거, 고혈압과 같은 심혈관 및 뇌혈관 질환의 예방과 철저한 치료관리가 더욱 중요하다.

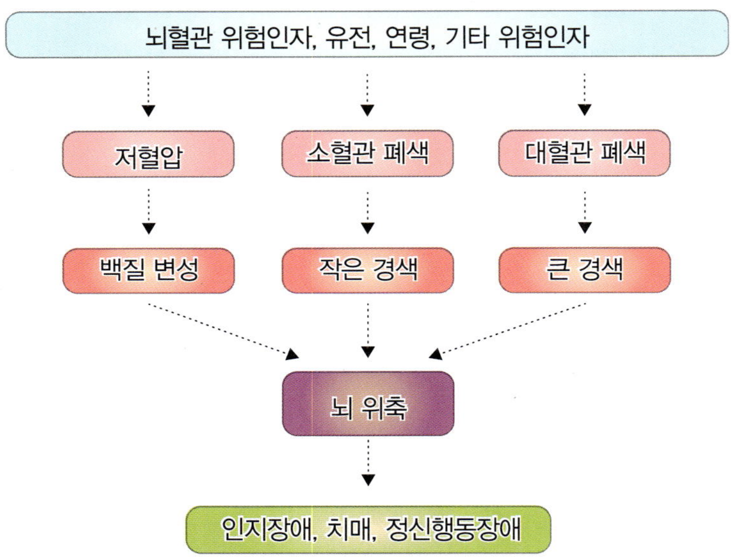

뇌혈관에 미치는 다양한 위험인자가 인지장애, 치매, 정신행동장애의 주요 원인이 될 수 있음

(5) 가역성 치매

▣ 가역성 치매

- 완치가 가능한 원인에 의해 발생한 치매로 전체 치매의 5~10%를 차지한다.
- 치료가 가능한 질환에 의한 치매라 할지라도 적절한 시기에 치료를 하지않으면 뇌에 구조적 변성이 발생하거나 비가역적인 변화가 생겨서 원인질환을 치료하여도 치매증상이 좋아지지 않을 수 있다.
- 따라서 치매 증상을 보일 때는 빨리 전문 병원을 찾아 정확한 진단을 받아야 한다.

▣ 가역성 치매에는 크게 네 가지의 원인

- 갑상선기능 저하증
- 비타민 B_{12} 결핍증
- **라임병***
- 신경매독

- 라임병(Lyme disease) ; 라임병은 곤충인 진드기가 사람을 무는 과정에서 나선형의 보렐리아(Borrelia)균이 신체에 침범하여 여러기관에 병을 일으키는 감염질환. 질병의 초기에는 발열, 두통, 피로감과 함께 특징적인 피부병변인 이동홍반(erythema migrans)이 나타난다. 이동성 홍반은 특징적으로 황소 눈과 같이 가장자리는 붉고 가운데는 연한 모양을 나타내는 피부 증상이다. 치료하지 않으면 수일에서 수주 뒤에 여러 장기로 균이 퍼지게 되고 뇌염, 말초신경염, 심근염, 부정맥과 근골격계 통증을 일으킨다. 초기에 적절하게 항생제를 이용해서 치료하지 않으면 만성형이 되어 치료하기 어렵다.

*발병위치 : 피부, 뇌, 말초신경, 심장, 근골격계

▣ 기억감퇴를 경험하는 모든 사람들은 갑상선기능 저하증과 B_{12} 결핍증을 검사해 봐야 한다.

▣ 대표적인 가역성 치매의 종류

- 우울증에 의한 가성치매
- 정상압 뇌수두증
- 뇌종양 및 만성 경막하 혈종
- 감염성 질환
- 내분비 질환
- 결핍성 질환
- 알코올 중독
- 약물과 연관된 치매

IV. 치매의 치명률

1. 치매의 경과와 예후

1) 치매의 경과와 예후

▣ 치매증상이 언제 시작하여 어떠한 경과를 거치며 결국 사망에 이르는지를 정확하게 아는 것은 쉬운 일이 아니다.

- 알츠하이머병의 경우 발병 후 사망하기까지의 생존기간이 평균 10.3년이다.
- 환자에 따라 수개월에서 21년까지 다양하다.
- 치매의 경과와 예후는 발병시기, 성별, 교육정도, 발병시 임상양상, 다른 정신병적인 증상과 **추체외로*** 증상과 같은 신경계 증상의 유무 등에 의해 영향을 받을 수 있다.
  - 추체외로(extrapyramidal tract) : 체성운동신경계의 중추전도로의 하나로서 수의운동을 관장하는 추체로계 이외의 운동성 전도로의 총칭을 말한다. 추체로계의 운동에 따른 근육의 긴장, 이완 등의 운동을 반사적으로 또는 무의식적으로 조절

▣ 치매는 여러가지 원인질환에 의해 일어나므로 임상양상과 증상의 진행이 다양하며 때로는 같은 진단을 받은 환자들 사이에서도 서로 다르게 나타난다.

▣ 또한 인지기능의 장애에 따라 어떤 증상은 빨리 악화되거나 일정한 양상으로 진행되지 않는다.

- 치매의 주증상이라고 할 수 있는 인지기능, 행동증상, 일상생활기능 등이 악화되는 양상이 서로 다르게 나타난다.
- 보통 추체외로 증상이 있거나 망상증상이 있는 경우 예후가 나쁘고 보다 빨리 악화된다.
- 공격적인 행동과 수면장애, 언어기능의 장애가 있는 경우에도 증상진행이 빠르다.
- 또한 전두엽 부위의 뇌혈류량이 감소한 치매환자에서 병의 악화 정도가 빠르게 나타난다.
- 위생상태가 좋지않고 배뇨기능조절이 안되는 경우 이미 치매가 상당히 진행된 것을 의미하며 마치 인간의 출생 후 발달단계를 거꾸로 진행하는 것처럼 기능의 장애가 일어난다.
- 일상생활 능력 중에서 언어, 보행능력, 대소변가리기, 앉아있기, 미소짓기, 식사하기 순으로 치매가 진행되면서 여러기능을 상실하게 된다.
- 일반적으로 치매가 진단되기전에 병이 진행되어 온 속도가 앞으로 증상이 진행될 속도를 예측할 수 있게 해 준다. 처음 치매를 진단하였을 때까지의 시간이 짧을수록 예후는 더욱 나쁘다.

▣ 치매환자의 행동이나 인지기능에 갑자기 변화가 있을 때에는 철저한 재검사가 필요하다.

- 치매를 갑자기 악화시킬만한 신체적 문제, 즉 감염, 약물중독, 뇌졸중, 심근경색 등의 문제가 있을 수 있기 때문이다.

▣ 일반적으로 치매환자의 사망률은 일반인들에 비해 높은 편이다.

- 알츠하이머병 환자의 1년 사망률은 병의 정도에 따라 7~37%로 보고되었다.

- 치매진단 후 평균 생존기간은 65세에서 80세까지의 치매노인은 약 7.7년이다.
- 80세 이상의 노인은 3.8년으로 보고되었다.

▣ 성별에 따른 예후의 차이는 여성이 남성보다 좀 더 오래 생존한다.

- 일반적으로 여성이 남성보다 기대수명이 길기 때문인 것으로 생각된다.
- 또한 여성은 기능의 장애가 있을 때 남성에 비해 집안일 등을 통해 쉽게 노출되므로 보다 일찍 치매진단을 받는 경향이 있다.

▣ 원인질환에 따라서는 알츠하이머병 환자가 혈관성 치매보다 좀 더 오래 살며 일찍 치매가 발병한 경우 인지기능의 악화가 더욱 빨리 진행되는 것으로 보인다.

2) 치매의 단계별 분류

▣ 알츠하이머형 치매의 진행과정

- 초기단계는 건망증과 구별이 어려울 정도의 경미한 기억장애만 보인다.
- 점차 진행하면서 의미있는 대화가 불가능해지며 여러가지 신체적인 증상이 나타나는 말기단계에 이르기까지 매우 다양하면서도 심각한 증상들이 나타난다.
- 흔히 알츠하이머형 치매의 경과는 초기, 중기, 말기 3단계로 분류한다.
- 그러나 모든 알츠하이머형 치매 환자들이 이와같은 전형적인 3단계경과를 순차적으로 진행되는 것이 아니다. 사람에 따라, 치매의 원인질환과 두드러지는 증상이나 증상의 출현순서가 바뀌어 나타나는 경우도 있다.

▣ 초기단계

- 최경도, 경도: 발병 후 1~3년
- 특징
  - 초기 치매의 특징은 '최근 기억의 감퇴'가 시작된다.
  - 사회생활이나 직업능력이 다소 상실되더라도 어느정도 독립적인 생활을 영위할 수 있고, 개인위생을 유지하며, 비교적 사회적인 판단력은 통상적으로 유지된다.
  - 점차 진행되면서 직업적 기능의 유지, 운전하기, 물건사기, 음식장만하기 등 일상생활을 하는데 어려움을 보이기 시작하여 주변사람들의 다소간의 도움을 필요로 하게 된다.
- 증상
  - 오래 전에 경험했던 일은 잘 기억하나, 조금 전에 했던 일 또는 생각을 자주 잊어버린다.
  - 음식을 조리하다가 불 끄는 것을 잊어버리는 경우가 빈번하다.
  - 돈이나 열쇠 등 중요한 물건을 보관한 장소를 잊어버린다.

- 물건을 사러 갔다가 어떤 물건을 사야 할 지 잊어버려 되돌아오는 경우가 발생한다.
- 미리 적어 두지 않으면 중요한 약속을 잊어버린다.
- 평소 잘 알던 사람의 이름이 생각나지 않는다.
- 조금 전에 했던 말을 반복하거나 물었던 것을 되묻곤 한다.
- 일반적인 대화에서 정확한 낱말을 구사하지 못하고 '그것', '저것' 이라고 표현하거나 우물쭈물한다.
- 관심과 의욕이 없고 매사에 귀찮아 한다.
- '누가 돈을 훔쳐갔다' '부인이나 남편이 바람을 피운다' 는 등의 남을 의심하는 말을 한다.
- 과거에 비해 성격이 변한다.

▣ 중기단계

- 중증도 치매: 발병 후 2~10년
- 특징
  - 초기단계에서 보였던 기억력 감퇴, 언어능력 등의 증상은 더욱 악화된 경우이다.
  - 대체적으로 사회적 판단에 장애를 겪게 된다.
  - 점차 진행되면서, 씻기, 옷 입기 등 일상생활에 필요한 동작에도 어려움을 느낀다.
  - 일상생활 유지를 위해 주변사람들이 도와주어야 한다.
- 증상
  - 돈 계산이 서툴러진다.
  - 전화, TV 등 가전제품을 조작하지 못한다.
  - 음식장만이나 집안청소를 포함한 가사일 혹은 화장실이나 수도꼭지 사용 등을 서투르게 하거나 하지 않으려고 한다.
  - 외출 시 다른사람의 도움이 필요하다.
  - 오늘이 며칠인지, 지금이 몇 시인지, 어느 계절인지, 자신이 어디에 있는지 등을 파악하지 못하다.
  - 평소 잘 알고 지내던 사람을 혼동하기 시작하지만 대개 가족은 알아본다.
  - 적당한 낱말을 구사하는 능력이 더욱 떨어져 어색한 낱말을 둘러대거나 정확하게 말하지 못한다.
  - 다른 사람들이 말하는 것을 이해하지 못하여 엉뚱한 대답을 하거나 그저 '예'라는 말로 대신하기도 하고 대답을 못하고 머뭇거리거나 화를 내기도 한다.
  - 신문이나 잡지를 읽기는 하지만 내용을 전혀 파악하지 못하거나 읽지 못한다.
  - 익숙한 장소임에도 불구하고 길을 잃어버리는 경우가 발생한다.
  - 집안을 계속 배회하거나 반복적인 행동을 거듭한다.

▣ 말기단계

- 고도 치매 : 발병 후 8~12년
- 특징
  - 모든 지적 능력이 심하게 손상된다.
  - 일상생활의 능력이 심하게 감퇴된다.
  - 대소변을 가리지 못하며 스스로 식사를 할 수 없게 된다.
  - 또한 팔 · 다리 등 신체에 장애가 없는데도 걷지 못하게 되어 뇌가 더 이상 신체에게 무엇을 지시할 수 없는 것처럼 보이게 된다.
  - 이 시기에 환자는 기본적인 일상생활을 유지하기 위해 거의 전적으로 주변의 도움에 의존하게 된다.
- 증상
  - 식사, 옷 입기, 세수하기, 대소변 가리기 등에 대해 완전히 다른 사람의 도움이 필요하다.
  - 대부분의 기억이 상실된다.
  - 집안 식구들도 알아보지 못한다.
  - 자신의 이름, 고향, 나이도 기억하지 못한다.
  - 혼자서 웅얼거릴 뿐 무슨 말을 하는지 그 내용을 전혀 파악할 수 없다.
  - 한가지 단어만 계속 반복한다.
  - 발음이 불분명해진다.
  - 종국에는 말을 하지 않는다.
  - 얼굴 표정이 사라지고 보행장애가 심해지며 근육이 더욱 굳어지는 등 파킨슨 양상이 더욱 심해진다.
  - 간질증상이 동반될 수도 있다.
  - 결국은 모든 기능을 잃게되면서 누워서 지내게 된다.

▣ 치매의 단계별 증상과 특징

초기 (최경도 /경도)	• 오래 전에 경험했던 일은 잘 기억하나, 조금 전에 했던 일 또는 생각을 자주 잊어버린다. • 음식을 조리하다가 불 끄는 것을 잊어버리는 경우가 빈번해진다. • 돈이나 열쇠 등 중요한 물건을 보관한 장소를 잊어버린다. • 물건을 사러 갔다가 어떤 물건을 사야 할 지 잊어버려 되돌아오는 경우가 발생한다. • 미리 적어 두지 않으면 중요한 약속을 잊어버린다. • 평소 잘 알던 사람의 이름이 생각나지 않는다. • 조금 전에 했던 말을 반복하거나 물었던 것을 되묻는다. • 일반적인 대화에서 정확한 낱말을 구사하지 못하고 '그것', "저것'이라고 표현하거나 우물쭈물 한다. • 관심과 의욕이 없고 매사에 귀찮아 한다. • '누가 돈을 훔쳐갔다' '부인이나 남편이 바람을 피운다' 는 등의 남을 의심하는 말을 한다. • 과거에 비해 성격이 변한 것 같다.
중기 (중등도)	• 돈 계산이 서툴러진다. • 전화, TV 등 가전제품을 조작하지 못한다. • 음식 장만이나 집안 청소를 포함한 가사일 혹은 화장실이나 수도꼭지 사용 등을 서투르게 하거나 하지 않으려고 한다. • 외출 시 다른 사람의 도움이 필요하다. • 오늘이 며칠인지, 지금이 몇시인지, 어느 계절인지, 자신이 어디에 있는지 등을 파악하지 못한다. • 평소 잘 알고 지내던 사람을 혼동하기 시작하지만 대개 가족은 알아본다. • 적당한 낱말을 구사하는 능력이 더욱 떨어져 어색한 낱말을 둘러대거나 정확하게 말하지 못한다. • 다른 사람들이 말하는 것을 이해하지 못하여 엉뚱한 대답을 하거나 그저 '예'라는 말로 대신 하기도 하고 대답을 못하고 머뭇거리거나 화를 내기도 한다. • 신문이나 잡지를 읽기는 하지만 내용을 전혀 파악하지 못하거나 읽지 못한다. • 익숙한 장소임에도 불구하고 길을 잃어버리는 경우가 발생한다. • 집안을 계속 배회하거나 반복적인 행동을 거듭한다.
말기 (중증)	• 식사, 옷 입기, 세수하기, 대소변 가리기 등에 대해 완전히 다른 사람의 도움을 필요로 한다. • 대부분의 기억이 상실된다. • 집안 식구들도 알아보지 못한다. • 자신의 이름, 고향, 나이도 기억하지 못한다. • 혼자서 웅얼거릴 뿐 무슨 말을 하는지 그 내용을 전혀 파악할 수 없다. • 한가지 단어만 계속 반복한다. • 발음이 불분명해진다. • 종국에는 말을 하지 않는다. • 얼굴 표정이 사라지고 보행장애가 심해지며 근육이 더욱 굳어지는 등 파킨슨양상이 더욱 심해진다. 간질증상이 동반될 수도 있다. • 결국은 모든 기능을 잃게 되면서 누워서 지내게 된다.

V. 치매의 진단검사방법

1. 치매진단 검사

▣ 치매진단은 아래와 같은 방법으로 이루어진다.

치매진단 개요	신경심리검사	뇌영상 검사
진단의학검사	뇌척수액 검사	조기발견의 중요성
• 자세한 병력 조사	• 직접진찰	• 검사실 검사

1) 치매진단 개요

▣ 치매는 매우 다양한 원인에 의해 생기기 때문에 한가지 검사로 진단을 내릴 수 없다. 따라서 치매 평가 시 다음과 같은 검사를 받고 그 결과를 토대로 최종진단을 한다.

▣ 자세한 병력조사

- 병력조사란 언제부터 증세가 시작되었고, 어떤 증세가 주로 나타났으며, 지금까지 어떤 변화를 겪어왔는지를 자세히 알아보는 과정이다.
- 첨단기계를 사용하는 검사과정보다 사실 문진과정이 훨씬 더 중요하다. 일단 증상에 대한 전반적인 파악이 되면 치매의 원인이 될 수 있는 질환이 혹시 있는지의 여부도 묻게 된다. 고혈압, 당뇨, 고지혈증, 체중의 급격한 변화, 과거의 신체질환들, 뇌손상 여부, 알코올이나 다른 약물에 대한 중독여부 등이 정확한 진단에 중요한 단서를 제공할 수 있다.

▣ 직접 진찰

- 이 과정은 신체검사, 신경학적검사, 정신상태검사 등 세가지로 이루어진다. 혈압, 체온, 맥박 등의 측정과 전신의 각 부분에 대한 진찰과 이어서 감각, 운동 신경이나 근육의 위축, 보행능력, 반사운동 등 각종 신경학적 기능도 함께 평가한다.
- 정신상태검사는 우울증, 불안, 공포증, 망상 등의 정신현상을 평가한다.

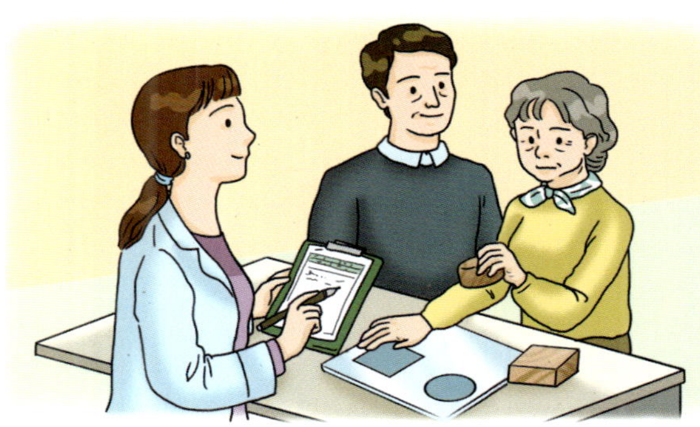

주치의사의 친절한 문진 및 직접 진료

▣ 검사실검사

- 위의 두 과정을 거친 후, 대부분의 경험 많은 치매 전문가들은 환자가 치매를 앓고 있는지의 여부, 또 치매가 있다면 어떤 종류의 치매인지를 개략적으로 추정할 수 있다.
- 확진을 위해서는 세 번째 과정, 즉 각종 검사과정이 필요하다.
- 검사과정은 크게 세 종류로 구분한다. 신체질환의 여부를 확인하기 위한 검사실검사, 뇌기능을 평가를 위한 신경인지기능검사(신경심리검사), 뇌의 구조와 기능을 보기 위한 뇌영상검사이다. 이와는 별도로 가끔은 뇌의 감염 등을 확인하기 위해 뇌척수액검사를 해야하는 경우도 있으며, 뇌파 검사를 해야 할 경우도 있다.

• 신경인지기능검사(신경심리검사)

- 신경심리검사는 문답식 혹은 설문지방식으로 기억력 등의 인지기능을 세밀하게 평가하는 것으로 환자의 인지기능 정도를 객관적으로 평가할 수 있다.

유형별 세부검사항목

유형	인지평가영역	항목	세부검사 코드
유형 I	가. 각성도 및 주의력 검사	무시증후군검사(Neglect Syndrome Test)	A001
		경계력검사[청각](Auditory Vigicance Test)	A002
		숫자-기호바꾸기검사(Digit Symbol Test)	A003
		경계력검사[검사](Visual Vigiance Test)	A017
		순서화검사(Number-Letter-Sequencing)	A018
		공간기억력검사(Spatial Memory Span)	A019
	나. 기억력 검사	공간기억력검사(Spatial Memory Span)	A019
		문장따라말하기(Sentence Repetition)	A020
		비엔나 system-Corsi 단기기억력검사(Corsi Block-Tapping-Test(CPRSI)	A021
		비엔나 system-시각재인검사(Continuous Visual recognition Test(FVW)	A022
	다. 언어능력 검사	언어이해력 및 따라말하기 검사(Languae Comprehension and Repetition Test)	A008
		범주(또는 의미) 유창성 검사(Category/Semantic Fluency Test)	A013
		글자(또는 음소) 유창성 검사(Letter/Phonemic Fluency Test)	A014
		보스톤 사물이름대기 검사-15문항(Boston Naming Test-15 items)	A016
		의미모양-색깔 속성검사/이름대기 검사(Color and Object Recongnition Test and Naming Test)	A023
	라. 지각 및 시공간 능력검사	좌-우 구분검사(Right-Left Orientation Test)	A004
		손가락이름대기검사(Finger Naming Test)	A005
		신체부위가리키기검사(Body-Part Identification Test)	A006
		인식력검사[청각](Recognition Test(Auditory)	A024
		선나누기검사(Line Bisection Test)	A025
		벤톤 얼굴재인검사(단축형)(Benton Facial Recognition Test-Short Form)	A026

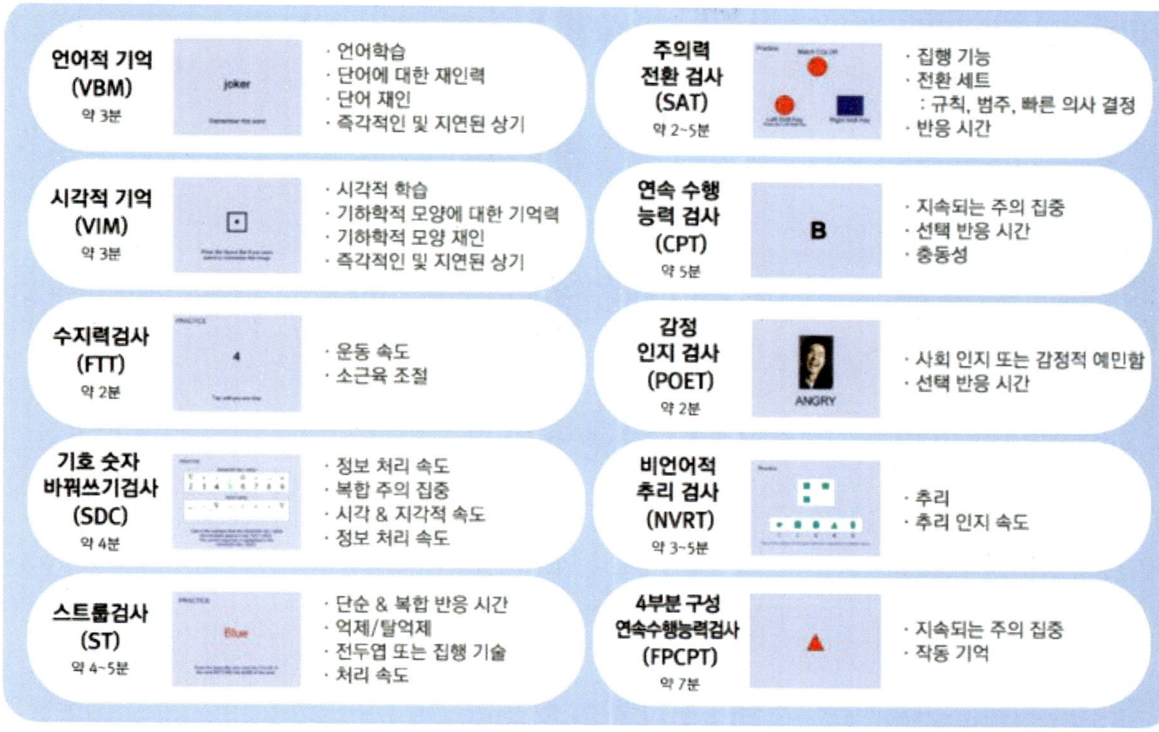

신경인지기능검사

- 노화성 인지감퇴증 진단평가검사
  - 치매를 발병 전 혹은 증상발현이 극히 미미한 최초기에 조기 진단할 수 있는 예민한 진단검사이다.
  - 치매뿐만 아니라 노화성 인지감퇴증을 유발할 수 있는 노인성우울증과 알코올남용을 함께 조기 진단할 수 있는 포괄적 진단검사이다.
  - 치매, 노인성우울증, 알코올오남용의 조기발견 및 조기치료를 통해 환자와 가족의 삶의 질을 높여주고 의료비 부담을 경감시켜주는 경제적 진단검사이다.

- 뇌촬영 검사
  - 뇌촬영은 치매진단에 많은 도움을 주는 매우 유용한 검사로 CT, MRI, PET 검사가 있다.
  - CT와 MRI 검사는 뇌의 모양을 알아보는 검사이다.
  - 핵자기공명영상검사(Brain MRI)는 뇌 MRI 검사는 치매와 노화성 인지감퇴증의 원인이 되는 뇌 이상 소견을 사진으로 찍어 확인할 수 있는 진단검사로, 환자와 가족이 직접환자의 뇌상태를 확인할 수 있다.
  - 뇌 MRI검사는 부작용이 없고 통증도 없어 간단한 사전설명만 들으면 노인들도 쉽게 받을 수 있는 안전한 검사이다.

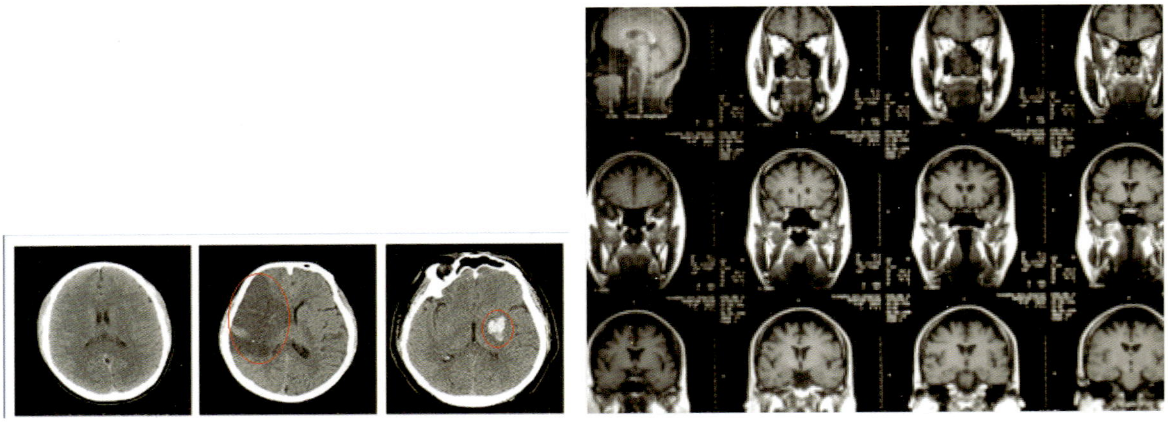

Brain MRI의 뇌영상

• PET 검사는 뇌의 기능을 측정하는 검사

- 양전자방출단층촬영(Positron Emission Tomography, PET)은 핵의학검사 방법 중 하나로 양전자를 방출하는 방사성동위원소를 결합한 의약품을 혈액속에 주입하고 촬영하는 방법으로 체내에서의 동위원소의 분포를 알아보고 질병진단에 활용된다.
- PET의 가장 큰 장점은 뇌조직에 혈액공급상태와, 산소 및 포도당 대사를 볼 수 있다는 점이다.
- 뇌의 영역별 활동량을 짧은시간(1분 이내) 동안 측정할 수 있다는 장점이 있다.
- 치매와 같이 뇌의 대사가 변하고 신경세포가 손상되는 경우 양전자방출단층촬영을 사용하여 이를 발견할 수 있다.
- 기존 CT나 MRI검사에서는 진단하기 어려운 초기알츠하이머 치매를 감별하는데에 유용하다. 또한 정상적인 노화로 인해 뇌용량이 감소하는 상태와 치매를 구별하는데 유용하다.
- 알츠하이머 치매의 진단영역에서는 FDG PET, PiB-PET 등이 상용화되었으며, 최근에는 FDDNP PET 과 같은 새로운 추적자를 사용한 촬영법이 개발되었다.

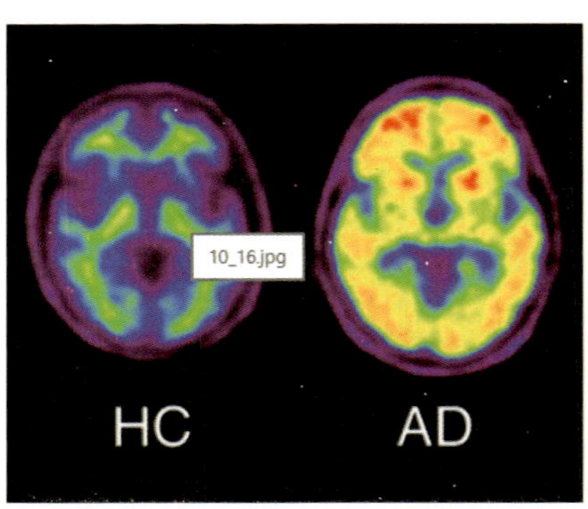

FDDNP-PET의 뇌영상

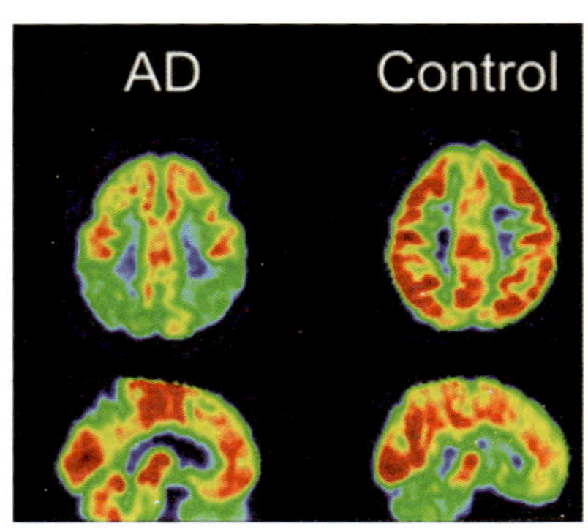

FDG-PET의 뇌영상: HC

정상뇌 : 알츠하이머병 치매 뇌

- 요즈음은 MRI를 많이 활용하고 있다. 사진이 세밀하여 뇌의 미세한 변화도 파악할 수 있기 때문이다.
- PET 검사는 뇌의 모양을 관찰하는 데에는 CT나 MRI보다는 못하지만, 신경세포가 얼마나 활발하게 활동하고 있는지, 그 기능을 알 수 있다는 점에서 치매의 조기진단에 도움을 준다.

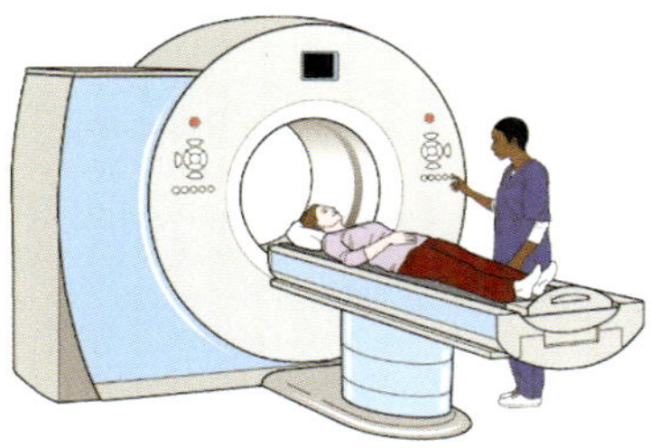

CT 검사

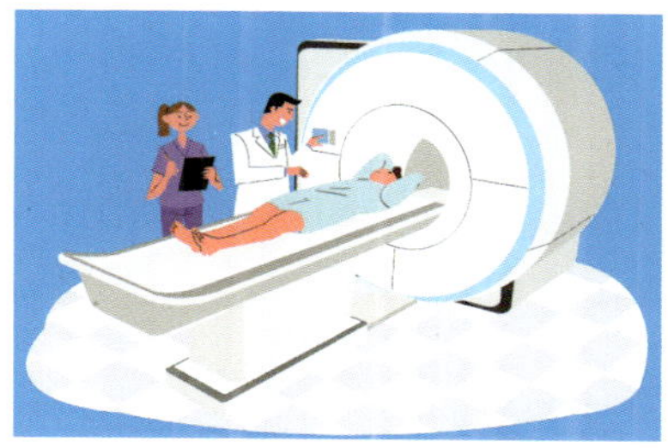

MRI 검사

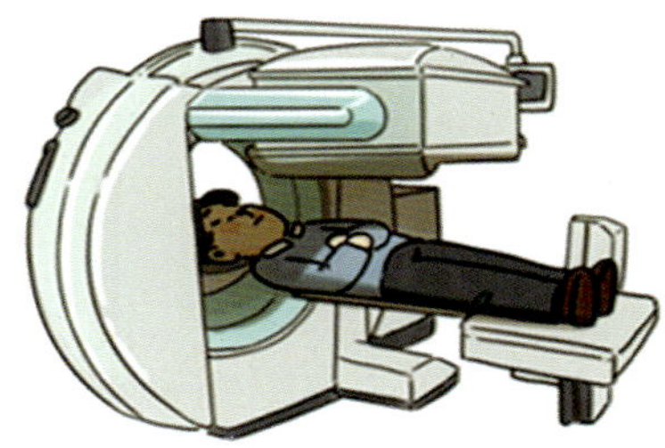

PET 검사

- 진단의학검사
  - 혈액검사, 가슴 X-ray검사, 소변검사, 심전도 등이다.
  - 기본적인 혈액검사로 중요한 신체기능을 평가하고, 매독반응, 갑상선 기능, 비타민 결핍여부 등도 조사한다.
- 뇌척수액검사
  - 뇌척수액은 뇌와 척수를 감싸고 있는 액체성분을 분석할 경우 현재 감염이 있지는 않은 지, 치매의 여러종류 중 어떤 치매가 있는지 감별하는데 중요한 정보를 얻을 수 있다.

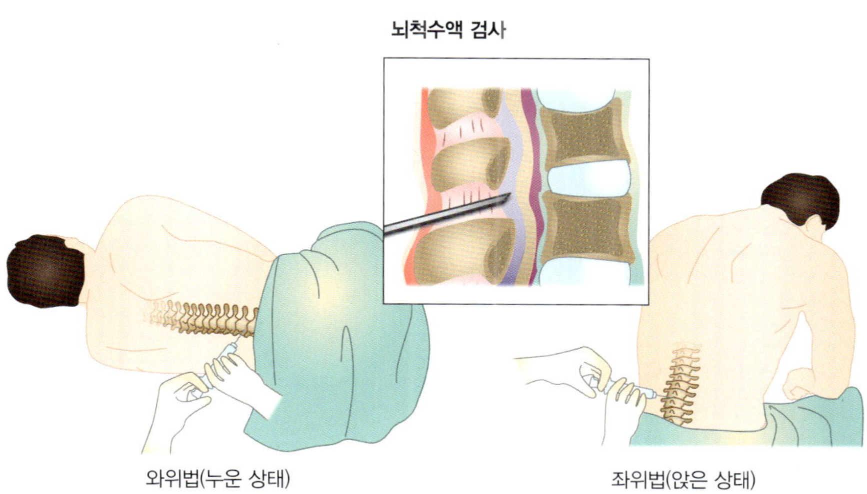

뇌척수액 검사

• 유전자검사
  – 최근 알츠하이머병과 치매의 진단과 치료에 있어서 유전적 측면은 강조되고 있으며, 많은 연구성과와 발전이 있었다.

• 아포지단백 E(Apolipoprotein E) 대립유전자검사
  – 아포지단백 E는 지질을 운반하여 대사 시키는 지단백의 구성인자 중 하나로, 사람의 아포지단백 E 유전자는 19번 염색체에 위치한다. 이 유전자는 세개의 흔한 대립유전자(allele) ε2, ε3, ε4로 구성되어 있는데, 6종류의 표현형, 즉 ε2/ε2, ε2/ε3, εe2/ε4, ε3/ε3, ε3/ε4, ε4/ε4의 표현형으로 나타날 수 있다.
  – 이중 아포지단백 ε3가 정상적인 단백이며, 현재까지 보고된 바로는 ε3/ε3가 가장 흔한 형태이다.
  – 알츠하이머병(Alzheimer's disease)의 경우 ε4 대립유전자 빈도가 40% 정도로 정상에 비하여 약 3배 정도 높은 것으로 나타난다. 따라서 본 검사는 유전자 검사에 대한 대상자의 동의를 얻은 후 혈액을 채취하여, 아포지단백 E의 ε4 대립유전자의 존재 여부를 검사한다.
  – 그러나 ε4 대립유전자가 존재한다고해서 반드시 알츠하이머병이 발병하는 것은 아니며, 루이소체병이나 파킨슨병, 정상압수두증과 같은 다른 질환에서도 발견될 수도 있다.
  – 그럼에도 여러 연구결과에서 ε4/ε4를 가진 경우에 알츠하이머병의 위험이 ε3/ε3에 비하여 대략 15배 높았고 ε3/ε4의 경우에는 3배 높은 것으로 보고된다. 알츠하이머병의 확립된 위험인자라고 할 수 있겠다.
  – 이처럼 아포지단백 E 대립유전자 검사를 통해 만발성 알츠하이머병의 위험성을 가늠하고, 치매의 다른 원인질환과의 감별하는 데에 도움을 받을 수 있는 것이다.
• 프리세닐린(Presenilin), 아밀로이드전구단백(amyloid precurssor protein) 유전자검사
  – 알츠하이머병에서 보통염색체 우성유전을 따르는 경우가 있는데 약 5% 정도로, 비교적 적은 비율을 차지한다. 이러한 가족성 알츠하이머병(familial Alzhemimer disease)의 경우 만발성 알츠하이머병에 비해 일찍 발병하고 진행도 빠른 편이다.
  – 이와 관련하여 원인유전자가 발견되었는데 14번 염색체에 위치한 프리세닐린1, 1번 염색체에 위치한 프리세닐린2, 21번 염색체에 위치한 아밀로이드전구단백(PS1, PS2, APP), 이 세가지가 가장 대표적이다.
  – 이러한 유전자의 변이에 따라 비정상단백질이 출현하는데, 이를 제거하지 못하고 과잉 축적되면서 치매 증상과 같은 병적인 변화가 일어난다.
  – 따라서 알츠하이머병이 조기에 나타나는 경우나 진행이 빠른경우 가족력이 있는 경우에 이와 같은 검사의 필요성이 강조된다.
  – 검사결과에 따라 진단을 위한 평가뿐만 아니라 향후 환자관리에도 도움을 줄 중요한 정보를 제공받을 수 있다.

VI. 치매의 예방 및 치료

1. 치매의 예방

▣ 예방이 곧 치료 !(예방 십계명)

- 물론 치매의 경우에는 아직까지 예방접종과 같은 확실한 예방법이 있는 것은 아니지만, 치매의 발병 위험성을 높일 수 있는 인자들을 미리 조절함으로써 치매에 걸릴 확률을 줄일 수 있다.
- 뇌세포는 일단 손상되면 재생되지 않기 때문에 치매에 대한 예방이 매우 중요하다.
- 치매는 건강한 생활을 통해서 상당 부분이 예방 가능하며, 다음의 사항을 잘 인식하고 실천하자.

1. 손과 입을 바쁘게 움직여라

- 손과 입은 가장 효율적으로 뇌를 자극할 수 있는 장치이다. 손놀림을 많이 하고, 음식을 꼭꼭 많이 씹자.

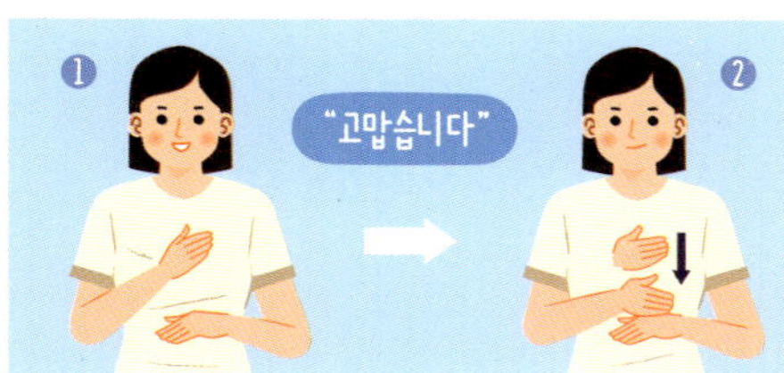

2. 머리를 써라.

- 활발한 두뇌활동은 치매발병과 진행을 늦추고, 증상을 호전시킨다. 두뇌가 활발히 움직이도록 기억하고 배우는 습관을 가지자.

3. 담배는 당신의 뇌도 태운다(금연).

- 흡연은 만병의 근원으로 뇌 건강에 해롭다. 담배를 피우면 치매에 걸릴 위험이 안 피우는 경우에 비해 1.5배나 높다.

4. 과도한 음주는 당신의 뇌를 삼킨다.

- 과도한 음주는 뇌세포를 파괴시켜 기억력을 감퇴시키고, 치매의 원인인 고혈압, 당뇨병 등의 발생 위험을 높인다.

5. 건강한 식습관이 건강한 뇌를 만든다.

- 짜고 매운 음식은 치매의 원인이 되는 고혈압, 당뇨병 등의 발생 위험을 높인다. 현대인들의 입맛은 짜고 매운 음식에 길들여져 있으므로 조금 싱겁게 먹는 습관을 가지자. 신선한 야채와 과일, 특히 호두, 잣 등 견과류는 뇌기능에 좋으므로 이러한 식품을 적당히 섭취하자.

6. 몸을 움직여야 뇌도 건강하다.

- 적절한 운동은 신체적 · 정신적 건강에 좋다. 적절한 운동은 치매의 원인이 되는 고혈압, 당뇨병, 고지혈증 등을 예방하고 증상을 호전시킨다. 일주일에 2회 이상, 30분이 넘게 땀이 날 정도로 운동을 하자.

7. 사람들과 만나고 어울리자.

- 우울증이 있으면 치매에 걸릴 위험이 3배나 높아진다. 봉사활동이나 취미활동 등에 적극적으로 참여하고, 혼자 있지 말고 사람들과 어울려 우울증과 외로움을 피하자.

8. 치매가 의심되면 보건소에 가자.

- 60세 이상 노인은 보건소에서 무료로 치매조기검진을 받을 수 있다. 치매가 의심되면 가까운 보건소에 가서 상담을 받자.

9. 치매에 걸리면 가능한 빨리 치료를 시작하자.

- 치매 초기에는 치료 가능성이 높고, 중증으로 가는 것을 방지할 수 있다. 따라서 치매는 가능한 빨리 발견하여 치료하는 것이 중요하다.

10. 치매치료 · 관리는 꾸준히 하자.

- 치매치료의 효과가 금방 눈에 안보인다 할지라도 치료 · 관리를 안하고 방치하면 뇌가 망가져 돌이킬 수 없다. 꾸준히 관리하자.

▣ 상기 10대 수칙을 아래 표로 요약

1. 손과 입을 바쁘게 움직여라.
손과 입은 가장 효율적으로 뇌를 자극할 수 있는 장치이다. 손놀림을 많이 하고, 음식을 꼭꼭 많이 씹자.
2. 머리를 써라.
활발한 두뇌활동은 치매발병과 진행을 늦추고, 증상을 호전시킨다. 두뇌가 활발히 움직이도록 기억하고 배우는 습관을 가지자.
3. 담배는 당신의 뇌도 태운다.
흡연은 만병의 근원으로 뇌건강에 해롭다. 담배를 피우면 치매에 걸릴 위험이 안 피우는 경우에 비해 1.5배나 높다.
4. 과도한 음주는 당신의 뇌를 삼킨다.
과도한 음주는 뇌세포를 파괴시켜 기억력을 감퇴시키고, 치매의 원인인 고혈압, 당뇨병 등의 발생 위험을 높인다.
5. 건강한 식습관이 건강한 뇌를 만든다.

짜고 매운음식은 치매의 원인이 되는 고혈압, 당뇨병 등의 발생위험을 높인다. 현대인들의 입맛은 짜고 매운 음식에 길들여져 있으므로 조금 싱겁게 먹는 습관을 가지자. 신선한 야채와 과일, 특히 호두, 잣 등 견과류는 뇌기능에 좋으므로 이러한 식품을 적당히 섭취하자.
6. 몸을 움직여야 뇌도 건강하다.
적절한 운동은 신체적 · 정신적 건강에 좋다. 적절한 운동은 치매의 원인이 되는 고혈압, 당뇨병, 고지혈증 등을 예방하고 증상을 호전시킨다. 일주일에 2회 이상, 30분이 넘게 땀이 날 정도로 운동을 하자.
7. 사람들과 만나고 어울리자.
우울증이 있으면 치매에 걸릴 위험이 3배나 높아진다. 봉사활동이나 취미활동 등에 적극적으로 참여하고, 혼자 있지 말고 사람들과 어울려 우울증과 외로움을 피하자.
8. 치매가 의심되면 보건소에 가자.
60세이상 노인은 보건소에서 무료로 치매조기검진을 받을 수 있다. 치매가 의심되면 가까운 보건소에 가서 상담을 받자.
9. 치매에 걸리면 가능한 빨리 치료를 시작하자.
치매초기에는 치료가능성이 높고, 중증으로 가는 것을 방지할 수 있다. 따라서 치매는 가능한 빨리 발견하여 치료하는 것이 중요하다.
10. 치매 치료·관리는 꾸준히 하자.
치매치료의 효과가 금방 눈에 안 보인다 할지라도 치료 · 관리를 안하고 방치하면 뇌가 망가져 돌이킬 수 없다. 꾸준히 관리하자.

2. 치매의 치료

▣ 치매는 본질적으로 원래의 상태로 완전 회복할 수 없는 질병이라는 것이 모든 인류의 고민이다.

▣ 증세완화 및 진행속도를 늦추고 특정증상들을 조절할 수 있다. 그러나 수많은 과학자들과 의사들은 보다 효과적인 새로운 신약개발에 최선을 다하고 있다.

1) 인지기능장애에 대한 약물치료 [보건복지부지정 노인성치매임상연구센터]

▣ 현재 사용 중인 인지기능개선제(cognitive enhancer)는 알츠하이머병에 대한 것들이다.

▣ 따라서 순수한 혈관성 치매, 기타 치매에 대한 약물효과는 더많은 연구가 필요한 상황이다.

▣ 알츠하미어병 환자를 위한 대표적인 인지기능개선제는 아세틸콜린분해효소억제제(Acetylcholinesterase inhibitor, ACEI)와 NMDA 수용체 길항제(NMDA receptor antagonist)이다.

- 아세틸콜린분해효소억제제(Acetylcholinesterase inhibitor, ACEI)
  - 정상인의 경우, 뇌의 신경세포에서 아세틸콜린이라는 신경전달물질이 적절히 분비되어 기억력이 유지되고, 학습이 가능하다.
  - 그러나 치매 환자는 뇌에서 아세틸콜린을 분비하는 신경세포가 파괴되면서 아세틸콜린의 분비가 줄어, 기억력과 같은 인지기능이 떨어지게 된다.
  - 아세틸콜린분해효소억제제 계통의 약물들은 치매로 인하여 저하된 시냅스 간극(synaptic cleft, 뇌조직에 있는 신경세포와 또 다른 신경세포 사이)의 아세틸콜린 농도를 증가시켜 환자의 인지기능을 향상시킬 수 있다.

아세틸콜린분해효소억제제

종류
전 세계적으로 널리 사용되는 알츠하이머병의 치료제로는 Donepezil, Rivastigmine, Galantamine 등이 있다.

약물 효과
병의 진행을 막을 수는 없으나 그 경과를 약 6개월에서 2년 이상 늦출 수 있다. 약물효과는 병의 초기와 중기에 큰 것으로 알려져 있다. 하지만 Donepezil은 말기 알츠하이머병 환자에게도 효과가 있다고 인정된다.

약물 부작용
오심, 구토, 설사, 두통 등의 부작용이 흔하지만, 대개 일시적이고 가볍기 때문에 큰 문제가 되지 않는다.

- NMDA 수용체 길항제(NMDA receptor antagonist)
  - 글루타메이트(glutamate)라는 신경전달물질이 과도하게 활성화되면 학습 및 기억능력을 저하시킨다.
  - 이 약물(NMDA 수용체 길항제)은 글루타메이트와 결합하는 NMDA 수용체를 억제함으로써 알츠하이머병 환자의 학습 및 기억능력을 증진하고 병의 진행을 막을 수 있을 것으로 생각된다. 이런 종류의 약으로는 현재 Memantine(Ebixa)이 유럽과 미국연구에서 중등도 및 중증 알츠하이머병환자에게 효과가 있는 것으로 입증되고 있다.

2) 기타 보조약물

▣ 항산화제 산화과정에서 발생하는 독성 산소라디칼이 알츠하이머병의 발병기전에 관여한다. 이를 억제할 수 있는 항산화제에 대한 연구가 많이 시행되고 있다.

- 항산화제에 속하는 비타민 E(고용량)와 Selegiline이 알츠하이머병의 진행을 지연시키는데 효과가 있다는 것이 대규모 임상연구를 통해 밝혀져 현재 이들 약물이 임상에서 사용되고 있으나 다소 논란이 있어 추가연구가 필요한 상황이다.

• 이 밖에도 뇌 대사기능개선제, 고지혈증 치료제, 소염제, 에스트로겐 등의 호르몬제제, 신경펩타이드 등 여러가지 약제들이 일부 연구에서 치료효과가 있는 것으로 시사한다. 그러나 부작용이 심하거나 일관된 치료효과가 입증되지 못해 현재 임상에서는 별로 사용되고 있지 않다.

3. 치료 효과

▣ 알츠하이머병 환자는 자연경과상 사망 전 마지막 3~5년은 심각한 장애상태가 유지가 되는데, 약물치료와 비약물적 치료를 통해서 이런 심각한 장애가 지속되는 기간을 1년 이내로 줄일 수 있다.

▣ 이는 치매를 돌보는 보호자의 심리적, 경제적 부담을 상당히 덜어줄 수 있을 뿐 아니라, 국가적으로도 치매환자를 위한 의료비, 조호비 등의 경제적인부담을 크게 줄일 수 있다.

▣ 현재 치매의 진행을 완전히 차단해 줄 수 있는 약은 개발되지 않았으나 알츠하이머병의 원인이 되는 병적 단백질의 형성을 차단하거나 뇌에 침착되는 것을 막아주어 병의 진행을 근본적으로 차단하는 약물들이 개발되고 있고 멀지 않은 장래에 임상적으로 사용될 것으로 기대한다.

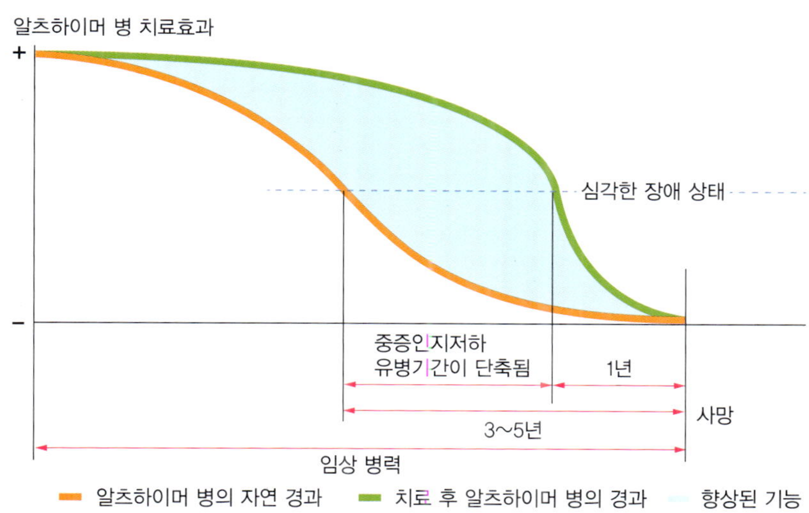

알츠하이머성 치매의 약물치료 효과

2장 심장병(Heart Disease)

-부정맥 & 관상동맥질환-

(Arrhythmia & Coronary Artery Disease)

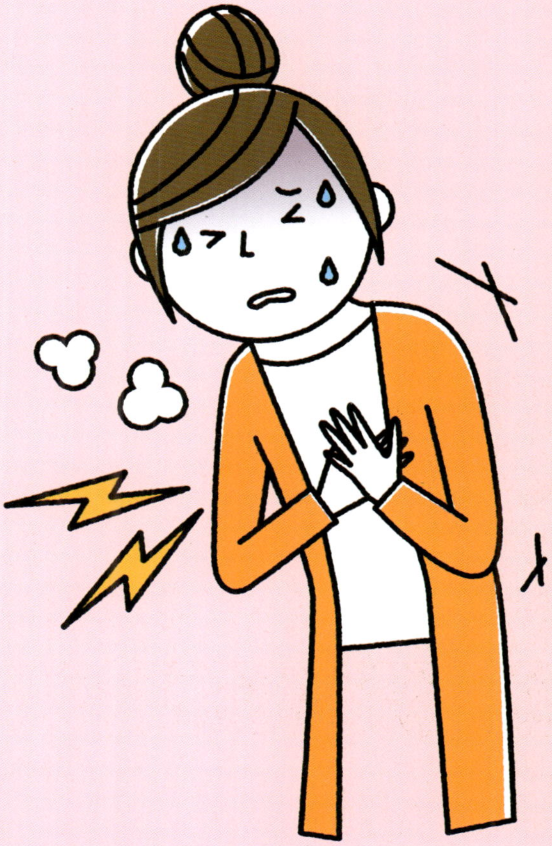

심장병(Heart Disease)

1. 심장의 위치, 모양, 기능

1) 심장의 위치와 모양

▣ 가슴뼈(흉골)와 갈비뼈속 공간에 위치하며 흉골과 가슴뼈에 의해 보호받고 있다.

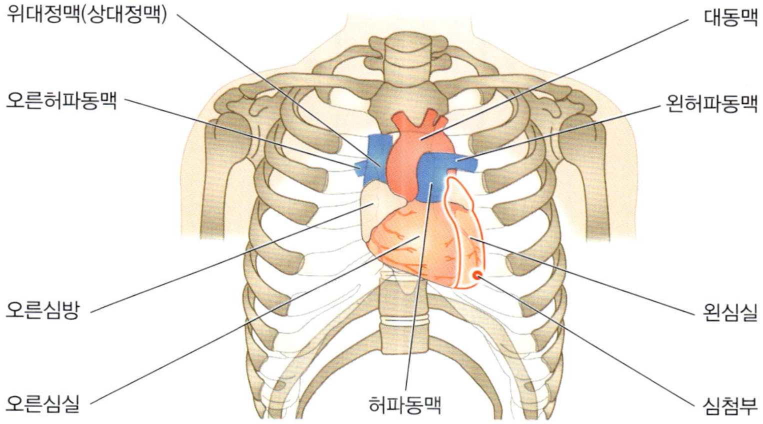

심장의 위치와 모양

▣ 심장의 좌측과 우측에 허파(폐)가 있다.

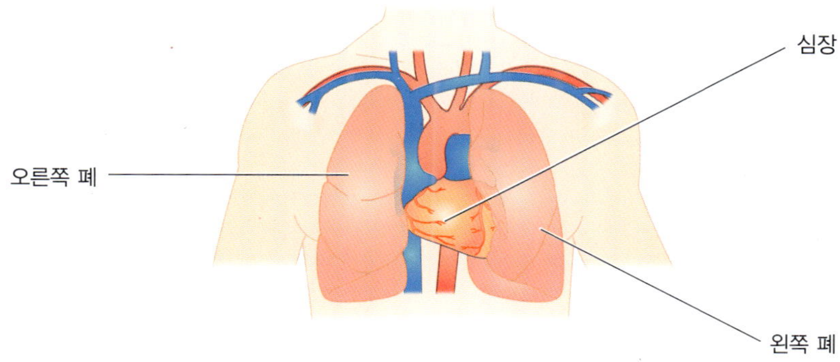

▣ 심장의 아래에는 횡격막이 있다.

▣ 심막(심낭)은 심장을 보호하고 있는 가슴뼈들을 열면 심장이 바로 보이는 것이 아니라 심막(심낭)이라는 주머니가 심장을 둘러싸고 보호하고 있다.

▣ 심장에는 중요한 여러 혈관들이 연결되어 있다.

- 전신으로 혈액공급을 하는 큰혈관(대동맥 왼심실에 연결)
- 전신순환 혈액을 받아들이는 큰정맥혈관들(위대정맥과 아래대정맥 오른심방에 연결)
- 허파로 정맥혈액을 보내주는 허파동맥(오른심실에 연결)
- 허파로부터 동맥혈액을 받아들이는 허파정맥(왼심방에 연결)
- 심장을 구성하는 심근세포에 동맥혈액을 공급하는 관상동맥(심장동맥 대동맥에 연결) 등으로 연결되어 있다.

▣ 심장의 위치는 흉부의 종격안, 폐사이에 위치하며 가슴 한가운데 흉골을 기준으로 왼쪽에 2/3, 오른쪽으로 1/3이 위치한다.

▣ 심장의 크기는 체격의 크기, 영양상태, 질병상태, 남녀성별에 따라 다소 차이가 있으나 정상 성인을 기준으로 자신의 주먹보다 좀 더 크다. 심장의 무게는 약 250~300 그램(g), 남성이 여성보다 조금더 크고, 성인이 어린아이보다 훨씬 크다.

▣ 심장의 내부구조

- 두 개의 심방(심장 위쪽에 있는 두 개의 작은공간 우심방과 좌심방)
- 두 개의 심실(심장 아래쪽에 있는 두 개의 보다 큰공간 우심실과 좌심실)
- 4개의 판막이 존재
  - 판막은 혈액이 역류하지 않고 한쪽 방향으로 흐르게 하는 대문 역할한다.
  - 2개의 방실판(막)은 삼첨판(우방실판), 승모판(좌방실판)이다.
  - 2개의 반월판(막)은 허파동맥판, 대동맥판이 존재한다.

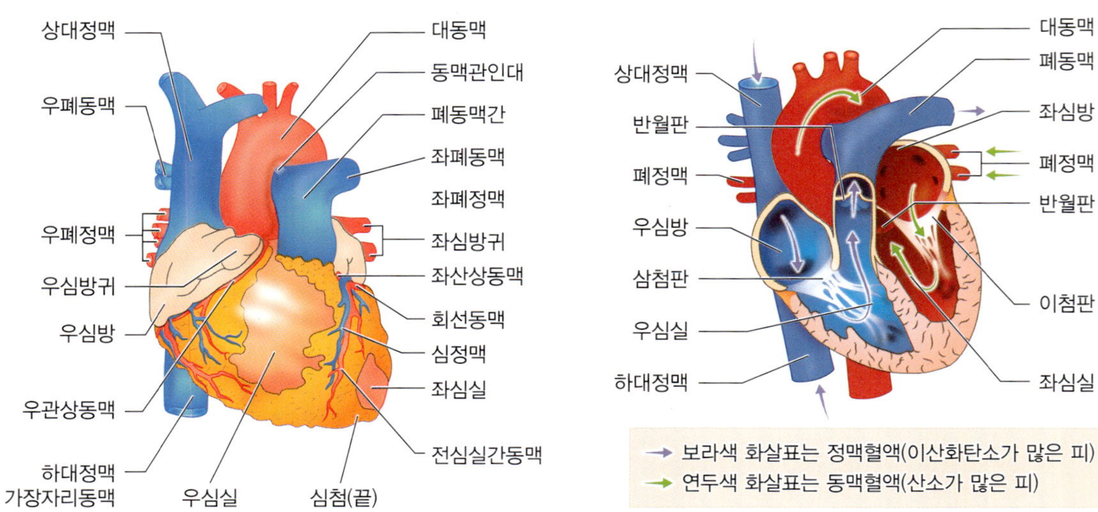

심장의 외부모양과 내부구조

2) 심장의 기능

▣ 심장은 인체에 퍼져 있는 총 80,000 km(성인 기준) 이상되는 혈관으로, 날마다 쉬지 않고 혈액을 순환시킴으로써 물질대사를 비롯하여 인체가 살아있도록 하는 데에 결정적인 역할을 한다.

▣ 심장은 하나의 근육 주머니이다. 사람의 의지(즉 두뇌의 명령)와 관련없이 '스스로' 움직인다. 그래야만 생명을 유지할 수 있다. 전신에 산소와 영양을 공급하기 위하여 피를 쉼 없이 받아들이고 뿜어낸다. 심장은 스스로 박동하기 위해 심장내부에 '특수전기전도로'라는 생리학적 장치가 있다.

- 우심방의 윗부분에 동(방)결절이라는 특수조직이 있고 이곳에서 심장이 뛰도록 전기를 만들어내어 방실전도로라는 조직을 통해 심장 전체로 전달시킨다. 이렇게 해서 심방과 심실이 순차적으로, 규칙적으로 분당 60~100회 사이로 뛰게 된다.

▣ 심장의 혈액을 내보내는 작용은 역학적으로는 펌프와 거의 같다. 심방이 확대되어 정맥에서 혈액을 빨아들인다. 심방의 수축과 심실의 확대에 의해 혈액은 심실로 빨려들어가고, 이어서 심실이 수축하여 혈액을 동맥으로 내보내는데, 이때 심방은 확대되어 다시 정맥으로부터 혈액을 빨아들인다. 이렇게 하여 심장은 태생기에 활동을 개시하고 나서 죽을 때까지 이 운동을 계속한다. 심실에서 내보내진 혈액량을 심박출량이라 한다. 건강한 사람이 안정된 상태에서 1회에 60~80 mL, 1분간 약 5 L를 내보낸다. 이 양은 **체표면적**에 비례하며, 1 m^2당 2~3 L이다.

- 체표면적(body surface area, BSA): 입방체인 인간의 몸을 평평한 면적으로 변화시킨 것으로 공식을 아래. 최종결과 수치에 m^2를 붙인다. 공학계산기나 도표를 이용하여 계산

$$\text{BSA} = \text{체중(kg)}0.425 \times \text{신장(cm)}0.725 \times 0.007184 = m^2$$

▣ 심장은 인체에 아주 강한 영향을 미치고 있다

- 바로 심장 한 기관이 몸 전체의 기관에 큰 영향을 미친다.
- 혈액은 우리 몸을 돌면서 산소 전달, 이산화탄소 흡수, 여러 영양물질을 공급한다.
- 혈액이 만약 멈추면 이산화탄소 흡수, 여러 영양물질 공급이 중단된다. 그래서 심장의 기능이상은 몸 전체에 아주 치명적인 영향을 미친다.

▣ 심장은 편의상 우심장과 좌심장으로 구분하기도 한다.

- 우심장은 상대정맥, 하대정맥, 우심방, 삼첨판, 우심실, 허파동맥으로 구성된다.
- 우심장의 기능
  - 전신을 순환한 혈액은 정맥혈액(이산화탄소가 많은 피)은 상대 및 하대정맥을 통해 우심방 → 우심실로 유입 → 우심실이 수축하면 정맥혈액이 **허파동맥**을 통해 → 허파로 유입 → 가스교환(즉, 혈액속의 이산화탄소를 허파에 주고 허파로부터 산소공급 받는 과정) → 정맥혈액을 동맥혈액(산소가 풍부한 혈액)으로 바꾼다.
  - 우심장은 전신순환 정맥혈액을 모아 허파로 보내서 가스교환시키는 역할을 한다.

- 좌심장은 허파정맥, 좌심방, 승모판(이첨판), 좌심실, 대동맥으로 구성된다.
- 좌심장의 기능
- 허파에서 가스교환이 되어 **허파정맥**으로 돌아온 동맥혈액을 좌심방 → 좌심실로 모이면 좌심실이 수축할 때 대동맥판막이 열리면서 대동맥을 통해 머리에서 발끝까지 동맥혈액을 보내준다
  - 인체 내의 모든 동맥은 동맥혈액을 순환시키고, 정맥은 정맥혈액을 순환시키는 것이 원칙이다. 그러나 예외가 있다. 우심실에 연결된 허파동맥은 정맥혈액을 허파로 보내주고, 좌심방에 연결된 허파정맥은 허파에서 가스교환 된 동맥혈액을 좌심방으로 모으는 역할을 한다.

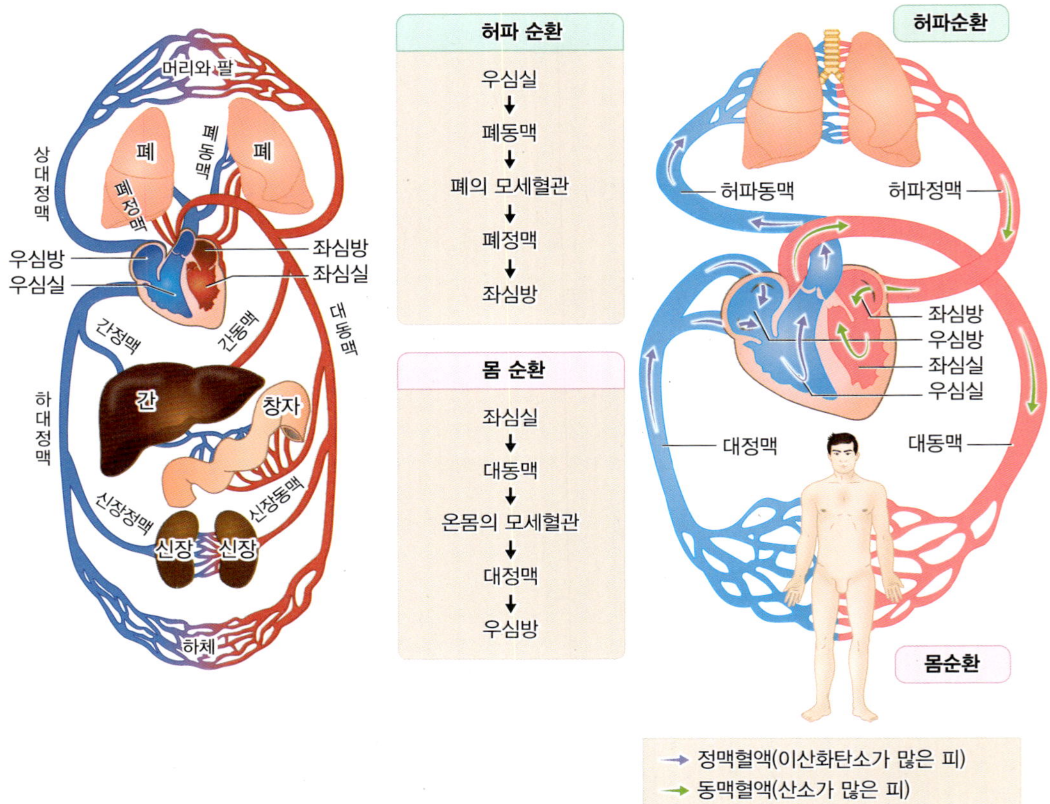

심장에 유입된 혈액의 허파와 몸 순환

2. 심장병

▣ 심장내부의 질환과 심혈관(관상동맥)질환 모두를 의미한다.

- 전 세계 사망원인의 1위이다.
- 우리나라 사망원인의 2위로 암질환(cancer) 다음으로 높다.
- 매우 치명적인 질환이다.
- 특히 돌연사 원인의 대부분이 심장병(심혈관 질환)이다.

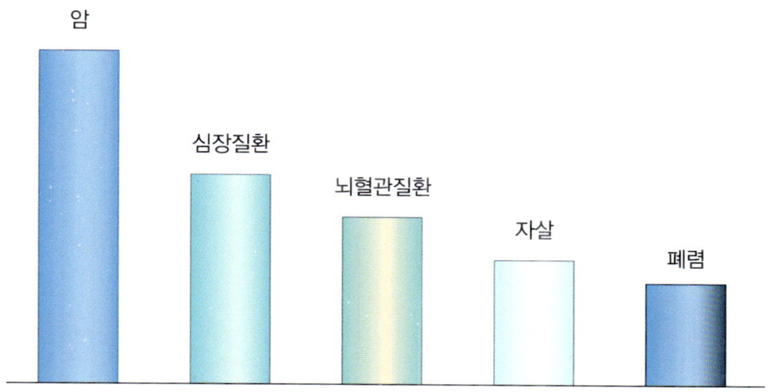

2014년 우리나라 사람 5대 사망원인

▣ 심장병 종류

- 선천성 심장병은 다양한 종류로 청색증 심장병, 비청색증 심장병, 우심증, 부정맥, 판막이상증 등이 있다.
- 후천성 심장병은 부정맥, 심장판막증, 관상동맥질환(협심증, 심근경색), 심부전증, 심장종양, 류마티스성 심장병 등 다양하다.

1) 심장병이란?

▣ 심장과 심장혈관에 발생하는 질환은 약 50여 종으로 알려져 있다.

▣ 심장을 구성하고 있는 구조물들의 구조나 기능이 선천적 또는 후천적으로 이상이 생긴 상태로 선천성 심장병과 후천성 심장병으로 나눈다.

(1) 선천성 심장병

▣ 원인과 증상

- 임신 중 모체감염, 약물복용, 염색체 이상, 미숙아, 다인자(다양한 인자)가 원인이다.
- 선천성 심장병은 임신 초기에 여러가지 원인에 의하여 심장의 구조적인 이상이 발생한다.
- 대부분 환아(아기환자)에서 그 발생원인을 정확히 알지 못한다.
- 대부분의 선천성 심장병은 유전되는 질환은 아니며, 환아의 부모도 정상 심장을 가지고 있다는 점이다.

▣ 일부 밝혀진 원인들

- 임신 중 모체 감염(풍진, 기타 바이러스 감염 중 일부) 및 당뇨병과 임신 중의 약물복용(**탈리도마이드**, 흡연, 알코올섭취, 아스피린, 마약 등)이다.

• **탈리도마이드(Thalidomide)**: 1950년대 후반부터 1960년대까지 임산부들의 입덧 방지용으로 판매된 약이다. 부작용으로 기형아(발, 발가락이 7개이며, 그 중 2개는 서로 들러붙었고 발목이 굽었다. 대표적인 부작용은 물개사지라고 번역할 수 있는

phocomelia이다. 즉 물개처럼 팔, 다리가 극단적으로 짧은 기형이다)이 출산되자 사용이 금지되었다가 최근 부작용 메커니즘이 밝혀지면서 다발성 골수종 치료제로 조심스럽게 쓰이기도 하고 있다.

- 다운증후군, 터너증후군, 누난증후군, 윌리엄증후군, 캐치22 증후군과 같은 염색체 이상
- 미숙아('동맥관 개존증' 발생빈도가 높아짐)
- 다인자 요인으로 유전적 소인과 환경적 요인의 상호작용 등이 있다.

▣ 선천성 심장병 발병률과 종류

- 신생아 1,000명당 8~10명이 선천성 심장병 가지고 출생(발병률이 1% 이하) 한다.
- 가족력이 있는 경우 약 2~4% 정도의 확률로 조금 더 높다.
- 그러나 가족력이 있는 경우, 즉 형제나 부모 중 선천성 심장병을 앓은 가족이 한 사람 있는 집안에서 다음에 태어날 아기가 다시 심장병을 갖고 태어날 가능성은 그렇지 않을 경우보다는 조금 더 높지만 그 확률은 일반적으로 걱정하는 만큼은 높지 않아 약 2~4% 정도이다.
- 우리나라의 1년간 신생아 분만 수가 약 60~70만 명일 때 우리나라에서는 매년 약 5,000~7,000명의 아기가 선천성 심장병을 갖고 태어나고 있는 것으로 보고되고 있다.
- 최근 들어 신생아 출산율의 감소와 태아 심초음파 검사 발달에 따른 선택 분만이 증가되고 있다. 환경오염에 따른 임신 중 태아 환경의 변화 등에 영향을 주어 그 발병율과 출산 수에 상당한 변화가 있는 것으로 추측된다.
- 청색증과 심부전, 심잡음 등의 다양한 증상이 나타난다.
- 선천성 심장병이 있으면 입술이 파랗고 잘 크지 못하는 경우만을 생각하지만, 선천성 심장병은 다양한 양상과 종류로 나타날 수 있다.
- 다른 문제는 없이 입술 등이 검붉게 되는(짙은 보라색이나 파란색 입술) 청색증만 있을 수도 있고, 청색증은 없이 심부전 증상을 보이는 경우와, 두 가지 증상이 모두 나타날 수도 있다. 또한 뚜렷한 증상없이 청진기로 우연히 심잡음이 들리거나 심전도 혹은 흉부방사선 사진상 이상으로 선천성 심장병이 발견될 수도 있다.

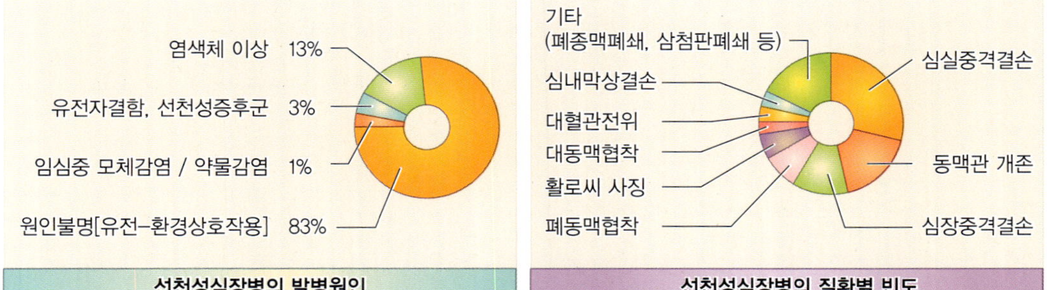

선천성 심장질환의 발병과 질환별 빈도

- 선천성 심장병이 있으면 청진기로 세밀히 진찰을 하면 심잡음이 들리는데, 일부 환자에서는 특히 신생아 시기에는, 심한 심장병이 있는데도 심잡음이 들리지 않는 경우도 자주 있어 청소년기나 성인이 된 후 뒤늦게 발견되기도 한다.
- 선천성 심장병의 종류는 다양하며 크게 청색증 심장병과 비청색증 심장병으로 구분한다.
  - 선천성 심장병의 종류는 심방중격결손, 심실중격결손, 방실중격결손, 팔로사징증, 폐동맥폐쇄, 기능성단심실, 대동맥협착, 대동맥축착 및 대동맥궁단절, 동맥관개존증, 대혈관전위증, 수정대혈관전위증, 엡스테인기형, 우심증, 소아부정맥 등 매우 다양하다.
  - 청색증 심장병(Cyanotic heart disease)
  - 선천성 심장병으로 태어난 아기는 입술, 볼, 손가락, 발가락이 파랗게 보이는 심장병으로 설명할 수 있다.
  - 손가락 끝이 북채처럼 동글동글한 특징이 있다.
  - 청색증은 선천성 심장기형(심장병) 때문에 정맥혈액(산소가 적고 이산화탄소가 많은 피로 색깔이 조금 어두운 암적색인 피)이 동맥혈관을 통해 흐르기 때문이 피부색깔이 파랗게 보인다.
  - 청색증 심장병은 비청색증 심장질환보다 더 중증이고 증세도 심하다.
  - 청색증을 보이는 선천성 심장병에서도 많은 환자에서 출생 직후에는 외견상으로는 알 수 없을 정도로 심하지 않다가 시간이 지나면서 뚜렷해지는 경우가 흔하다.
  - 청색증형 심장병 종류는 활로씨 4징증, 대혈관전위, 삼첨판폐쇄 등이 있고, 이들 질환은 정맥피가 심장의 구조이상으로 인해 정맥피가 동맥혈관으로 들어가게 되어 피부나 입술이 파랗게 보이는 병이 특징이다.
- 비청색증 심장병(noncyanotic heart disease)
  - 선천성 심장병은 있으나 혈액순환은 정상으로 되어 얼굴과 피부색깔이 정상 아이와 같다. 정맥피는 정맥혈관 속으로 동맥피는 동맥혈관 속으로 흐른다.
  - 비청색증 심장병의 종류는 상기의 청색증 심장질환 외의 나머지 대부분 심장병들이 여기에 속한다.

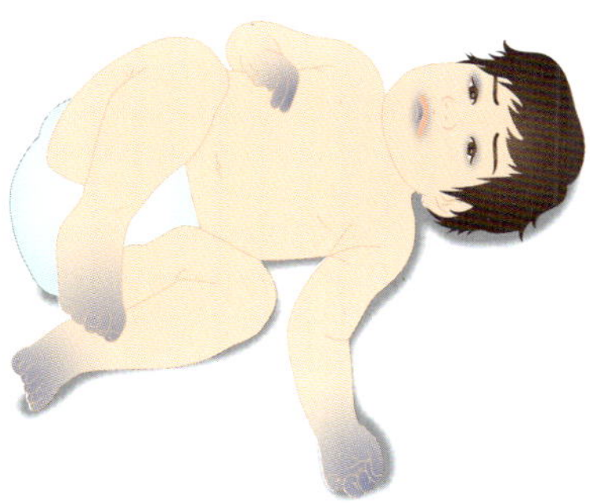
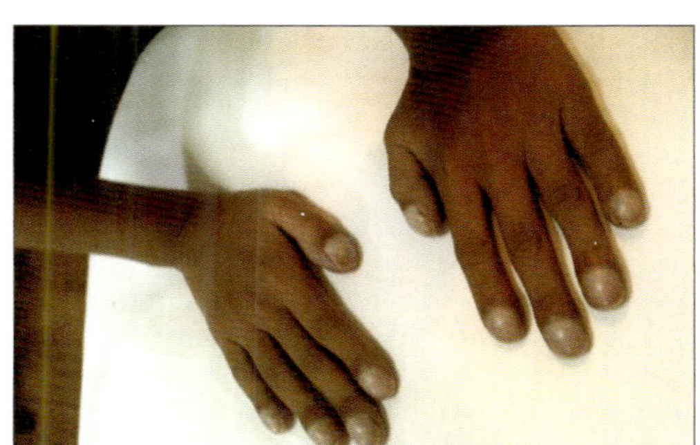

청색증 심장병 아기(blue baby)의 입술, 손가락, 발가락이 청색(좌측), 청색증심장병 아이의손가락 끝 부분이 북채처럼 둥금(우측)

▣ 선천성 심장병의 치료와 관리

- 거의 모든 선천성 심장병은 전문의사 집도로 심장수술을 해야 완치가 가능하나 한국의 심장병 진단, 수술, 관리는 세계적 수준이다. 외국 여러나라의 많은 환자들이 우리나라에 와서 심장병 수술을 받고 완치되는 경우가 많다.
- 수술 후 주치의사에게 정기적 방문과 진료, 관리를 받아야 한다.

▣ 선천성 심장질환으로 인한 심부전증의 대표적인 증상

- 잦은 감기, 젖을 먹기힘들고 체중이 늘지 않으며 호흡상의 문제 발생, 시간이 지나면서 앞가슴이 튀어나올 수도 있다.
- 그러나 상대적으로 증세가 덜 심각한 비청색증 선천성 심장질환의 경우 아이에 따라 별다른 심각한 증상을 보이지 않아 부모도 자신도 모르는 채 성장할 수 있다. 아이들이 다른 질환으로 병원진료 시에도 가능한 심장병 유무를 반드시 확인해야 한다. 대부분의 선천성 심장병은 치료시기를 너무 놓치면 수술이든 약물이든 어떤 방법으로도 치료불가한 경우가 있다.

(2) 후천성 심장병

▣ 개념

- 인간이 태어난 후 살아가는 과정 중 발생하는 모든 심장질환을 의미한다.
- 대표적으로 심장판막증(cardiac valve diseases), 부정맥(arrhythmia), 허혈성심장병(ischemic heart disease; 협심증, 심근경색), 심근병(cardiomyopathy), 심부전(heart failure) 등이 있다.

▣ 원인

- 매우 다양한 요인이 후천성 심장병을 유발할 수 있다.

▣ 상기의 후천성 심장병 중 특히 부정맥과 허혈성심장병(이하 관상동맥질환으로 표현)이 최근 우리나라 및 전 세계적으로 급증함으로써 심각한 보건학적 문제가 되고 있다.

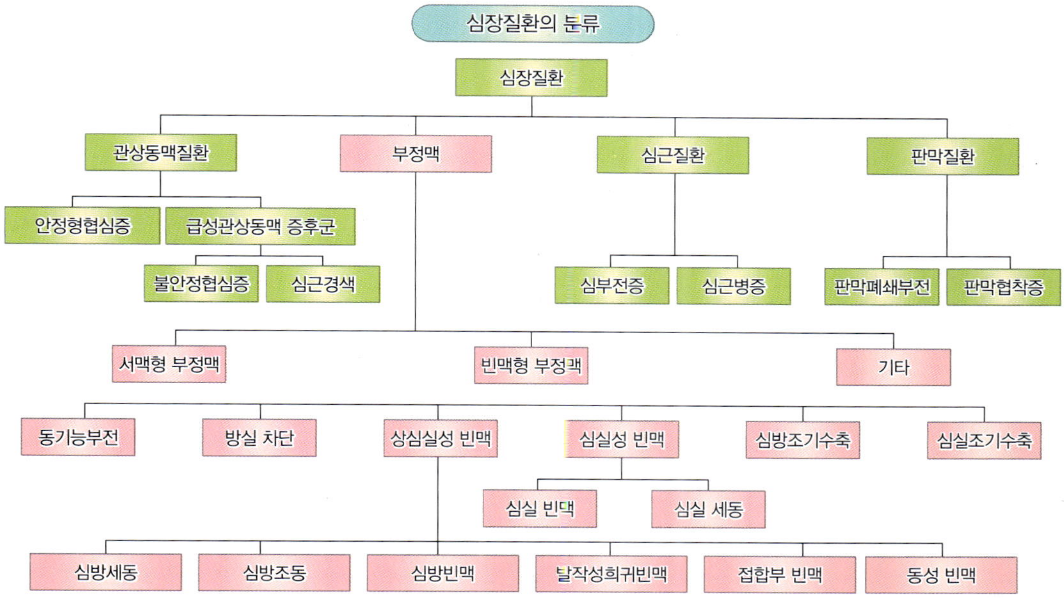

상기 도표에서 선천성 심장질환과 여타 후천성 심장질환의 다른 종류는 빠져 있음

부정맥의 종류

심장박동	구분	특징
심장박동으로 동맥에 나타나는 혈압의 변동	정상 맥박 1분 60~100회	· 정상박동이더라도 운동을 하거나 화가 나서 흥분하면 맥박이 100회 이상으로 증가할 수 있음
정상적인 맥박수보다 적음	서맥성 부정맥 1분 60회 미만	· 잦은 피로감, 어지럼증, 실신 · 노화에 의한 심장기능 변화 · 70대 이상에 호발
정상적인 맥박수보다 많음	빈맥성 부정맥 1분 100회 미만	· 가슴 두근거림, 답답함, 어지러움, 메슥거림 · 심장질환에 의한 변화 · 심근경색 환자에 호발
정상적인 맥박 전에 다른 박동이 먼저 나옴	조기박동 1분 불규칙	· 가슴에서 덜컥하거나 쿵 내려앉는 느낌 · 스트레스, 환경변화, 카페인, 과음, 불면증으로 인해 발생

부정맥의 개괄적 종류

II. 부정맥

1. 부정맥(Arrhythmia)

1) 정의와 증상

▣ 부정맥이란 심장이 정상적으로 뛰지 않는 심장질환 중 하나이다.

- 부정맥은 심장박동을 위해 자동적으로 발생하는 전기자극이 비정상적으로 만들어지거나 잘못 전달되어 발생한다.
- 심장이 불규칙적으로 뛰는 심장질환은 심장박동이 빠르거나 느린 경우 모두 해당된다. 건강한 성인의 정상 심장박동수(심박수)는 분당 60~100회인데, 심장박동수나 율동에 문제가 생긴 것이 바로 부정맥이다. 분당 50회 미만으로 느려지거나(서맥증), 분당 90회 이상으로 빨라지는 이상이 발생(빈맥증)한다.

▣ 부정맥의 증상

- 무증상, 부종, 체중증가, 가슴 답답함, 호흡곤란, 현기증, 실신 등 다양하다.
- 부정맥 초기증상은 심장 두근거림과 함께 맥박이 한 두번 갑자기 건너뛰거나 빠진 듯한 느낌이 든다.
- 정상 심장박동에 비해 심박출량이 줄어들면서 어지러움, 실신, 피로감을 느낀다.
- 지속성 기침(고열, 인후통, 콧물, 전신쇠약 등 감기의 증상은 없으면서 기침만 지속)은 부정맥으로 심방과 심실이 번갈아 가며 규칙적으로 뛰지 못하면 심장 속 혈류가 순간적으로 역류한 경우이다. 비정상적인 타이밍에 이완되어 기관지에 자극이 되어 기침을 하게 된다.
- 부정맥을 전문의사에게 적절한 치료를 받지 않을 경우, 특히 심장 속에 혈전이 생기고 이 혈전(피딱지)이 심장혈관으로 들어가면 심근경색이 발생하며, 또한 혈전이 뇌혈관 속으로 유입 시 뇌경색이 발생한다. 이 두 가지 질환 모두 매우 치명적인 결과를 유발한다. 사망 또는 신체의 여러 부분이 마비(언어장애, 신체의 절반마비, 또는 전신마비 등)되는 경우가 있다.
- 부정맥이 심할 경우 심장마비로 인해 돌연사(갑자기 사망)도 발생한다. 국내에서 발생한 돌연사의 원인 중 약 90%는 부정맥으로 추정된다.
- **심전도**를 측정하면 정상인과 구분되는 비정상 심전도가 나타난다.
  - **심전도**: 심장의 이상유무를 알기위해 심전도 장치를 팔과 다리, 그리고 가슴피부에 전극을 부착해서 심장이 박동하는 현상을 그림으로 기록한 것이다. 이 심전도검사는 부정맥을 가장 잘 진단해 주는 간단하면서도 저렴한 검사방법이다.

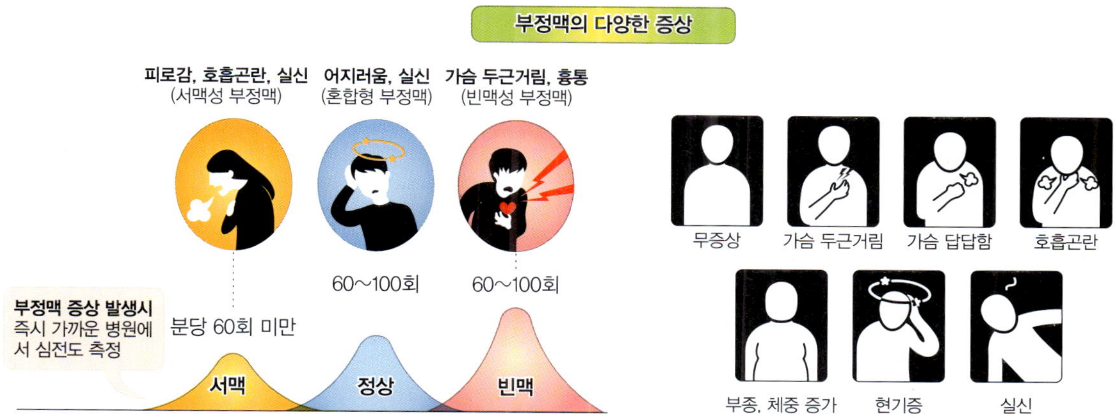

부정맥의 다양한 증상

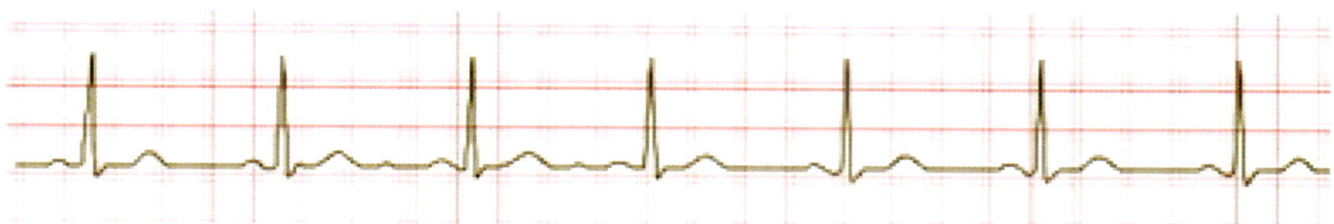

정상인 심전도

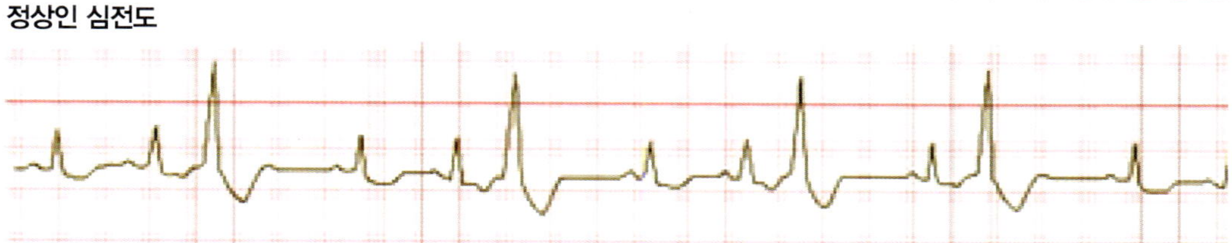

부정맥 심전도 ; 심실조기수축

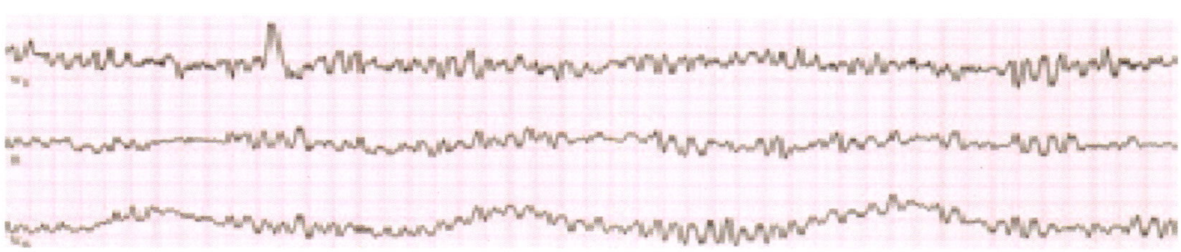

부정맥 ; 심실세동

정상인과 부정맥 환자들의 심전도 그래프 비교. 심실세동이 가장 위험한 부정맥이다. 심실세동은 심장의 모든 기능이 정지해서 박동이 일어나지 않으므로 전신으로 혈액을 공급해 줄 수 없어 신속히 심폐소생술을 해야 한다.

▣ 부정맥 의심해야 할 상황

1. 긴장을 하지 않았는데 심장이 콩쾅대는 느낌이 종종 든다.
2. 갑자기 힘이 빠지면서 식은땀이 나고 호흡곤란 등이 나타난다.
3. 활동을 하지 않아도 피로, 무력감, 어지럼증이 나타난다.
4. 졸도, 실신한 적이 있다.

2) 부정맥의 발생기전, 원인, 종류

(1) 발생기전

▣ 심장에서 전기자극이 잘 만들어지지 못하거나 만들어진 전기자극이 심장 전체 세포로 전달이 느려지거나 제대로 안되어 심장의 박동(수축과 이완)과 맥박이 불규칙해진다.

- **심장에서 전기자극** ; 심장은 우리의 의지와 관계없이 스스로 박동하는 자율적 장기(organ)인데 이러한 자율성은 심장 속에 존재하는 특수자극전도 세포에 의해 가능하다.

▣ 심장의 특수자극전도로(전기전도계)

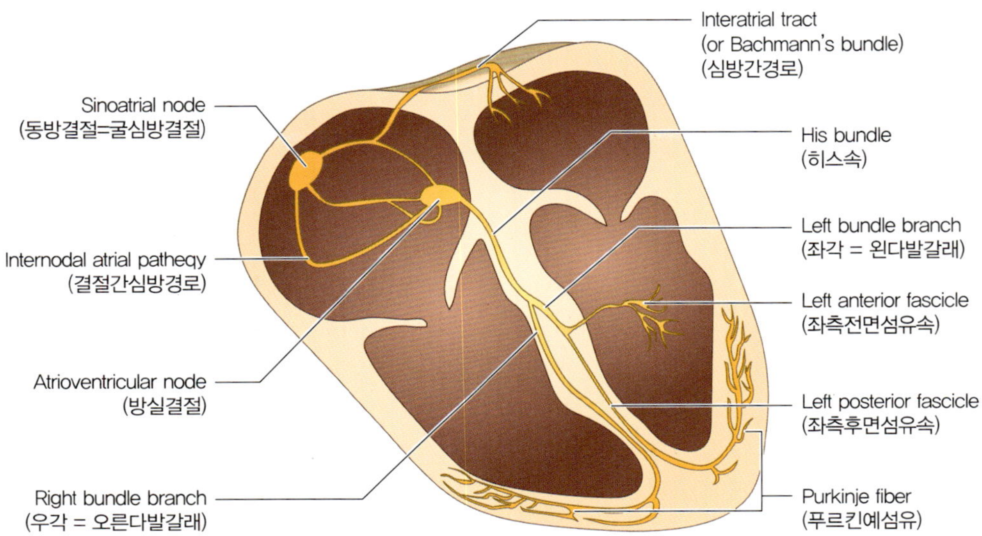

심장의 특수자극전도로(전기전도계)

- 특수자극전도로는 심장 내부의 특정위치에 존재하는 조직으로 스스로 자동적, 규칙적으로 전기를 발생시켜 양쪽심방(우심방과 좌심방)과 양심실(우심실과 좌심실)(즉 심장전체 세포)로 전기를 전달하여 심장이 자동적, 규칙적으로 박동(심장의 수축과 이완)하게 된다.
  - 심장박동수(심박수)가 1분 동안 60~100회 범위로 유지해 주는 역할을 한다.
  - 동방결절(동결절)은 매 1분당 전기(활동전압, 활동전위)를 규칙적, 자동적으로 60~100회(성인, 평균 70~80회) 발생시킨다.
  - 결절간심방경로은 동결절에서 생성된 전기를 우심방에 전달(우심방을 수축시킴) 및 방실결절로 전달한다.
  - 심방간경로는 동결절에서 생성된 전기를 좌심방(좌심방을 수축시킴)에 전달한다.
  - 방실결절은 동결절에서 생성된 전기를 히스속으로 전달한다.
  - 히스속은 동결절에서 생성된 전기를 우각과 좌각으로 전달한다.

- 우각은 전기를 우심실로 전달한다.
- 좌각은 전기를 좌심실로 전달한다.
- 푸르킨예섬유는 우각과 좌각으로 전달된 전기신호를 심실전체의 심장세포로 빠르고 신속하게 전달(좌우 양심실이 수축됨)한다.

• 어떤 원인에 의해 특수자극전도로에 문제가 생기면 부정맥이 발생할 수 있다.

(2) 발생원인

▣ 부정맥의 원인은 매우 다양

• 일반적으로 고혈압성 심장질환, 허혈성 심장질환, 심부전, 심장판막질환 등에 의해서 부정맥이 발생하는 경우가 대표적이다.

• 대부분 나이가 들면서 이런 질환들이 많아지고 그외에도 심장근육조직(심근)이 섬유화되는 노화가 진행되면서 부정맥 유병률이 높아지게 된다.

• 선천성 심장질환이나 유전적인 질환들, 갑상선항진증이나 과음 등이 부정맥을 유발하기도 한다.

• 발생원인 요약
  - 선천성 이상
  - 노화(고령)
  - 심장질환 : 심부전증, 관상동맥질환
  - 폐질환 : 만성폐쇄성폐질환
  - 자율신경계 이상
  - 전신질환
  - 갑상샘(선) 질환
  - 약물 및 전해질이상
  - 심한 운동
  - 커피 또는 과도한 카페인 섭취
  - 흡연, 알코올(음주)
  - 흥분상태, 지속적 스트레스
  - 알코올
  - 수면무호흡증
  - 비만 등

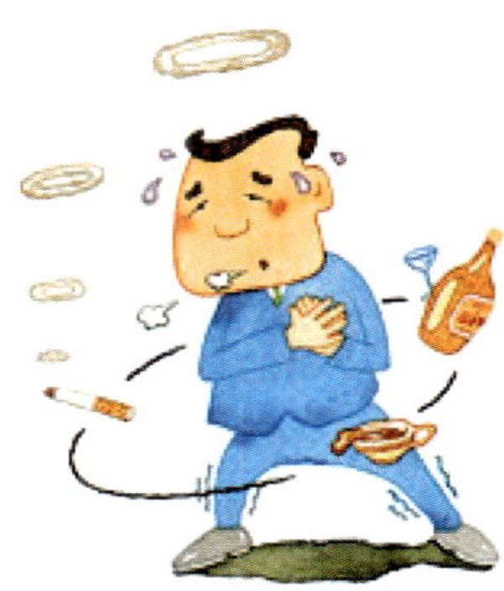

(3) 부정맥의 발생시기

▣ 겨울보다 봄에 더 많이 발생한다.
- 최근 연구결과에 따르면 일교차가 커질수록 부정맥 위험도 비례해 증가한다.
- 일반적으로 심장질환이 증가하는 것으로 알려진 가을이나 겨울보다 봄에 이러한 위험이 3배 이상 증가하는 것으로 밝혀지고 있다.

(4) 부정맥의 종류와 특징

▣ 부정맥의 종류는 다양

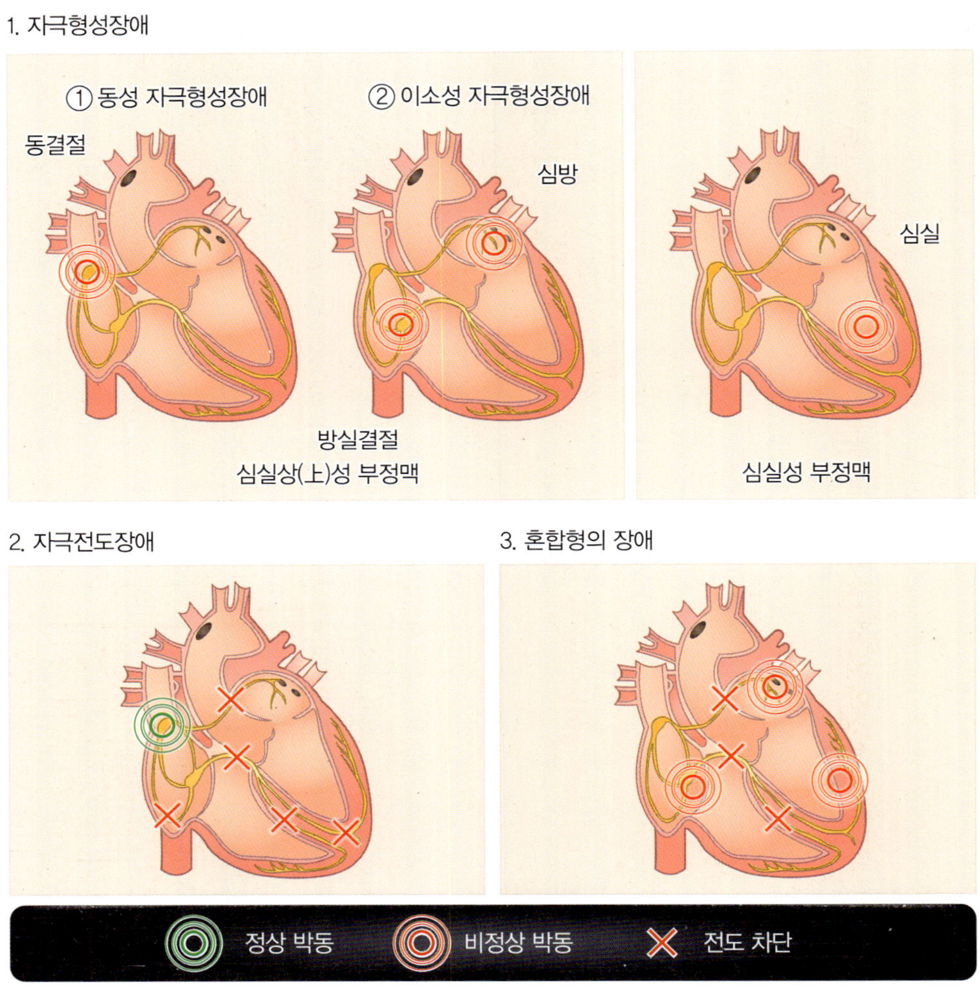

부정맥의 일반적 이해

부정맥의 종류와 주요 특징

부정맥 종류	특징적 증상
심방세동(뇌졸중의 원인 중 하나)	심방이 빠르고 불규칙하게 떨림
심실세동(돌연사의 원인 중 하나)	심실이 불규칙하고 약하게 부들부들 떨림
발작성빈맥(젊은 환자가 많음)	심장이 갑자기 쿵쾅쿵쾅 거림
조기수축(가장 흔한 부정맥)	심장이 가끔 툭 멈추는 느낌
서맥(심장의 박동이 느려지는 서맥)	어지러움이나 실신 발생

▣ 다양한 부정맥의 종류는 심실잔떨림, 심방세동, 심방조동, 조기수축, 회귀성빈맥, 방실1도차단, 방실2도차단, 방실3도차단, 방실완전차단, 빈맥, 서맥 등이다.

▣ 부정맥에 의한 두근거림은 다양한 심혈관질환의 첫 증상 혹은 마지막 증상의 하나인 경우도 있고, 정상 심장에서 일시적으로 나타났다가 저절로 사라지기도 한다.

- '천의 얼굴을 가진 질환'으로 불리기도 하는 부정맥은 심장박동의 속도, 증상의 위급성 및 심각성, 타 심장질환과의 연관성에 따라 다양하게 분류된다. 부정맥의 종류와 동반된 상황에 따라 치료방법이 달라지므로 무엇보다 정확한 진단을 받는 것이 중요하다.

※ 여기서 잠깐!

- 심장부정맥을 진단하는 가장 경제적이고 유용한 검사는 심전도검사(Electrocardiography)이며 그 결과를 기록한 그림이 심전도(Electrocardiogram)이다.
- 심전도란 심장이 박동할 수 있게 심장의 특수자극전도로에서 발생한 전기신호가 심장 전체(우심방, 좌심방, 우심실, 좌심실)로 전달되는 과정을 그림으로 기록한 것이다.
- 심전도는 여러 파형이 나타나고 이 파형과 파형사이를 영어 알파벳으로 임의로 표시해 준다.
- 심장 부정맥이 발생하면 심전도의 특정 파형(P파, QRS파, RR간격, 심전도 전체파형)이 기록되지 않던지, 모양과 간격이 정상과 다르게 기록되어 의사가 알 수 있다.
- 다음 그림은 심전도 장비로 기록한 정상 성인의 심전도로 P파 동방결절(동결절)에서 발생한 전기신호가 좌우 양심방으로 전달되면 생기는 파형, QRS파 좌우양심실에 전기신호가 전달되면 생기는 파형들, T파 좌우 양심실의 휴식기 때 생기는 파형이다.

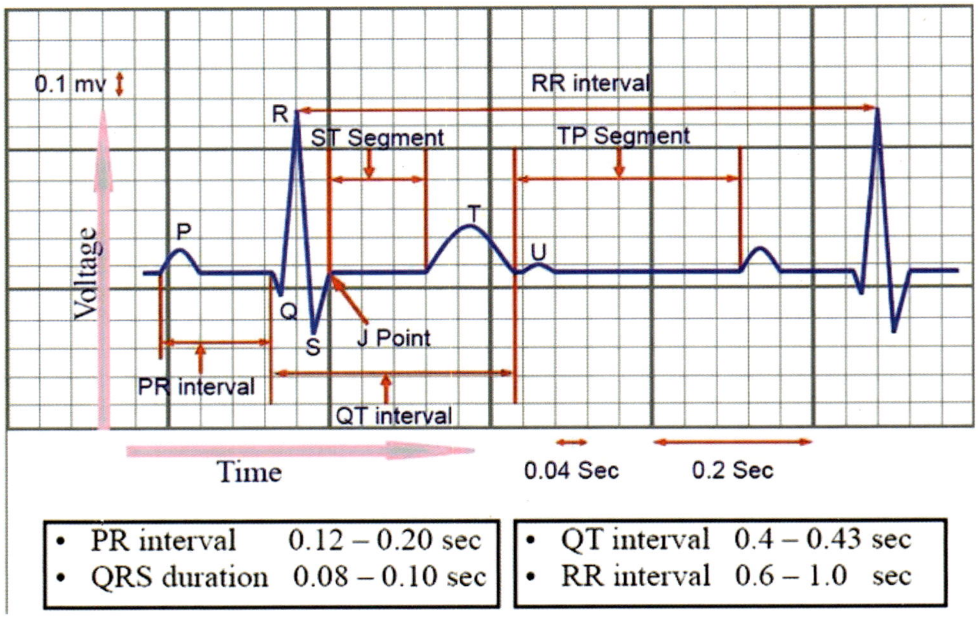

심전도 파형의 모양과 정상치

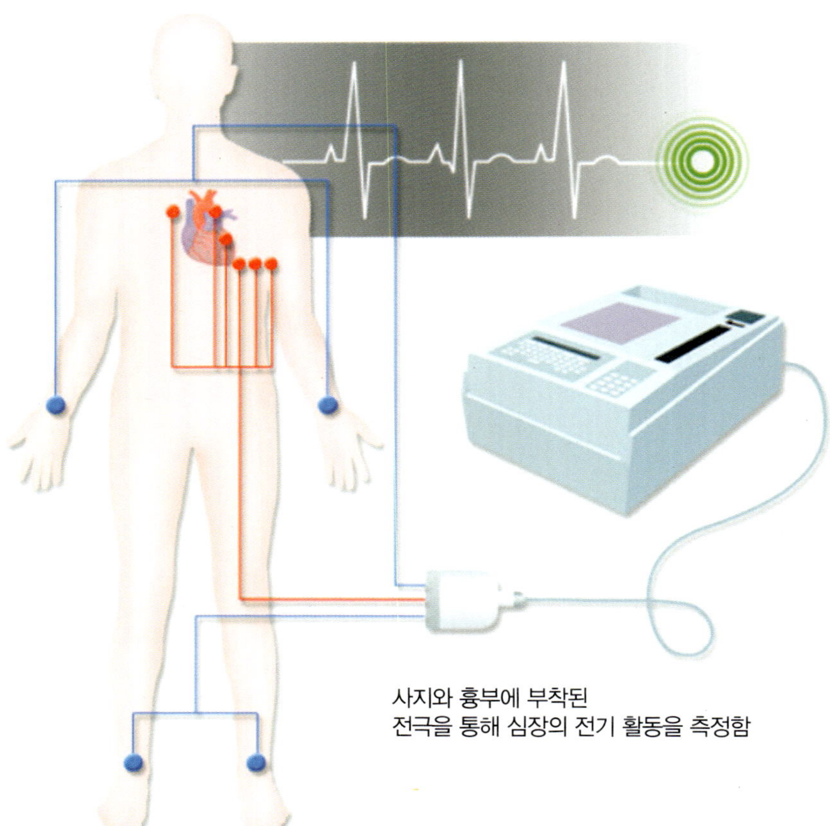

일반심전도 검사

▣ 심장의 분당 60회 미만의 비정상 속도를 서맥성 부정맥이라 한다.

서맥성 부정맥은 크게 동기능부전증후군과 방실차단으로 분류된다.

서맥성 부정맥(bradyarrhythmia)	
동기능부전증후군 (sinus node dysfunction, sick sinus syndrome)	– Sinus bradycardia(〈45/min) – Sino–atrial biock(SA block) : 1st, 2nd, 3rd degree – Sinus pause or arrest – Tachycardia–bradycardia syndrome – Chronotrophic incompetence
방실차단 (atrio–ventricular block, AV block)	– 1 st degree AV block – 2 nd degree AV block(Mobitz type I, II) – 3 rd degree AV block(complete AV block)

▣ 서맥성 부정맥(Bradycardia, Bradyarrhythmia)은 성인이 안정 시 심장박동이 1분당 60회 이하(60회/분 이하)로 천천히 뛰는 부정맥이다.

- 느린맥(bradycardia) 혹은 서맥(徐脈)은 심장이 정상수준보다 느리게 뛰는 것을 말한다.
- 일반적인 사람의 경우 안정된 상태에서 성인은 매분 60~100, 어린이는 90~140, 나이가 들면 심박수가 감소하여 70세 이상 노인은 50~60의 심박수를 가진다. 보통 1분간 심박수가 50~60 이하인 경우를 서맥이라 하나 맥박이 느리다고 무조건 질환은 아니고 생활에 불편한 증세가 있고 전문의사의 진단이 있어야 서맥성 부정맥이라 한다.
- 건강한 사람의 경우에도 서맥이 발생할 수 있는데, 특히 격렬한 운동을 지속적으로 해 온 운동선수들의 경우 심장이 정상인보다 비대해져 1회 심박출량(Stroke volume)은 늘어나고 심박수가 줄어드는 경우를 운동선수 심장증후군(athletic heart syndrome)으로 서맥이 생기게 된다. 이 경우는 크게 문제가 안 된다.
- 서맥성 부정맥의 대표적 종류로 동기능부전 증후군, 방실차단(방실1도차단, 방실2도차단, 방실3도차단, 방실완전차단)이 있다.
  - 자극생성의 장애(발전소의 문제)로 심장이 자동적으로 박동할 수 있게 만드는 원동력은 앞서 심장내 특수자극전도로인데 그 중 동방결절(동결절, 굴심방결절)에서 발전소처럼 작은 전기를 발생시키기 때문에 가능하다. 이 동방결절의 기능에 문제가 생겨 발생하는 부정맥들을 자극생성 장애 부정맥 또는 동부정맥(동방결절 부정맥, 동기능부전증후군, Sinus node dysfunction)이라 하며, 동서맥, 동휴지, 동정지 등이 있다.

▣ **동기능부전증후군**(Sick sinus syndrome, sinus node dysfunction)

- 동결절(동방결절, 굴심방결절)에서의 전기생성기능이나 주변 심방조직으로의 전기전도(전달)에 장

애가 생겨 일시적으로 심장(맥박)이 뛰지않거나 비정상적으로 심장이 늦게뛰어 현기증, 호흡곤란, 흉부(가슴부위)압박감, 실신, 전신쇠약감 등이 발생하는 일련의 질환증후군이 발생한다. 동서맥, 동방차단(블록), 동정지, 빈맥-서맥 증후군 등이 대표적이다.

- 이 증후군은 특히 연령증가와 함께 유병률이 증가한다.
- 임상증세와 일반심전도 또는 홀터(24시간)심전도로 진단이 가능하다.
- 일상에서 증세나 불편함이 없으면 치료가 불필요하다. 증세가 있으면 인공심박기를 환자의 심장에 삽입해야 한다.
- 동결절(동방결절)증후군의 병태생리
  - 동결절은 심방근세포(atrial myocytes)의 무리로 구성된다. 이들은 기능이 서로 다른 두 가지 세포로 이루어져 있다. pacemaker P cells와 transitional T cells이다.
  - Pacemaker P cells은 자발적으로 전기(활동전압, 활동전위) 생성 기능을 한다.
  - Transitional T cells은 동결절에서 생성된 전기를 주변의 좌우 양심방으로 전달 역할을 한다.
  - 이들 세포의 장애는 부정맥을 발생시킨다.
  - 동결절에 혈액과 산소를 공급하는 동맥은 55~60%가 심장의 우관상동맥(right coronary artery)에서 기시하고(우관상동맥과 연결), 40~45%는 좌측회선동맥(left circumflex artery)에서 기시(즉 연결)한다. 이 혈관들의 관류압(perfusion pressure, 혈류압력)에 의해 동율동(sinus rate)이 영향을 받는다. 이들 혈관이 확장하면 관류압은 감소하고 혈관이 수축하면 증가한다. 이러한 동율동의 변화에 아세틸콜린이라는 물질도 함께 작용한다.
- 동기능부전증후군의 발생원인
  - 내인성 원인은 가장 흔한 원인으로 연령증가(즉 고령화)에 따른 특발성(원인불명) 퇴행성질환으로 동방결절이 노화되어 섬유화변성(age-related degeneration of the SA node), 허혈성 심장질환은 전체원인의 1/3차지, 심장이식수술(heart transplantation) 등이다.
  - 다른 내인성 원인은 가족성으로 발생하는 유전자 변이(mutation in the ion channel), 심장질환(선천성 심질환, 심근증, 심장판막 질환), 세균내막염(세균이 심장내부조직에 침입하여 염증을 일으킨 질환)이나 Chaga병 같은 감염질환 등이 동부전증후군이나 방실차단(방실전도장애)의 원인이다.
  - 소아의 동기능 장애는 단독으로 발생하기보다 심방이나 방실접합부의 부정맥과 같이 발생하며, 소아가 심장질환으로 심방부분에 특정 수술(Fontan수술, Mustard 수술)을 받을 경우에도 발생한다.
  - 외인성 원인은 베타차단제, 칼슘통로차단제, digitalis(강심제), 항부정맥제, lithium, 교감신경억제제(symphatolytics) 등의 약물, 미주신경 실신과, 자율신경계 긴장도 변화 등이 있다.

- **베타차단제** 교감신경계 말단에서분비된 노르에피네, 프린이나 에피네프린이 작용하는 베타수용체를 차단하는 약물로 고혈압이나 협심증, 부정맥의 치료제로 널리 사용되고 있다.
- **칼슘통로차단제** 칼슘채널차단제, 칼슘채널길항제 또는 칼슘길항제는 칼슘 채널을 통한 칼슘의 움직임을 방해하는 약물들. 칼슘통로차단제는 항고혈압제, 즉 고혈압 환자의 혈압을 낮추는 약물로 사용된다.

- 전해질 불균형, 저산소증, 갑상선기능저하증과 같은 대사이상 등이 포함된다.
- 수면무호흡증후군에서 무호흡시간 동안 저산소증이 심해지면 서맥이 발생하며 뇌압증가도 서맥발생의 원인(Cushing's reflex)이 된다.

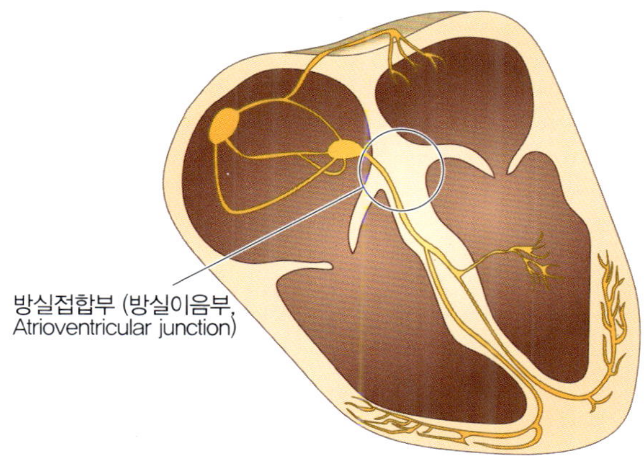

방실이음부(방실접합부) : 양심방(우심방과 좌심방)과 양심실(우심실과 좌심실)이 서로 붙어있는 심장의 경계 부위.

동기능부전 발생 증후군의 원인 요약

동기능부전증후군의 원인		
내인성	Cardiac diseaes	cardiomyopathies, myocarditis, pericarditis, rheumatic heart disease
	Damage to SA node or sinus nodal artery : cardiothoraci surgery	
	Idiopathic degenerative fibrotic infiltration(most common cause)	
	infection	bacterial endocarditis, Chagas disease, diphtheria
	Infiltrative diseases	fetty replacement, amyloidosis, sarcoidosis, hemochromatosis, collagen vascular disease, leukemia, metastatic cancer
	Ishemia/infarction	atherosclerosis, arteritis
	Etc.	Familial sinoatrial node disorders Muscular dystrophy
외인성	Abnormally increased vagal tone	sinus hypersensitivity, vaovagal syncope, autonomic dysfuncion
	Drugs or toxinus	betablockers, calcium channel blockers, digitalis, sympatholytic agents, antiarrhythmics
	Mtabolic derangements	hypothyroidism, hyperkalemia, hypocalcemia, hypoxia, hypothermia
	Etc.	increased intracranial pressure(Cushing's reflex) obstructive spleep apnea(hypoxia during apnea)

- 동기능부전증의 치료 및 예후
  - 치료는 반드시 주치의사의 진료 하에 결정해야 한다. 일상생활에 불편함이 없거나 경미한 경우 특별한 치료가 필요 없으나, 어지러움, 실신 등의 증상이 나타나면 영구형 인공심박동기(Artificial pacemaker)를 심장에 삽입한다. 그러나 인공심박동기를 삽입시술하기 전에 동기능부전의 가역적 원인(즉, 약물 등으로 치료가능한 원인)이 있는지 확인하여 치료해야 한다.
  - 전문의사의 집도하에 인공심박동기를 삽입하면 부정맥을 교정해주고 심장내 혈전형성을 막아 전신 혈전색전증과 뇌졸중(특히 뇌경색) 발병을 감소시켜준다
  - 동기능부전의 예후는 기저(기존에 함께 있는) 심장병의 진행정도에 따라 좌우된다. 서맥으로 인해 나타난 증상 대부분은 인공심박동기를 이식하면 좋아진다. 그러나 만일 협심증, 심근경색증, 어지럼증 등이 함께 있다면 그 질환을 적극 치료해야 한다. 인공심박동기 치료 후 합병증 발생률은 1% 미만으로 매우 적다.
- 동서맥(동결절성 서맥 : Sinus bradycardia)
  - 1분간 60~100회로 자동적, 규칙적으로 전기신호를 발생시키는 동방결절(동결절, 굴심방결절)에 문제가 생겨 전기신호를 1분간 60회 이하로 적게 만들어서 심장박동이 60회/분 이하로 느려지는 경우이다.
  - 원인은 다양하여 건강한 젊은이, 특정약물(베타차단제, 디지털리스), 뇌종양, 황달, 미주신경(부교감신경) 기능 항진, 갑상선기능저하, 노화 등이다.
  - 주요증세는 무증상, 현기증이나 실신이 주요 증상이나 가슴 두근거림, 호흡곤란, 무력감, 전신쇠약감, 심계항진 등을 호소한다.

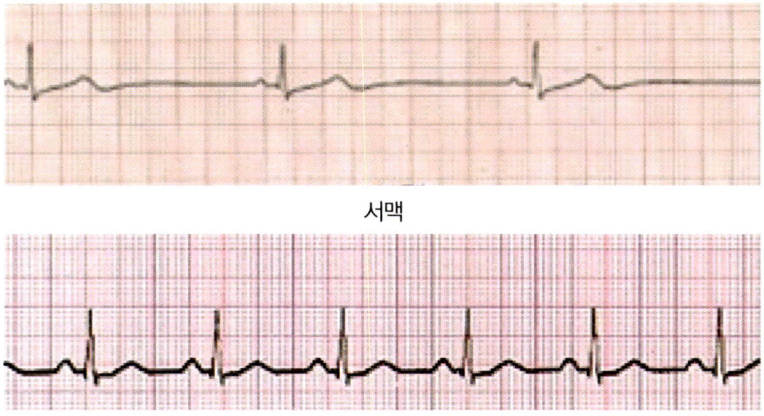

서맥

정상맥

서맥성 부정맥(동서맥) 환자의 심전도 정상인보다 심장박동이 느려서 심전도 파형이 적게 기록

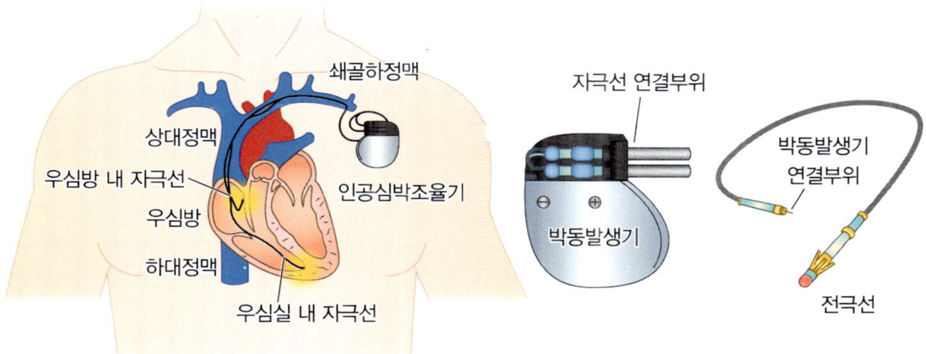

인공심박조율기를 이식한 환자

- 심전도의 모든 파형(P, QRS, T파) 정상 모양이다. 하나의 파형과 그 다음 파형 간의 거리인 RR간격은 정상인 보다 길다.
- 치료는 동서맥은 일반적으로 증상이 크게 없을 경우 치료는 대부분 필요 없다. 그러나 동기능부전 등으로 만성적인 동서맥으로 현기증, 실신, 심부전 등의 증상이 있을 경우는 인공심박조율기 치료(이식)가 도움이 된다.

• **인공심박조율기**(Artificial pacemaker, 자극형성기 pulse generator); 부정맥 환자에게 치료용으로 심장에 이식해 주는 자동 전기신호 발생 장치이다. 반영구적으로 사용가능하고 배터리 수명이 다하면 다시 새것으로 교체가능하며 인공심박조율기에 연결된 자극선(전극선)의 한가닥은 우심방 내부에, 나머지 한가닥은 우심실 내로 삽입하고 인공심박조율기 본체는 좌측 가슴 피부아래 묻어둔다.

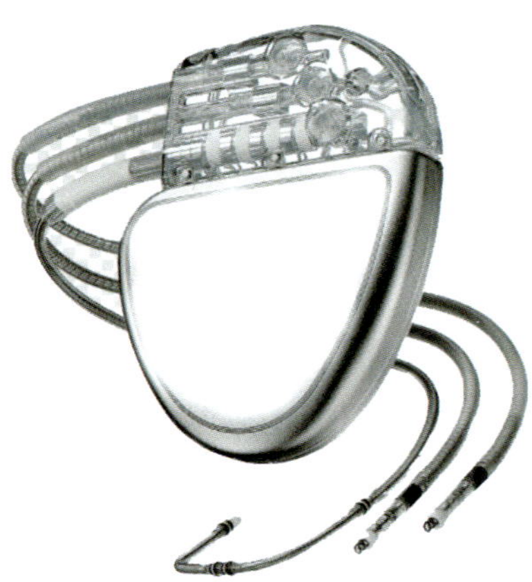

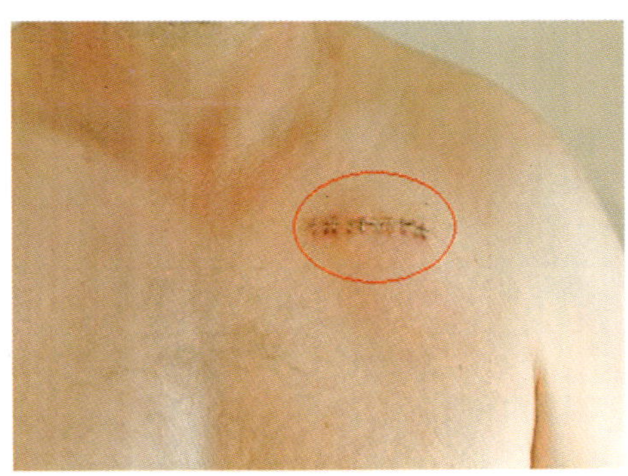

인공심박동기의 전극선은 혈관을 통해 심장 내에 삽입하고 기기의 본체는 왼쪽 쇄골 아래 피부 속에 묻고 꿰맨 상태; 붉은 동그라미 부위

심장 재동기화 치료 이식형 심혈관 제세동기 : 인공심장박동조율기

- 박동기 치료(인공심장박동기 시술)는 심하거나 위험한 부정맥 치료를 위해 심장에 심어둔다.

• 동방결절에서 전기자극을 잘 만들어내지 못하거나(동기능부전증후군), 특수자극전도계를 통하여 전기가 잘 흐르지 못하는 부정맥은 심장을 비정상적으로 느리게 박동시킨다. 서맥성 부정맥은 심장이 느리게 뛰면 그만큼 박출 횟수가 줄어 어지럽고, 숨이 차며, 심하면 정신을 잃고 기절하기도 한다.

• 증상이 생기면 심장의 고유한 박동기 역할을 대신하거나 보조할 인공심장박동기를 넣어 줄 필요가 있다.

• 인공심장박동기는 동결절(동방결절)처럼 인공적으로 전기자극을 만들어내는 기계로 인공심장박동기는 두 부분으로 구성된다. 박동발생기(전기신호 발생장치)와 전극선이다.

• 박동발생기(전기신호 발생장치)는 반영구적 건전지와 전기회로로 이루어져 있으며, 건전지로부터 나오는 전기가 일종의 작은 컴퓨터인 전기회로를 통하여 심장을 자극할 수 있는 전기신호로 변환된다. 아주 작은 성냥갑 크기 정도이다.

• 전극선은 전극선은 박동발생기에서 나오는 전기자극을 심장까지 전도하는 전기줄 역할을 한다.

• 동정지(동휴지, Sinus arrest or pause)
  - 동방결절 세포의 장애로 인해 전기(활동전압) 생성이 일시적으로 멈춘 상태이다.
  - 좌우 양심방 세포로 전기자극이 전달되지 않고 좌우 양심실 세포로도 전달되는 전기가 없어서 심장박동이 일순간 정지된다.
  - 이후 동결절이 다시 정상적 전기를 생산하기까지 시간이 일정치 않다
  - 심전도 상에 P파, QRS, T파 등 모든 파형이 나타나지 않고(심장박동이 일시적으로 멈춘 상태), 각 심전도 사이 간격인 RR간격이 불규칙하게 길어진다.
  - 그러나 동결절이 다시 전기를 생성전달하면 모든 파형(P파, QRS, T파 등)의 모양이 정상적으로 기록된다. 심박동수는 60회/분 미만이다.

– 원인은 동기능부전 설명 참고

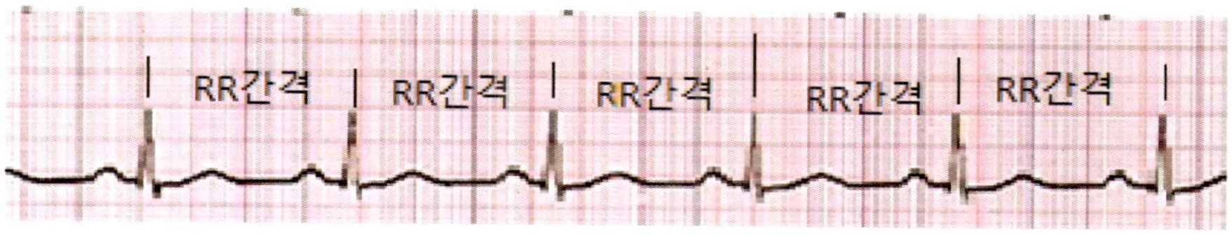

정상인 심전도. 모든 RR간격이 규칙적이고 심장박동수도 정상

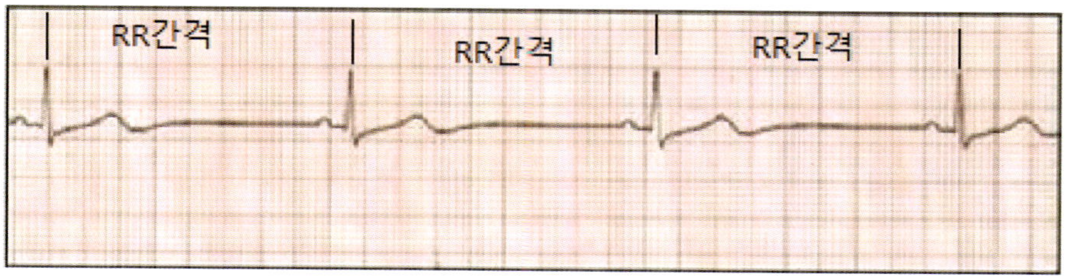

동결절성 서맥. 모든 RR간격이 규칙적이나 정상보다 길어지고 심박동도 느림

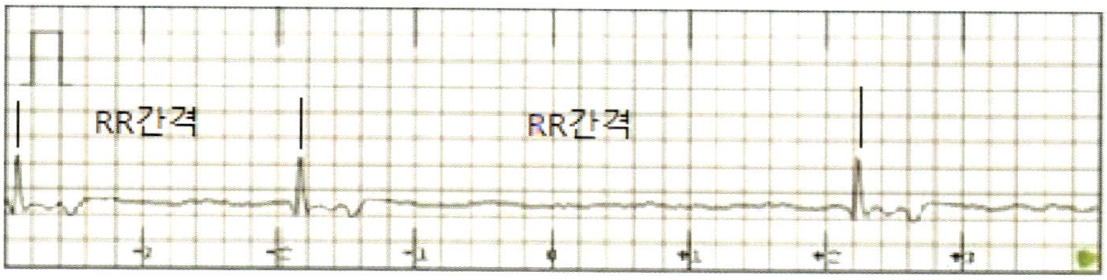

모든 동정지. RR간격이 불규칙하게 길어지고 두 번째 RR간격은 첫 번째보다 더 길어져서 이 부분에서 이미 동정지로 심장박동이 한번씩 정지됐음을 보임

동정지 환자, 서맥 환자, 정상인의 심전도 비교

• 동차단(동방차단, 동블록 : Sinoatrial block, SA block, sinus block)
  – 동결절(동방결절, 굴심방결절)은 심장박동의 원동력이 되는 전기를 자동적, 규칙적으로 만들어내는데 이 전기가 동결절 주변의 심방으로 전달이 안 되는 경우(질환)로 심방뿐만 아니라 심실로도 전기신호가 전달이 안되어 심장전체의 박동이 일시적으로 정지된다.
  – 심전도에서 모든 파형(P파, QRS파, T파)이 기록이 안된다.
  – 동차단과 동정지의 구별은 전문주치의사의 검사와 진료 및 최종 진단에 의해 결정되며 심전도 모양으로 구분한다.
  – 동정지는 sinus pause 또는 sinus arrest라고 하는데, 동리듬이 갑자기 나오지 않는 것을 의미한다. 동결절에 문제가 있는 경우 발생할 수 있다. 심전도에는 갑자기 P파, QRS, T파 모두 기록이 안된다. 다시 동결절이 회복되어 전기를 만들어 심방과 심실로 전달하면 정상심전도 파형이 기록된다.
  – 동방차단(동차단, sinoatrial block)은 동결절이 규칙적으로 전기자극을 생성하는데, 이것이 심방과 심실로 전도(전달)되지 않는 것을 의미한다. 심전도에서 갑자기 P파, QRS, T파 모두 기록이 안된다. 다시 이동차단이 회복되면 동결절의 전기신호가 심방과 심실로 전달되어 정상

심전도 파형이 기록된다. 따라서 체표 심전도에서는 동정지와 비슷하게 보일 수 있으나 차이점은 심전도상에서 PP간격의 규칙성이다. 동차단은 P파가 생략된 부분의 앞 뒤 PP간격(RR간격과 같은 개념으로 심장의 1회 주기, 즉 심장의 한번 박동을 의미)이 환자의 원래 PP간격의 정확히 두 배, 또는 세 배가 된다. 그러나 동정지는 심전도에서 P파가 생략된 부분의 앞뒤 PP간격이 환자의 원래 PP간격의 정확히 두 배가 되지 않고 불규칙하다(다음 심전도 그림 참조). 이 두 질병은 뚜렷한 차이를 보이기 때문에 진단을 별도로 하지만 심장정지 기간이 길면서 증상을 유발하면 인공심박동기 시술이 필요하다는 점에서 임상적 의미는 비슷하다.

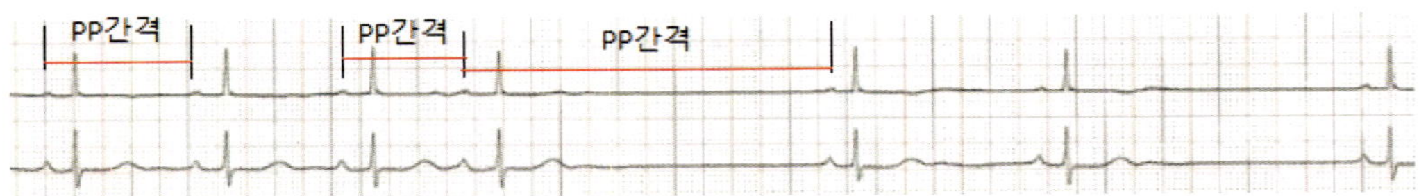

동정지. 동결절에서 전기생산이 중단되어 세 번째 PP간격 사이에서 갑자기 심전도 파형이 사라짐. 따라서 세 번째 PP간격이 정상적인 두 번째 PP간격보다 2배 이상 길고 불규칙함

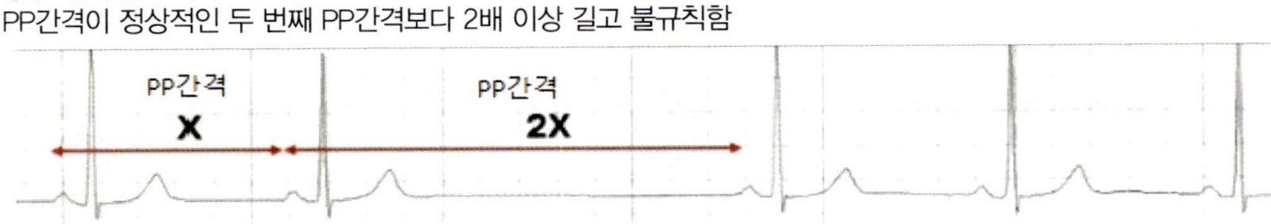

동차단. 동결절에서 전기는 만들어 내지만 심방과 심실로 이 전기가 전달이 안되어 심장이 박동되지 않고 심전도 파형도 갑자기 사라졌다가 다시 전기가 심장에 전달되어 심전도가 기록. 두 번째 PP간격 사이에서 동차단이 일어났고 그 간격이 첫 번째의 정상 PP간격보다 2배 길다.

동정지와 동차단의 비교

▣ 방실차단(방실블록, 방실전도장애, atrioventricular block, AV block)

- 서맥형 부정맥의 한 종류로 동결절에서 만들어진 전기자극이 심방으로는 정상적으로 전달되지만 이 전기자극는 어떤 원인에 의해 심실로 정상보다 느리게 전달되거나 아예 전달이 안되어 맥박이 느려지거나 빠지는 부정맥을 말한다.
- 방실전도차단은 심실에 분포된 특수자극전도로인 방실결절, His속, 우각, 또는 좌각 등에 문제가 생겨 발생하는 부정맥 질환이다.
- 방실차단의 원인
  - 고령화
  - 방실차단을 일으키는 원인은 다양하지만, 가장 흔한 원인은 심실에 분포된 특수자극전도로의 섬유화(fibrosis)와 경화증(sclerosis)이다. 전체 방실차단의 약 50%를 차지한다.
  - 심실에 분포된 특수자극전도로의 섬유화(fibrosis)와 경화증(sclerosis)을 잘 일으키는 질환이며 대표적인 것이 레네그레(Lenegre)병과 레브(Lev)병이 있다.
  - 레네그레병은 심장전도계(특수자극전도계)의 퇴행성 경화질환으로 특히 50세이상의 사람에서 우각과 좌전섬유속(좌각의 한 가닥)에 호발하며, 3도 방실차단으로 서서히 진행한다.

- 레브병은 심장 전도계 주위에서 시작되어 전도계로 진행되는 섬유화 또는 석회화로 발생되는 질환으로 승모판(이첨판, 좌방실판)과 대동맥 판막의 석회화나 섬유화가 전도계로 뻗어 진행될 수가 있다.
- 허혈성 심질환도 방실차단의 원인 중 40%를 차지한다.
- 방실결절에 대한 혈류공급은 우관상동맥에서 나오는 방실결절 동맥으로부터 80~90%를 공급받으며, 나머지는 좌회선지로부터 혈류를 공급 받는다.
- 히스속은 방실결절 동맥과 좌전하행지의 중격분지로부터 혈류를 공급받는다.
- 전도장애는 만성 허혈성 심질환이나 급성 심근경색증으로 발생할 수 있다.
- 심장의 하벽(아래쪽 심장벽) 심근경색과 관련된 방실차단은 대부분 히스속 상부에서 일어나며 심전도 QRS군의 폭이 좁고 예후가 좋다.
- 심장전벽(심장의 앞쪽 부분) 심근경색의 경우 대부분 방실결절 아래에서 일어나고 전도장애는 갑자기 발생하며 QRS폭이 넓고, 심근손실의 양과 밀접하며 예후가 나쁘다.
- 기타 원인은 특정 약물(특히 방실결절을 통한 전기신호의 전도를 느리게 하는 약물인 베타차단제, 딜티아젬, 베라파밀, 디곡신 및 아미오다론 등), 미주신경의 활성이 증가된 경우, 심장판막 질환, 비후성 및 침윤성 심근증, 전해질 불균형, 외상, 선천성, 류마티스 심장병, 또는 심장에 영향을 미치는 사르코이도증 등으로 발생할 수 있다.

• 방실차단의 증상

- 방실차단에 의한 서맥으로 전신쇠약감, 현기증, 실신, 운동 시 호흡곤란, 심부전 등의 증상이 나타나는 경우가 있으며 증상의 경중의 따라 방실차단 부위에 따라 차이가 있으며 중등도의 방실차단의 경우 사망에 이르는 경우도 있다.

• 방실차단의 종류와 특징

- 1도 방실차단(First-degree AV block, 1st-degree AV block)은 심실로 향하는 전기전도 지연이 나타난다.
- 심장의 동결절에서 생성된 전기신호가 심방까지는 정상 시간내에 전달되나 방실결절을 통해 심실로 전달되는 시간이 아주 잠깐 지연되거나 늦어지는 경우이다.
- 1도 방실차단은 잘 훈련된 운동선수, 청소년층, 청년층 및 과도하게 활발한 미주신경을 가진 사람들 등에서 이따금 관찰된다.
- 그러나 일반적으로 심각한 증상이나 장애를 거의 유발하지 않는다.
- 심전도에서 PR(PQ)간격이 0.21초 이상 길어진다.

  • **PR(PQ)간격** ; 방실전도시간을 의미는 동결절에서 생성된 전기신호가 심방에서 심실까지 완전히 전달되는데 걸리는 시간(정상치 0.12~0.20초)을 의미한다.

- 2도 방실차단(Second-degree AV block, 2nd-degree AV block)은 심실로 향하는 전기신호의 간헐적 차단이 나타난다.
- 심장의 동결절에서 생성된 전기신호가 심방까지는 정상시간 내에 전달되나 방실결절을 통해

심실로 전달이 가끔씩 안되는 경우, 심전도상에서 QRS파가 가끔씩 사라진다. 심실이 가끔 박동하지 않는다.

- 몇몇의 전기신호만이 심실에 도달하여 심장의 박동은 느리거나, 불규칙하거나, 혹은 두가지 모두 일 수 있다.
- 일부 유형의 2도 방실 차단은 3도 방실 차단으로 진행된다.
- 2도 방실차단은 다시 두 종류로 세분하면 Mobitz type I(모비츠 1형, Wenchbach block; 벤크바흐형), Mobitz type II(모비츠 2형)이다.

a. Mobitz type I(모비츠 1형, Wenchbach block; 벤크바흐형)

심전도에서 PR(PQ)간격이 차츰 길어지다가(0.21초 이상) QRS파가 사라진다. 즉, 동결절에서 생성된 전기신호가 심방을 거쳐 심실로 천천히 전달되다가 어느 순간 갑자기 심실로의 전달이 아예 되지않아서 QRS파가 사라진다(전기신호의 심실로의 전도차단). 이 순간 심실의 박동(즉심장박동)이 잠깐 멈춘다.

* Mobitz type II(모비츠 2형)보다 예후가 좋다.

* 대부분 방실결절에 문제가 생겨 발생하며 bundle branch block(우각이나 좌각 차단)이 함께 동반되지 않으면 QRS 모양은 정상으로 출현한다.

* 특별히 불편하거나 심각한 증상이 없고 심실율동(박동)이 적당하면 치료가 필요 없을 수 있으나 반드시 전문에게 진료와 상담을 해야 한다.

b. Mobitz type II(모비츠 2형)

심전도에서 PR간격과 RR간격이 변화 없이 정상적으로 나타나다가 갑자기 QRS파가 사라진다. 심장이 정상적으로 박동하다가 갑자기 한번씩 동결절에서 생성된 전기신호가 심방과 심실로 정상적으로 전달되다가 어느 순간 갑자기 심실로 전달이 아예 되지 않아서 QRS파가 사라진다(전기신호의 심실로의 전도차단). 이 순간 심실의 박동이 잠깐 멈춘다.

심전도에서 P, QRS, T파 모두 잘 기록되다가 갑자기 P파만 보이고 QRS와 T파는 사라지고 기록이 안된다. 이 질환에서 이미 출현한 QRS파의 간격은 정상보다 조금 넓게 기록(0.12초 이상 QRS파의 간격 정상치는 0.06~0.10초) 된다.

3도(완전) 방실차단으로 진행될 가능성이 높고 예후가 나쁘다.

환자가 증상을 호소하고 비정상 이탈율동(escape rhythm)이 느리면 인공심박기를 삽입하여 치료한다.

• 이탈율동(escape rhythm) ; 동결절이 아닌 방실접합부, 방실결절, 히스속, 심실근세포 등에서 비상시 자체적으로 생성한 전기신호로 심실을 박동시키는 것을 의미한다.

- 3도(완전)(Third-degree AV block, 3rd-degree AV block)은 전기신호 전도의 완전차단을 의미한다.
- 동결절에서 생성된 전기신호가 심방으로는 정상적으로 전달되나 심방에서 심실로의 전기신호

가 전혀 전달이 되지 않아 어쩔수 없이 방실접합부, 심실의 특수자극전도로인 방실결절이나 히스속, 또는 심실 자체에 전기신호를 조금씩 겨우 생산하여 심실이 느리게 박동하는 경우이다.

- 사실 심장박동을 위한 전기신호는 동결절에서 만드는 것이 정상이지만 이와 같이 심각한 3도 방실차단 부정맥일 경우 심실에 분포된 특수자극전도로나 심실근육세포 자체가 자구책으로 전기신호를 느리게 조금씩 발생시켜 심실박동을 도우지만 심실이 비정상적으로 너무 느리게 박동되어 정상적 삶을 영위하기 불가능하다.
- 이러한 대체 박동조율기는 심장의 정상 박동조율기(동결절)에 비해 느리고 종종 불규칙적이며 믿을 수 없다. 심실이 매우 느리게(분당 50회 이하, 때론 30회 정도) 박동하게 된다.
- 3도 방실차단은 심장의 수축 능력에 영향을 줄 수 있는 심각한 이상 심장박동(부정맥)이 출현하며, 일반적으로 피로, 현기증 및 실신이 관찰된다.

• 방실차단의 진단

- 방실차단을 진단하는데 심전도 검사(ECG)가 유용하며, 1도, 2도, 3도 차단은 심전도 검사에서 각각 특정한 패턴을 생성한다.
- 다음 그림은 방실차단의 특징과 심전도 결과를 보여주는 것이다.

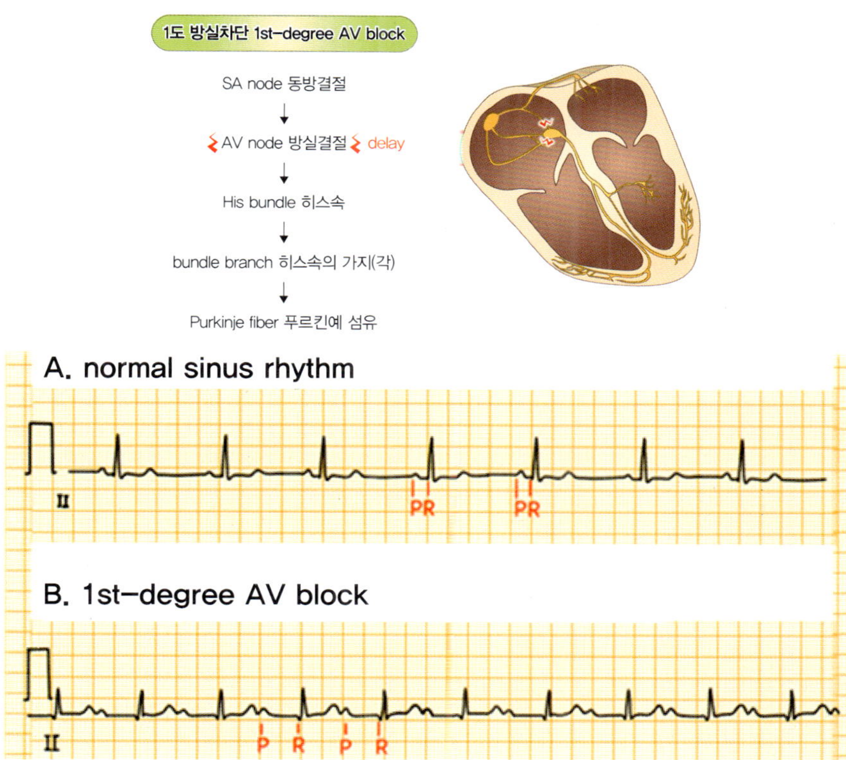

1도 방실차단의 특징과 심전도 소견 정상인의 PR간격은 0.16초이나 1도 방실차단 환자의 PR간격은 0.36초로 비정상적으로 매우 길어짐. 그러나 1도 방실차단 환자에서 QRS파(군)는 빠지지 않고 계속 출현함으로써 동결절의 전기신호가 느리지만 심실로 전달되었음을 의미

2도 방실차단 2nd-degree AV block Mobitz type I(=Wenckebach)

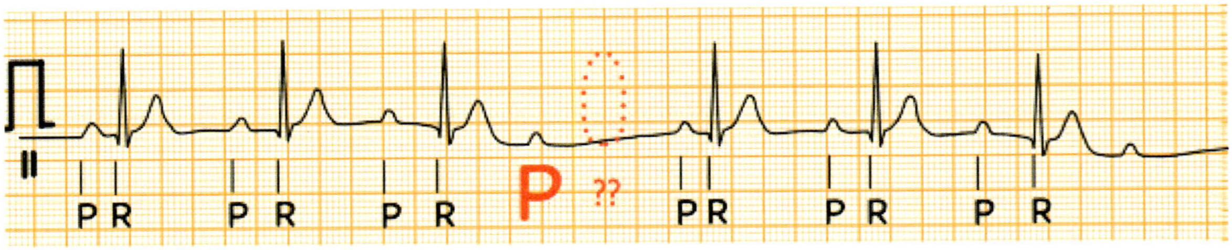

2도 방실차단의 중 모비츠 I형의 특징과 심전도 소견 처음의 PQ(PR)간격은 0.20초로 정상이나 두 번째는 0.32초, 세 번째 PQ(PR)간격은 0.36초로 비정상적으로 점점 길어지다가 P파만 출현하고 QRS파(군)이 갑자기 탈락. 붉은 점선 동그라미 부분 이는 동결절의 전기신호가 느리지만 심실로 전달되다가 갑자기 한순간 전달이 안 되어 심실이 박동하지 못했다는 의미

2도 방실차단 2nd-degree AV block Mobitz type I(=Wenckebach)

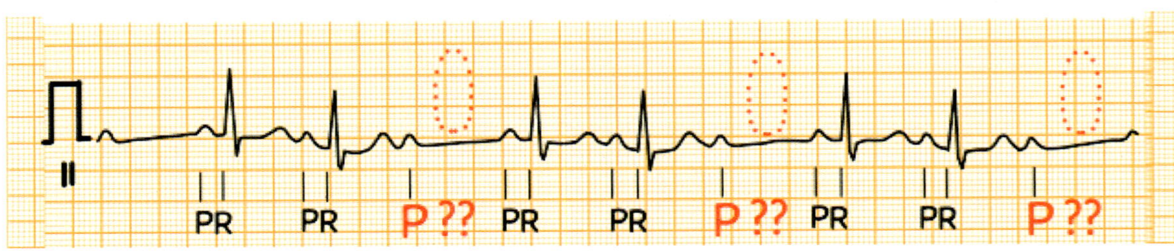

2도 방실차단의 중 모비츠 II형의 특징과 심전도 소견 대부분의 PQ(PR)간격은 0.20초로 정상이고 QRS파(군)도 함께 출현. 그러나 갑자기 P파만 나타나고 QRS파(군)이 여러번 탈락 함(붉은 점선 동그라미 3개 부위). 모비츠 I형보다 심각한 상태 대부분 히스속과 푸르킨예 섬유부분의 이상으로 발생.

3도 방실차단 3rd-degree AV block = 완전방실차단 complete AV block

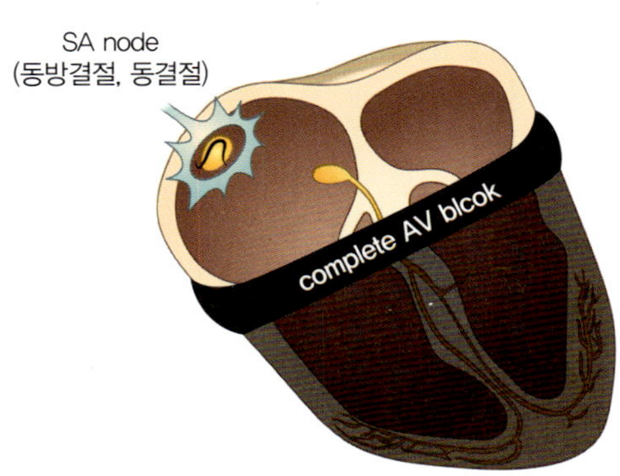

3도 방실 차단은 동결절에서 만들어진 전기(활동전위)가 심실로 전혀 전도되지 못하는 것이다.

3도 방실차단 3rd-degree AV block = 완전방실차단 complete AV block

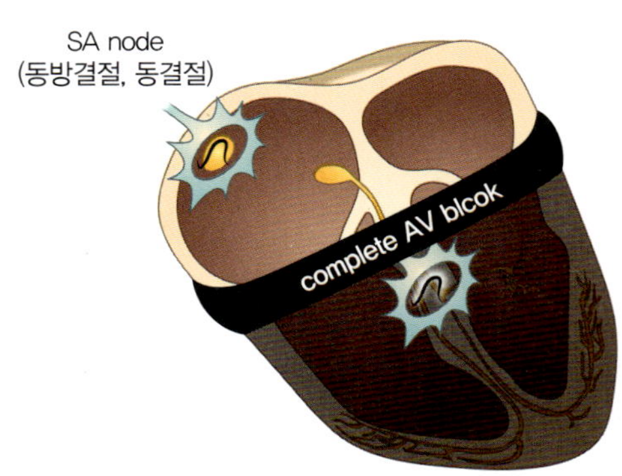

심방은 동방결절에 의해 수축하며 P파를 만들어내고, 심실은 차단부위 하방에서 이탈율동(Escope rhythm)을 발생시켜 수축하며 QRS군을 만들어 낸다.
즉, 심방과 심실은 따로 각자의 속도로 박동한다.

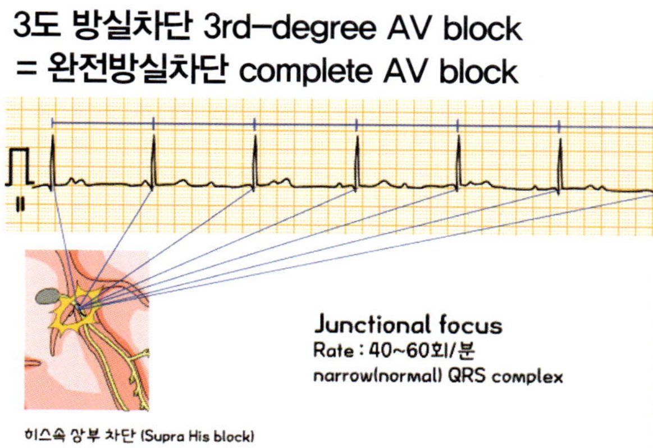

히스속 상부에서 차단이 발생할 경우 방실접합부(AV node or his)에서 이탈박동을 만들어낸다. 따라서 심박수는 40~60회/분으로 측정된다.

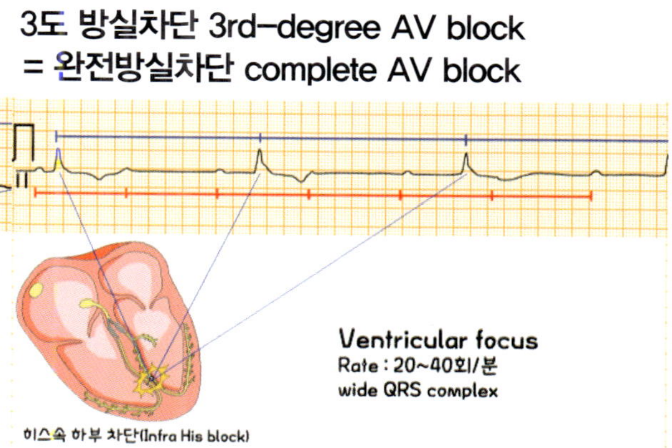

히스속 하부에서 차단이 발생할 경우 심실중추에서 이탈박동을 만들어낸다. 따라서 심박수는 20~40회/분으로 측정된다.

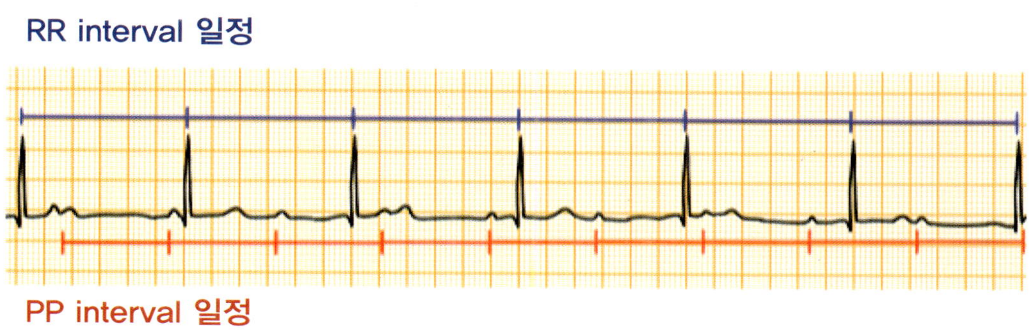

심전도에서 P파와 QRS군과의 연관성이 전혀 없다. P파는 P파끼리 일정한 간격으로 나타나고, QRS군은 QRS군끼리 일정한 간격으로 나타난다.

3도 방실차단(완전방실차단

- 방실차단의 치료
  - 1도 방실차단은 일반적으로 치료가 필요하지는 않는다. 그러나 주치의사의 판단에 의해 결정한다.
  - 인공 박동조율기 삽입하는 경우도 있다.
  - 2도 방실 차단이 있는 일부 환자의 경우는 인공 박동조율기 삽입이 필요하다.
  - 3도 방실 차단이 있는 거의 모든 환자가 인공 박동조율기가 필요하다.
  - 응급상황에선 영구적인 박동조율기가 이식되기까지 일시적 박동조율기를 사용할 수 있다.
  - 방실차단의 원인이 해결되어(예를 들어, 방실차단을 유발한 약물이 중단되거나 심장마비로 부터 회복한 이후) 심장박동이 정상으로 돌아온다 하더라도, 환자들 대부분은 평생 인공박동조율기를 필요로 할 수 있다.

▣ 빈맥성 부정맥(Tachycardia)

- 빈맥성 부정맥이란 부정맥 가운데 심장박동이나 맥박이 빨라지는 것을 의미하며 안정 시의 성인의 심장박동이 분당 100회 이상으로 빨라지는 것을 말한다.
- 가슴 두근거림이나 호흡곤란이 주요 증상이나 현기증, 실신, 심장마비 등을 일으킬 수도 있다.
- 원인
  - 심근의 원발성인 전기적 현상 이상
  - 심장질환(허혈성 심질환, 심장판막질환, 선천성 심질환, 심근병증)
  - 폐질환(폐색전증, 저산소혈증, 고탄산혈증)
  - 전신질환(갑상선기능항진증, 고열, 빈혈)
  - 약물중독(항부정맥제)
  - 전해질 대사이상
  - 불안 등 정신적문제
  - 빈맥성 부정맥은 동반된 심질환 자체가 발생 원인으로 작용하기도 한다. 심근경색을 앓았던 환자가 치명적인 빈맥성 부정맥이 생길 확률이 높다. 주로 심근경색, 확장성심근증, 심부전증 등이 대표적이며 이러한 질환을 앓고 있는 사람은 치명적인 부정맥 위험이 증가하므로 주의해야 한다.
- 종류는 빈맥성 부정맥은 발생하는 장소에 따라 심방성 빈맥, 방실접합부 의존성 빈맥, 심실성 빈맥 등으로 분류하나 학자에 따라 심실의 위쪽에 나타나는 상심실성 빈맥과 심실에 나타나는 심실성빈맥으로도 나눈다.

상심실성빈맥과 심실성 빈맥의 종류

상심실성빈맥(SupraVentricular Tachycardia)	**심실성빈맥**(Ventricular Tachycardia)
동빈맥(Sinus Tachycardia)	심실빈맥(Ventricular Tachycardia)
심방빈맥(Atrial Tachycard; AT)	심실조동(Ventricular Flutter)
방실결절의존성빈맥(AVNRT)	심실세동(Venricular Fibrillation)
방실회귀성빈맥(AVRT)	
심방세동(Atrial Fibrillation)	

▣ 동빈맥(동성빈맥, Sinus Tachycardia)

- 정의 : 동결절에서 전기신호를 분당 100회 이상 생성하여 심박동수가 100~170회/분인 경우를 말한다. 젊은 연령층에서는 분당 180회에서 200회까지 나타나는 경우도 있다. 부정맥의 한 종류지만 발생 원인이 달라 치료에도 다른 부정맥과 차이가 있다
- 원인 : 정상인에서도 감정적인 흥분상태, 스트레스 운동, 커피, 담배, 알코올 섭취, 식사 후에 올 수 있으며, 저혈압, 갑상선기능항진증, 임신, 저산소증, 빈혈, 출혈, 발열 등이 있을 때에 나타난

다. 또 교감신경 흥분제나 부교감신경 억제제 투여 후에도 동성빈맥이 올 수 있다.

- 심전도에서 모든 파형들이 규칙적으로 기록되고 다만, 각 파형의 간격들이 조밀하고 좁게 나타난다.
- 증상, 경과, 치료 : 동빈맥으로 인하여 심박동수가 빨라지면 가슴 두근거림, 호흡곤란 등의 증상이 나타날 수 있다. 동빈맥은 다른 빈맥성 부정맥과는 달리 심박동이 서서히 빨라지고 동빈맥을 유발하는 요인이나 질환이 없어지는 경우 서서히 정상으로 회복된다. 원인이 되는 물질, 질환, 신체 내외적 요인에 대한 치료를 한다.
- 합병증 : 동빈맥 자체가 합병증을 유발하지 않지만 원인이 되는 신체 내외적 요인과 질환에 의한 합병증이 나타날 수 있다.
- 예방법 : 동빈맥 자체에 대한 예방법은 없다.
- 그러나 부적절한 동성빈맥(inappropriate sinus tachycardia, IST)일 경우, 일상적인 활동을 하거나 활동량이 적은 상태에서도 부적절하게 심장 박동수가 빨라지고, 이로 인해 가슴 두근거림, 가슴 답답함, 어지럼증, 실신 등의 임상 증상이 동반되는 경우에는 **정상 동율동**에 비해 지속시간이 길고, 생리학적으로 원인을 설명하기 힘든 경우가 대부분이다. 따라서 이 경우엔 전문의사의 진단과 적절한 약물 치료와 더불어 시술적 치료에 대한 신중한 고려가 필요하다.

  - **정상 동율동**(정상 동조율, sinus rhythm) : 일반적으로 정상 동율동은 동결절에서 전기신호를 정상적으로 만들어 특수자극전도로를 통해 심방과 심실 전체에 정상적으로 전달해 주어 심장이 규칙적, 정상적 횟수로박동하는 상태를 의미 → 정인의 경우 심박동수가 분당 60~100회가 된다.

- 동빈맥 진단은 심전도를 통하여 진단이 가능하다.

정상 동율동 조건

리듬	규칙적
심장박동수	60~100분
P파와 QRS 상호관계	1개 P파 뒤는 반드시 1개 QRS
PR간격	0.12~0.20초 이내 일정
P파	최대높이 2.5 mm 미만 1유도와 2유도에서 상향 V_1유도에서 2상성이며 나머지유도에서는 일정하지 않음

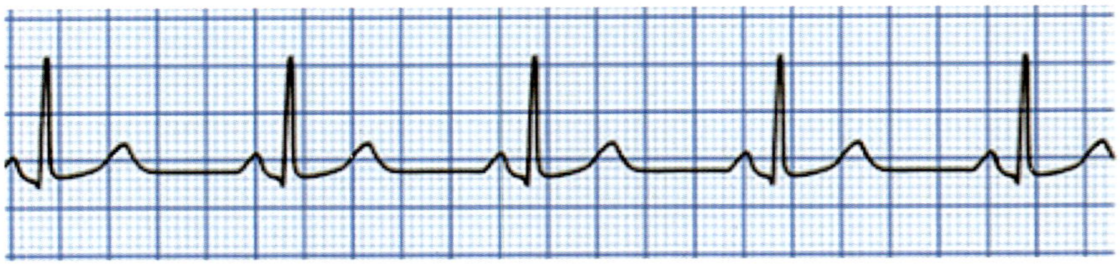

정상심전도 : 모든 파형이 규칙적으로 출현, 심박수는 60회/분

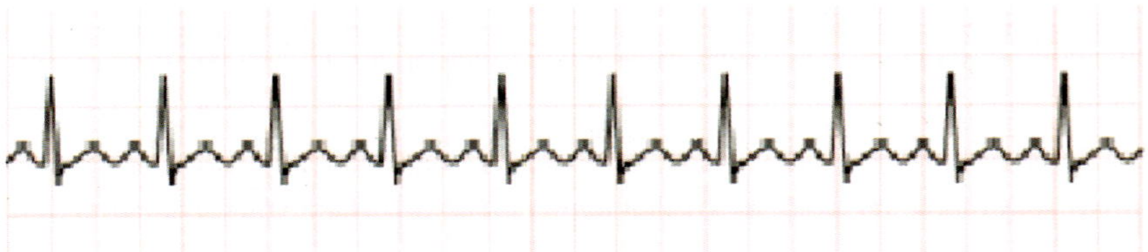

동성빈맥 : 모든 파형이 규칙적으로 출현했으나 각 파형간 간격이 매우 조밀, 심박수는 100회/분 이상 됨

동성빈맥과 정상맥박의 비교

▣ 심방성 빈맥(Atrial Tachycardia)

- 심방에서 발생하는 부정맥 중 하나로 심방성 부정맥 역시 종류가 다양하나 발병률이 높고 심방세동과 심방조동이 있다.
- 심방세동(Atrial Fibrillation, AF)은 부정맥 중 심방에서 발생하는 빈맥(빠른 맥)의 한 형태로 우리나라 및 전 세계적으로 유병률과 발병률이 급증하는 가장 심각한 부정맥이다.
  - 심방이 동결절에서 생성된 전기신호에 의해 박동하는 것이 아니라 심방 자체내에서 동시 다발적으로 불규칙하게 발생하는 비정상 전기신호에 의해 심방이 불규칙하고 미세하게 파르르 떨며 박동하는 상태이다. 비정상적인 전기신호가 심방내로 전도되거나 심방 자체에서 비정상적인 전기신호가 발생한다. 심방 안에서 불규칙한 전기신호가 분당 300~600회 정도의 속도로 발생한다. 이렇게 비정상적인 전기신호가 매우 빠르고 제멋대로 전도(전달)되어 심방은 정상적인 규칙적 수축을 하지 못하며, 매우 빠른 심방내 전기신호는 방실결절을 통해 매우 불규칙하게 심실로 전달되므로 심장박동이 빠르며 박동끼리의 간격이 매우 불규칙한 것이 특징이다.
  - 심방세동의 20% 정도는 원인불명이다.
  - 그러나 대부분(80%)은 고혈압, 관상동맥질환, 심장판막증, 심근증과 같은 심장병이나 만성 기관지염이나 갑상선기능 항진증의 합병증으로 발생한다.
  - 심방세동이 생기면 심장박동이 빠르고 불규칙해짐으로 가슴이 두근거리고 아프게 되며, 심장기능이 떨어져서 숨이 차고, 어지럽고, 심하면 실신할 수도 있다. 심방세동이 48시간 이상 지속되면 심장 안에 혈전이 생기고 이것이 떨어져 나가면 뇌졸중 등의 합병증이 생긴다.
  - 심방세동이 있으면 심방 내부에 비정상 혈액순환이 발생하여 혈전형성의 원인이 된다.

- 부정맥 중 흔한 종류는 65세 이상에서는 100명 중 4명 발생한다.
- 증상은 정상 리듬에서 심방세동 리듬으로 전환될 때에 아무런 증상을 감지하지 못할 수 있다. 병원에 방문해서 우연히 발견하는 경우가 종종 있다.
  - 무증상
  - 가슴이 흔들리는 느낌
  - 무기력하고 피곤한 느낌
  - 그러나 어떤 환자들은 두근거림, 숨차는 증상 및 가슴 통증을 호소
  - 어지러움 : 머리가 핑 도는 느낌 / 어찔한 느낌
  - 운동 시 호흡곤란
  - 흉부 압박감
  - 환자들에 따라 시간이 지남에 따라 다시 정상 리듬으로 돌아오곤 한다.
  - 어떤 환자들은 증상이 자주 바뀌는 것을 경험하며 이러한 경우를 발작성 심방세동이라고 한다.
  - 어떤 환자들은 지속적으로 심방세동 증상을 겪으며 만성 심방세동이라 한다.
- 원인은 다양하다.
  - 고령
  - 만성폐질환, 만성 기관지염, 폐렴, 폐색전증, 폐동맥판막증과 같은 폐질환이 있는 경우이다.
  - 고혈압, 허혈성 심질환, 심부전, 심장판막질환, 심근질환, 심낭염, 동기능부전, 심장수술 후, 심방중격 결손증과 같은 질환의 경우이다.
  - 심장 외 원인으로 갑상선기능항진증, 음주, 과식, 전해질 불균형, 수면부족, 운동부족, 카페인의 과다 섭취, 나트륨 과다 섭취, 왼쪽으로만 눕는 습관 등이 해당된다.
  - 과거 류마티스성 판막질환이 가장 흔한 원인이다.
  - 심방세동은 일반인구의 0.4~2.0% 정도에서 볼 수 있으며 60세 이상의 노령에서는 약 10% 정도의 빈도를 보이는 가장 흔한 부정맥으로 심장질환이 있으면 30~60%에서 동반되고 있으며 이들 심방세동 환자의 30%는 일생동안 살아가는 도중에 한 번 이상은 뇌졸중을 경험한다.
  - 심방세동의 위험성은 임상에서 가장 흔하게 보는 부정맥의 한 종류로 일반 인구의 1~2%에서 발생한다. 나이가 들수록 많아져 85세 이상 고령층에서 20% 이상의 발병률을 보인다.
  - 심방세동은 심방이 정상적으로 수축하지 않고 미세하게 불규칙적으로 떨고 있는 상태로, 좌심방 안에 와류가 생기고 피가 굳어 혈전(피떡)이 만들어 질 수 있다. 이 혈전이 갑자기 떨어져나가 좌심실과 대동맥혈관을 통해 뇌혈관이나 다른 장기혈관으로 흘러가면 혈관을 막을 수 있기 때문에 매우 위험하다. 이렇게 혈전색전증으로 특정 장기부위에 피의 흐름이 갑자기 중단되면 그 부위 장기가 손상된다. 대표적으로 뇌혈관이 막히면 뇌졸중(중풍, 뇌경색)이 발생할 수 있다.
  - 일반인에 비해 심방세동 환자에서는 뇌졸중이 발생할 가능성이 5배 더 높다. 이로 인해 사

지 마비나 언어 장애 등의 심각한 신경학적 후유증이 발생할 수 있고, 응급치료나 수술을 요할 수 있다.

- 진단은 심전도검사로 가능하다.
- 심전도에서 정상 P파는 소실되고, 불규칙하고 작은 세동파(f파)가 여러 개 출현하고 연이어 QRS판(군)가 함께 나타난다.

• 치료

- 뇌졸중 발병 확률을 낮추기 위해서 의사의 진료와 상담을 거쳐 뇌졸중 위험도를 측정하고 항 부정맥제 처방을 고려해야 한다.
- 심방세동 환자의 약 70%는 약물 치료로 완치의 개념보다 관리 및 조절에 힘쓴다.
- 필요시 항혈전제 약물 복용한다.
- 심방세동 단계별 치료법
  * 1단계 – 아스피린 · 와파린 처방
  * 2단계 – 3초 이상 심박동없는 경우심장의 해당 심근육을 소작하는 *전극도자절제술
  * 3단계 – 판막질환 동반하면 수술
- 심방세동의 근원적 치료는 수술이다.

정상심장의 전기전달
정상심장은 동결절의 전기가 심방으로 잘 전달되고 심실로도 잘 전달

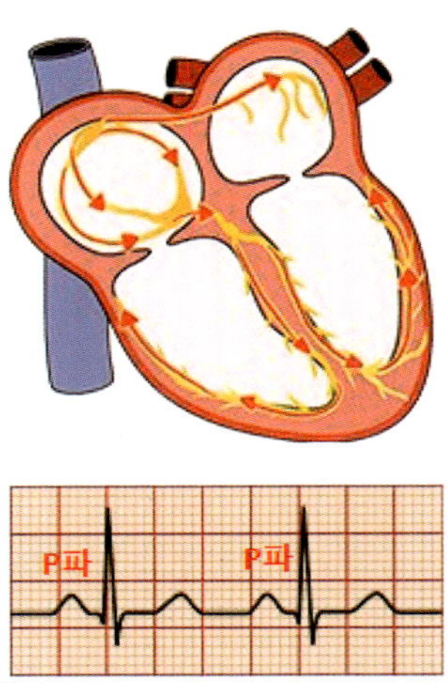

정상심전도. 모든 파형이 정상적 규칙적 기록

심방세동의 비정상 전기전달
심방세동의 경우 심방에서 비정상적 전기가 여러개 불규칙하게 발생하여 심방을 불규칙하고 미세하게 떨리는 형태로 수축. 심실로도 전기를 불규칙하게 전달

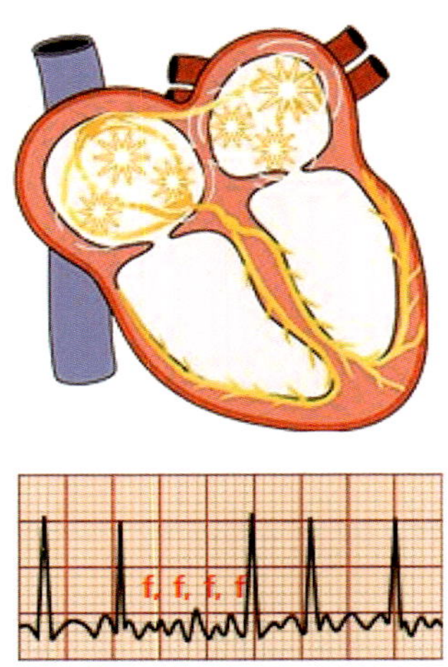

심방세동. 비정상 세동파인 f파가 불규칙하게 여러개 출현

심장의 전기신호

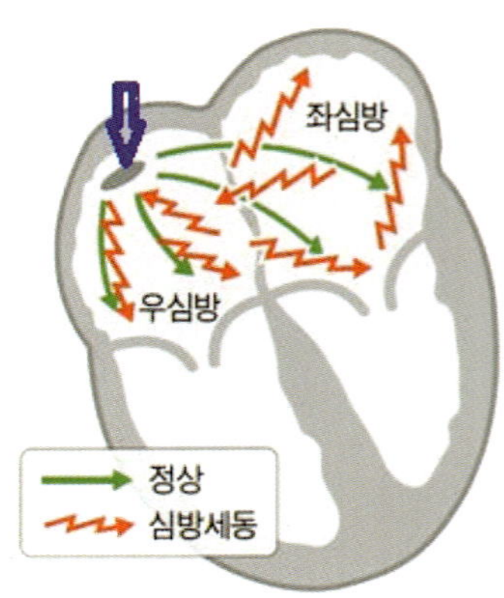

심방세동과 정상심장 비교

심방조동(Atrial Flutter, AF)

심방조동은 심방세동과 비슷한 부정맥으로 역시 심방에서 발생하는 빈맥(빠른 맥)의 한 형태이지만 세동과는 좀 차이가 있다.

• 정의

– 심방조동은 심방이 분당 250~400회 정도로 빠르게 수축하는 상태를 의미한다.

– 대부분 우심방에 비정상적인 회귀회로가 있어서 전기가 지속적으로 심방 내를 돌게 되어 심방이 빨리 뛰는 부정맥에 해당한다.

– 심방은 분당 약 300회 정도로 빠르고 규칙적으로 박동하며, 심전도 검사에서 정상 P파는 사라지고 톱날 모양의 비교적 규칙적이고 큰비정상 조동파(F파)가 관찰된다.

– 심방세동과 사촌 정도되는 심장부정맥인데 세동을 한자로 쓰면 細動으로 우리말로는 심방의 잔떨림(가는 떨림)이다. 반면 심방조동은 心房粗動으로 세동에 비해 심방의 비교적 규칙적으로 거칠고 크게 여러 번 떨린다(수축한다)는 의미한다.

• 증상과 원인

– 대부분 심방세동과 비슷하며, 당뇨와 천식도 발생 원인이 될 수 있다.

– 심방조동 발병률은 연간 10만명 당 88명으로 80세 이상의 노인인구에선 연간 10만명 당 581명으로 높다. 심방조동은 뇌졸중 및 기타 심각한 질환의 위험요인이다.

– 우리나라 및 전세계 인구의 수명연장과 고령화를 고려하면 향후 더욱 발병률이 증가할 것으로 예상한다.

• 치료

– 항부정맥제와 심박수 조절 약제, 항응고제 등을 사용한다.

– 비약물 치료로는 고주파 에너지에 의한 전극도자 절제술이 있다.

– 심방조동으로 인해 혈압이 저하되고 긴급상황이 된다면 전기충격 요법이 효과적이다.

– 심장 내에 또는 식도에 전극도자를 위치시켜, 전기자극으로 심방조동을 멈추게 하는 치료 방법도 사용한다.

• 경과

– 심방조동의 합병증은 심방 내 혈전(피떡)이 생기는 것으로 이로 인해 뇌졸중 등이 발생할 위험이 크다.

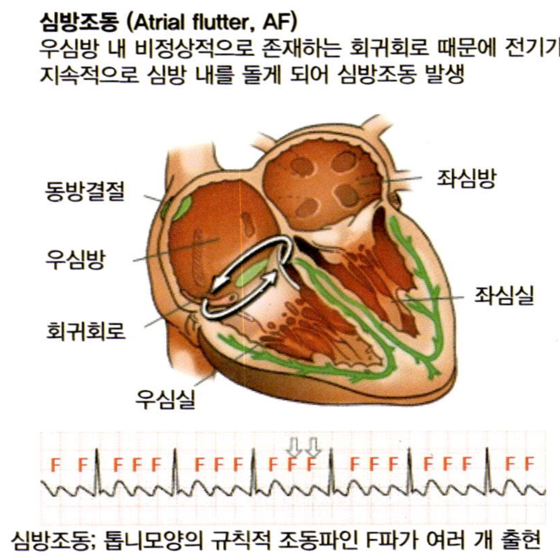

심방조동

심방세동과 심방조동 비교

심방세동	심방조동
정상 P파 소실	
이소성 P′파 350~600회/분	이소성 P′파 220~350회/분
매우 불규칙한 세동f파	톱니바퀴모양의 F파
RR간격 불규칙	RR간격 비교적 규칙
지속시 ST분절과 T파의 변화	방실전도차단
QRS불규칙	

▣ 전극도자절제술(Radiofrequency catheter ablation)

- 정의 : 전극도자절제술은 카테터(특수 플라스틱관)를 사용하여 부정맥을 일으키는 심장내 부위(예 방살부전도로로, 방실전도로 일부, 또는 심근조직)를 고주파에너지로 절제 또는 괴사시켜서 부정맥들을 완치하거나 조절하는 치료법이다.
- 종류는 고주파전극도자절제술 및 풍선냉각도자절제술
- 적응질환 :
  - 약물치료에 반응이 없는 회귀성 또는 국소성 빈맥 환자
  - 약물치료에 반응이 있으나 보다 근본적인 치료를 받기 원하는 환자
  - 증상의 빈도나 지속시간이 약물로 치료할 만큼 지속적이지 않지만 직업선택에 제약이 있어서 근본적인 치료를 원하는 사람
  - 심실상성빈맥으로는 심방세동, 심방조동, 방실회귀빈맥, 방실결절성 회귀빈맥, 심방빈맥 등이 있다.

- 특발성 심실빈맥이나 각회귀 심실빈맥 등의 심실빈맥에도 효과적일 수 있다.
- 부정맥의 치료에는 항부정맥제가 도움이 될 수 있지만, 장기적으로 복용해야 하는 단점이 있다. 반면 일부 부정맥의 경우 그 원인이 되는 부위에 대한 전극도자절제술을 시행해서 성공할 경우 이를 완치할 수 있다는 장점이 있다. 환자의 나이가 젊거나, 증상이 심하여 발작이 빈번하거나, 장기간의 항부정맥제복용이 어려운 환자 등에서 특히 추천된다.
- 또한 급사의 위험이 있는 환자에서 고주파절제술은 이식형 제세동기(implantable cardioverter device; ICD)의 치료와 병행해서 시행하기도 한다.

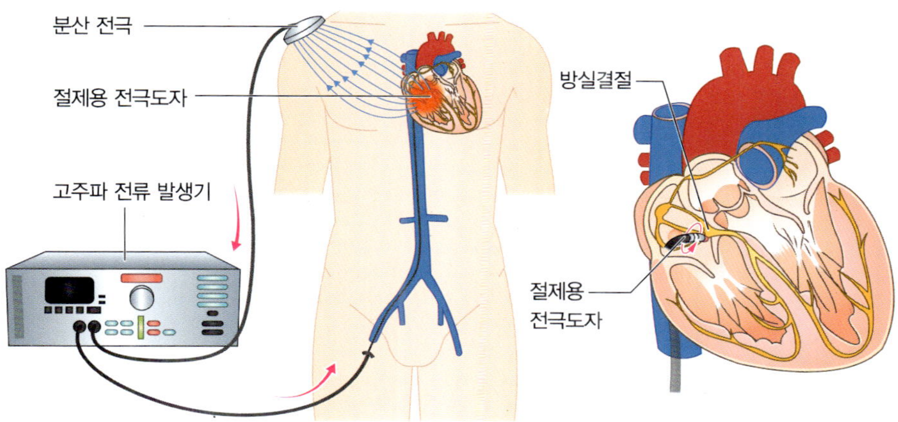

고주파 전극도자절제술

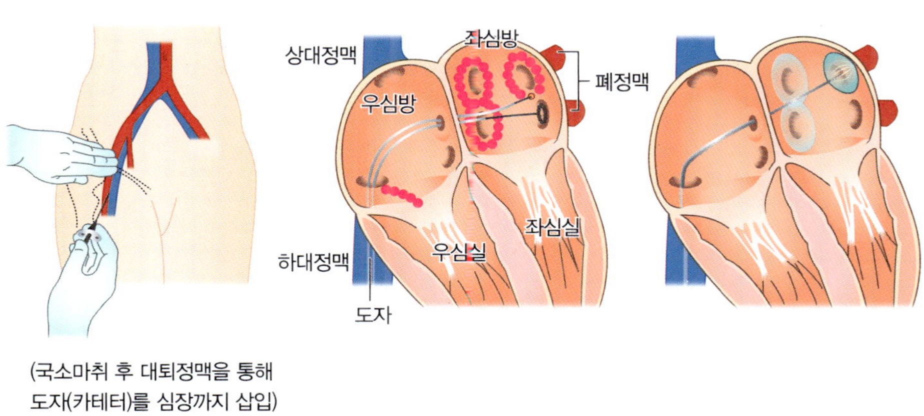

심방세동의 시술적 치료 고주파전극도자절제술 및 풍선냉각도자절제술 이용

B : 심방세동을 유발하는 심방조기수축의 95%는 폐에서 동맥혈액이 심장으로 돌아오는 통로인 4곳의 폐정맥에서 발생되는데, 폐정맥에서 발생된 심방조기수축이 심장(좌심방) 안으로 전파되지 못하도록 하는 것이 목적이다. 이 과정에서 고주파전극도자절제술은 폐정맥의 입구 주위를 지점(point)당 30초가량 고주파로 소작한다. C : 풍선냉각도자절제술의 경우에는 풍선을 폐정맥 입구에 밀착시키고 영하 40도 이하로 급속 냉각을 시킴으로써 폐정맥 입구의 조직에 동상을 일으켜서 비가역적 손상을 주는 방법으로 시술 시간이 짧고 간편해서 점차 이용이 늘어날 전망이다.

- 고주파전극도자절제술의 시술과정
  - 고주파전극도자절제술은 상대적으로 비침습성시술로서, 개흉술 같은 외과적 방법이나 전신마취가 필요가 없으나, 환자의 상태에 따라 다소 차이가 있다.
  - 이 시술은 전기생리학검사를 통해 부정맥의 기전 및 발생부위를 확인한 후 시행되는데, 보통 3~4개의 얇고 탄력적인 전극도자(전극카테터)들을 대퇴정맥, 쇄골하정맥 등 말초혈관에 삽입하여 실시간으로 X선 투시영상의 도움을 받아 심장 내에 위치시켜, 이를 통한 부정맥의 전기적 특성, 회귀회로 또는 부회로 등의 위치 등을 진단하고 절제용 전극도자로 특정 부위에 고주파 에너지를 투여(투사)한다. 빈맥이 유발되지 않을 때까지 시술부위를 바꾸어 전기치료를 반복하고, 이 때 환자는 약간의 흉통을 느낄 수 있으며, 검사 및 시술이 진행되는 동안 필요에 따라 시술의사는 환자에게 안정제를 투여할 수도 있다.
  - 환자는 시술 후 전극도자가 삽입되었던 혈관의 치유를 위해 4~6시간 동안 안정을 취해야 하며, 경우에 따라 1~3일 입원할 수도 있으며, 퇴원 후 곧 정상적인 생활로 복귀가능하다.

▣ 심실성 부정맥은 심실빈맥, 심실조기수축, 심실세동, 심실조동 등이 대표적 질환이다.

- 심실성 부정맥은 심방에서 발생되는 심방성 부정맥과는 달리 돌연사를 일으킬 수 있는 부정맥으로 정확한 진단과 치료가 필수적이다.
- 심실성 부정맥은 심방성 부정맥보다 의학적으로 훨씬 위험하고 치명적이며 조기발견과 적절하고 적극적 치료 및 관리가 필요하다.

심실빈맥(Ventricular Tachycardia, VT)

- 정의
  - 심실성 빈맥은 빈맥이 심실조직에서 생기는 부정맥 질환이다.
  - 심실빈맥은 방실전도계의 히스속 분지(가닥) 하부의 심실전도계나 심근에서 빠른 맥을 통칭하며 좁은 의미에선 심실빈맥과 심실세동을 지칭한다.
  - 심실빈맥은 심실에서 전기적인 이상이 발생하여 심장이 병적으로 빨리 뛰는 상태이며, 심실박동은 정상적으로 평균 70~80회(정상범위 60~100회/분)이다.
  - 심실빈맥의 경우 안정시 성인의 심실박동이 분당 120회 이상 뛰어서 몸 전체로 충분한 혈액을 보낼 수 없다.
  - 심실성 빈맥은 심장마비를 일으켜 목숨을 앗아갈 수도 있는 악성 부정맥으로 실제로 돌연심장사의 80~90%가 심실빈맥에 의해서 발생된다.
  - 또한 심실빈맥은 심장을 지치게 뛰게하고 더 위험한 상황으로 진행 가능성도 있다.
- 원인
  - 심실에 구조적 심장장애가 있을 경우 발생한다.
  - 심실빈맥의 거의 대부분은 관상동맥질환, 심근증, 심장판막증, 심근염, 전해질 이상(저칼륨 혈

증, 저마그네슘혈증, 고칼륨혈증), 빈혈, 갑상선기능항진, 산혈증(acidosis), 저산소증, 약물중독 등에 의해서 생기는데 이들 가운데에서도 관상동맥질환이 전체 원인의 70~80%를 차지한다.

- 심장구조에 이상이 없는 젊은 사람에서도 발생 가능하다.

• 증상

- 흉부불편감, 가슴 두근거림(심계항진), 호흡 곤란, 실신 등의 증상을 느끼며, 심실세동(venricular fibrillation, VF)으로 진행할 경우 심장마비를 일으킬 수 있다.

• 진단

- 심실빈맥은 일반 심전도검사와 24시간 심전도검사(홀터심전도)로 진단 가능하다.

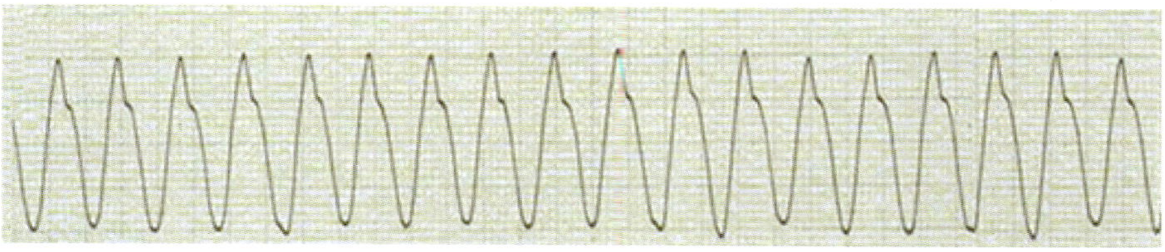

심실빈맥 : 심장박동(심실박동)이 1분에 100회 이상되는 경우. 얼핏 보기에 심박동의 심전도가 규칙적으로 보이는 듯 하나 사실 P, QRS T파 등 모든 파형 구분이 어렵고 QRS파(군)이 비정상적으로 넓다. 이 경우 심정지로 인한 돌연사가 우려)

• 분류

- 지속성 심실빈맥은 심실빈맥이 30초 이상 지속되거나 혈압이 불안정하게 저하되면 응급치료(주로 전기충격요법)가 필요한 경우이다.
- 비지속성 심실빈맥은 증상이 적고 30초 이내에 저절로 빈맥이 회복되는 경우이다.

• 치료

* 심실빈맥으로 인해 혈압이 떨어지고 쇼크 상태가 오는 등 심한 증상이 나타나면 심장에 전기 쇼크를 주어서 빈맥을 즉시 멈추어야 한다.
* 비교적 증상이 가벼운 급성기 빈맥을 치료하기 위해서는 항부정맥 약물을 정맥으로 투여하거나, 심장 안이나 식도에 전극도자(카테터)를 넣어 심장에 전기자극을 주어서 빈맥을 정지시킨다.
* 심실의 이상 부위 파괴를 위한 약물 및 절차가 사용될 수 있지만, 보통 자동 이식가능 제세동기가 필요하다.
* 심실빈맥은 급사 위험이 높으나, 환자가 비교적 젊고 심상의 구조적 이상이 없는 사람에서 나타나는 양성심실빈맥은 비교적 예후가 양호하며 약물치료나 전극도자절제술로 완치 가능하다.
* 심장에 구조적 이상이 있는 사람에게 심실빈맥이 발생하면 혈압저하와 의식상실이 올 수 있으며 심할 경우 심실세동과 심정지가 올 수 있다. 따라서 심실빈맥이 발생하면 즉시 응급 치료해야 한다.

- 재발 방지 치료방법
  * 심실빈맥의 재발을 방지하는 치료법으로는 약물치료, 도관을 이용한 절제술(고주파 전극도자 절제술, Radiofrequency catheter ablation), 수술 등이 있다.
  * 약물치료의 경우 대개 평생 항부정맥약을 복용해야 하는 문제점이 있다.

* 도관을 이용한 치료나 수술은 성공적으로 시행되면 평생 약을 복용하지 않아도 완쾌할 수 있다. 최근에는 소아에게도 심도자를 이용한 절제술이 이용되어 좋은 결과를 얻고 있다.

심실세동(Ventricular Fibrillation, VF)

• 정의
 - 심실세동이란 심장의 전기전도계에 문제가 생겨서 심장이 불규칙적으로 박동하는 것이다. 이 경우 실제로는 심장이 떨리기만 할 뿐 혈액을 박출하지 못한다. 심실세동은 심장이 바로 정상적인 리듬을 되찾지 못하는 경우 생명이 위험해지는 응급 질환으로 수분 내에 치료를 받지 않는다면 사망하거나 혹은 뇌의 영구적인 손상이 일어난다.
 - 심실세동은 심실이 1분에 350~600회 무질서하고 불규칙적으로 수축하는 상태를 의미한다. 심실의 원래기능인 힘찬 수축과 이완(박동)을 규칙적으로 하지 못하고 불규칙하고 미세하게 파르르 떨리는 상태로 정상적으로 혈액을 박출할 수 없어 심장기능이 사실 멎은 상태이다. 매우 위험하며 빨리 심장을 정상상태로 회복시키지 못하면 사망에 이르는 위험한 악성 부정맥이 발생된다.
 - 빠르게 흥분하는 하나 이상의 이소성 병소에 의해 발생한다.
 - 심실조동 역시 주기에 확실한 규칙성이 없으므로, 심실조동과 세동은 뚜렷하게 구분되지 않는다.
 - 소위 말하는 '심장마비'의 직접적인 원인은 대부분 심실세동이다.
 - 특히 일차성 심실세동은 급성 심근경색의 초기사망의 주된 원인이 된다.

• 원인
 - 심실세동의 원인으로는 심낭염, 갑상선중독증, 심근증, 관상동맥질환, 고혈압성 심장질환, 류마티스성 승모판막질환, 심장수술, 심부전, 다량의 알코올 섭취 등이다.
 - 심장에 구조적인 이상이 없는 경우에도 전기생리학적인 이상에 의하여 심실세동이 발생하는 드문 질환도 있다.
 - 심실세동은 대개 심장 자체로의 혈액 공급이 부족해서 발생되며, 심실세동은 관상동맥질환이나 심장발작(심근경색)이 있었던 사람에서 주로 발생된다. 그 외의 원인으로는 심장이 커지는 경우, 혈중 전해질의 이상, 심장 전기전도계의 이상, 과량의 약물, 혈중 산소농도의 저하 등이 가장 흔하다.
 - 코카인, 메탐페타민(마약들)이 해당된다.

• 증상
 - 심실세동이 발생하면 심장의 수축 기능이 소실되며, 즉시 제세동(defibrillation)을 해야 한다.
 - 심계항진이나 가슴통증, 어지러움을 느끼며 갑작스럽게 쓰러지는 경우가 많으며 응급상황이므로 이때 즉시 제세동(defibrillation)을 하지 않으면 사망할 수 있다.

• 진단
 - 심전도 검사상 거칠게 움직이는 파형을 볼 수 있다.

• 치료

- 즉각적으로 제세동(defibrillation)을 시행해야 하며, 제세동기가 준비되지 않은 상황이라면 심폐소생술을 시행해야 한다.
- 응급치료로 정맥주사제를 투여하거나 심장에 전기충격을 줄 수 있다. 심실세동은 발생 후 3~5분 이내에 치료하지 않으면 뇌에 돌이킬 수 없는 손상을 가져오므로 환자의 상태를 확인 후 즉시 제세동을 실시해야 한다. 제세동이란 심실세동 환자에게 극히 짧은 순간에 강한 직류전류를 심장에 통과시켜서 대부분의 심근에서 활동전위를 유발하여 심실세동이 유지될 수 없도록 하는 것으로 심실세동을 종료시키고, 심장이 다시 정상적인 활동을 할 수 있도록 유도하게 된다.
- 심실세동의 재발 치료에는 제세동기 삽입술이 가장 중요하다.
- 심장의 수축력이 저하되는 심부전에서 심실세동의 발생위험이 증가된다. 최근에는 심장의 수축력을 높여줄 뿐만 아니라 심실세동을 없애는 기능을 모두 갖춘 재동기화기기(cardiac resynchronization therapy device, CRT device)라는 특수 박동기치료가 가능하여 심부전 환자들의 삶의 질과 수면 향상에 기여하고 있다.

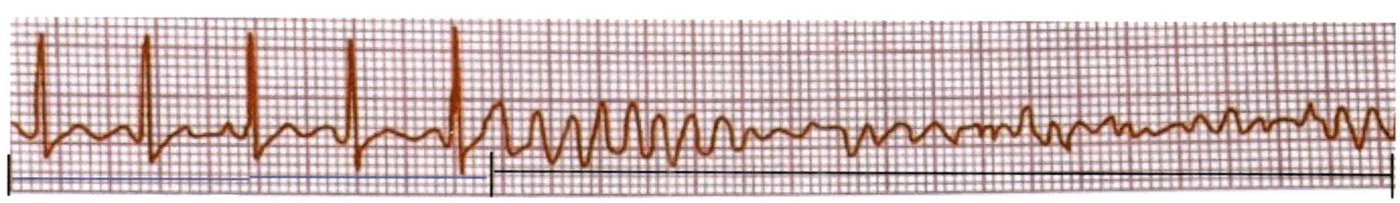

심실세동 심전도

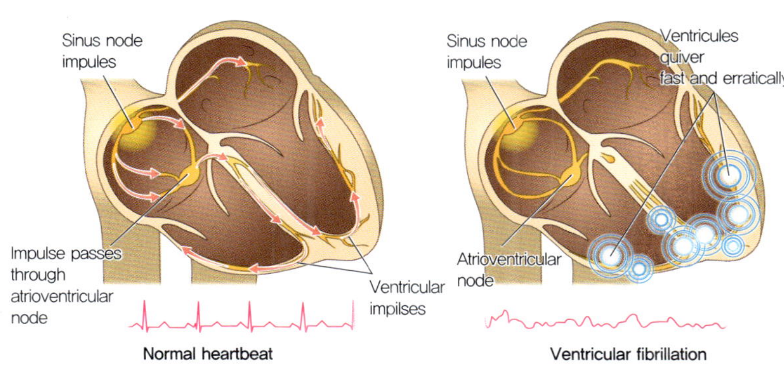

심실세동 발생의 심장 : 심실 내부에서 무분별하고 비정상적인 전기가 동시 다발로 발생하여 심실을 세동 상태로 빠트림

▣ 심폐소생술(Cardiopulmonary resuscitation, CPR)과 자동제세동장치 사용에 관한 내용이니 참고하시기 바란다.

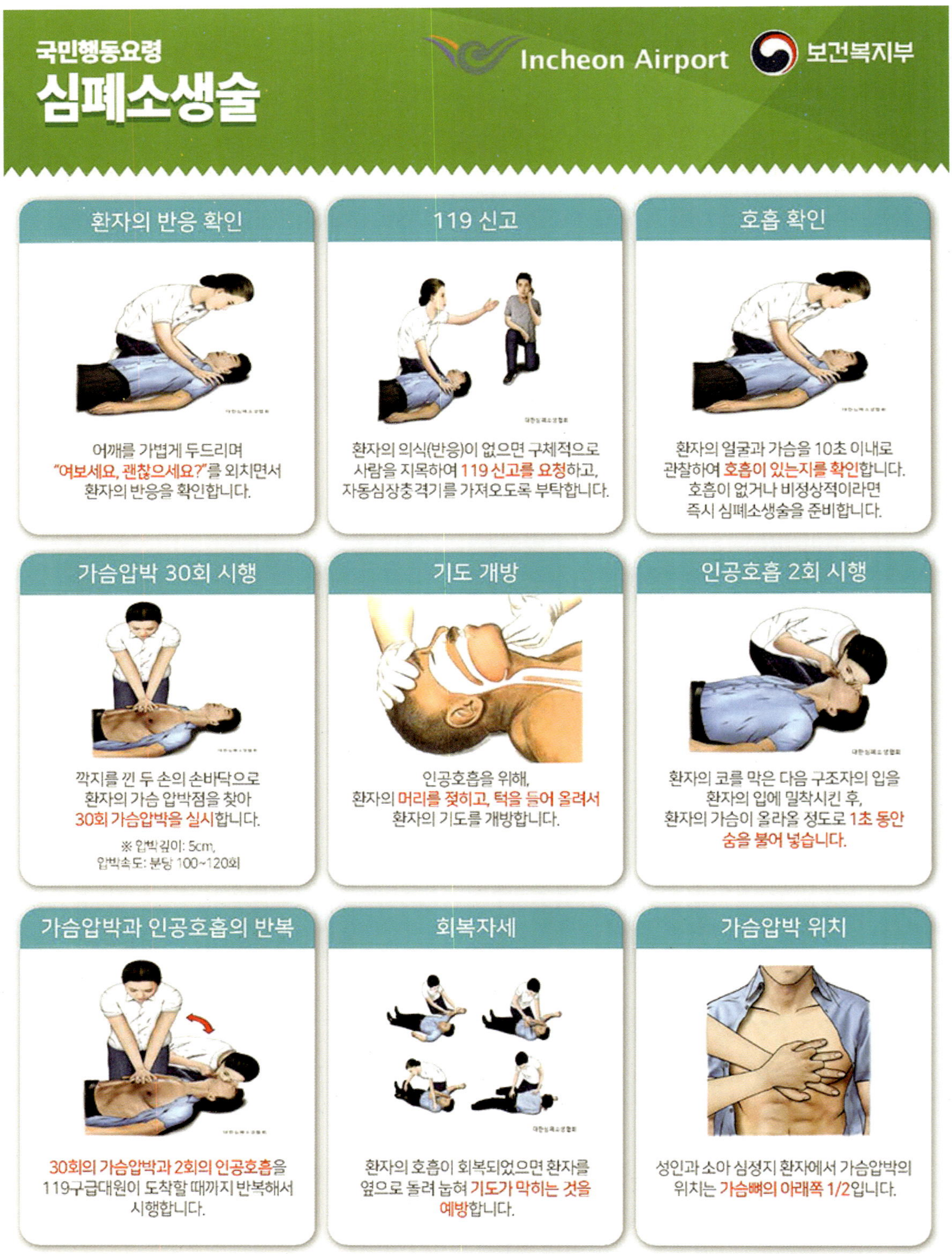

출처 : 보건복지부 질병관리본부, 대한심폐소생협회

자동제세동기(AED) 사용법

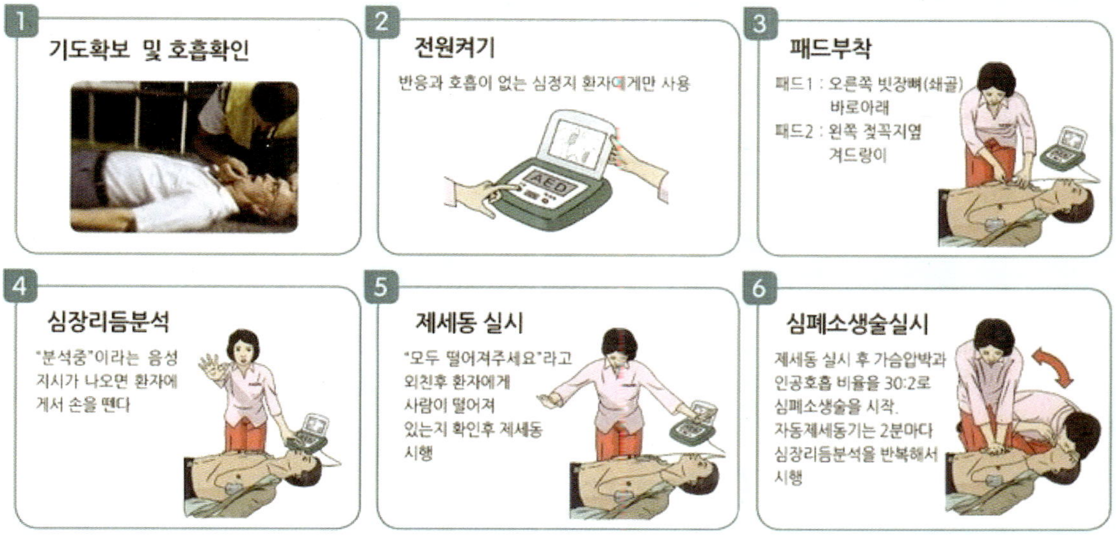

- 자동제세동기(AED) 사용방법
  - 자동제세동기의 적용 방법은 자동제세동기의 종류 및 제조회사에 따라 약간의 차이가 있으나 기본적인 적용 원칙은 대부분 비슷하다. 심폐소생술을 시행하고 있는 도중에 자동제세동기가 도착하면, 먼저 자동제세동기를 심폐소생술에 방해가 되지 않도록 위치시킨 뒤에 전원버튼을 누른다.
  - 두 개의 패드를 포장지에 그려져 있는대로 환자의 가슴에 단단히 부착한다. 이때 환자의 옷은 벗겨야 하며, 패드 부착 부위에 땀이나 기타 이물질이 있으면 제거한 뒤에 패드를 부착한다.
  - 자동제세동기가 환자의 심전도를 분석하는 동안 혼선을 주지 않기 위해 환자와의 접촉을 피하고, 환자의 몸이 움직이지 않도록 한다.
  - 제세동이 필요한 경우라면 '제세동이 필요합니다'라는 음성 또는 화면 메시지와 함께 자동 제세동기 스스로 제세동 에너지를 충전한다.
  - '제세동 버튼을 누르세요'는 음성 또는 화면지시가 나오면, 환자와 접촉한 사람이 있는지 확인한 뒤에 제세동 버튼을 누른다.
  - 제세동을 시행한 뒤에는 지체없이 심폐소생술을 다시 시작해야 하며, 자동제세동기가 '제세동이 필요하지 않습니다.'라고 분석한 경우에도 마찬가지로 심폐소생술을 다시 시작한다.
  - 자동제세동기는 2분마다 환자의 심전도를 자동으로 분석하여 제세동의 필요성을 판단한다.
  - 그러므로 구조자는 환자에게 자동제세동기를 적용한 상태로 119구급대가 현장에 도착하거나 환자가 회복되어 깨어날 때까지 심폐소생술(Cardiopulmonary resuscitation, CPR)과 제세동을 반복하여 실시해야 한다.

- 자동제세동기의 패드는 심장에 최대의 전류를 전달하도록 위치시키는 것이 바람직하며, 한 패드를 오른쪽 빗장뼈(쇄골) 아래에 위치시키고, 다른 패드를 왼쪽 젖꼭지 아래 중간겨드랑선(midaxillary line)에 부착하는 전외 위치법(antero−lateral placement)이 일반적으로 사용된다.
- 다른 방법으로는 두 개의 패드를 가슴의 앞뒤로 위치시키는 전후 위치법과, 한 패드를 흉골의 좌측에 위치시키고, 다른 패드는 등의 견갑골 밑에 위치시키는 방법이 있다.
- 패드를 위치시키는 각각의 방법들은 모두 효과적이지만, 비교적 적용하기 편리한 전외 위치법이 가장 많이 사용되고 있다.

심실조동(Ventricular Flutter, VF)

- 정의
  - 조동이란 빠르게 뛰는 듯한 모양으로 흔히 심장의 심실조동을 의미한다.
  - 심실조동이란 심실이 극히 빠른 속도로 흥분하는 위중한 부정맥이다.
  - 심장이 통제되어 규칙적인 수축을 하지 못하기 때문에 심실로부터의 정상 혈액박출이 거의 없어 수분 이상 계속되면 위험하다.
  - 심실과 관련된 빈맥의 한 종류로 심장박동수가 250~300회/분 이상이 되는 빈맥이다.
  - 심실의 잔떨림과 심실성빈맥의 중간 단계로 볼 수 있으며 매우 불안정한 형태의 부정맥이기 때문에 갑작스런 심정지로 이어질 수도 있다.
  - 임상적 의의는 심실세동과 거의 같지만, 심전도상에서 규칙적인 파형을 나타내는 점이 다르며, 전기생리학적으로도 심실세동과 다르다.
- 원인 : 심장질환의 말기, 급성심근경색증, 강심제 중독증 등이 원인이다.
- 증상 : 심실박동수가 170~300회/분 정도이고, 사인 곡선으로 나타난다. 기계적인 심실수축은 일어나지 않고 혈액방출이 정지되기 때문에 치명적인 상태이다.

심실세동과 심실조동비교

심실세동	심실조동
죽기직전의 심전도	U자형 헤어핀 모양
QRS 구별 X	
푸르킨예 섬유가 굴심방대신 자극생성	심실수축 X
매우 불규칙	

- 치료 : 심박출량이 없으면 심장과 뇌 등 많은 인체기관이 손상을 입는 경우가 많아 실신 또는 돌연사에 이를 수 있다. 심장 마사지를 하거나 **제세동기**에 의하여 조동을 제거해야 한다.

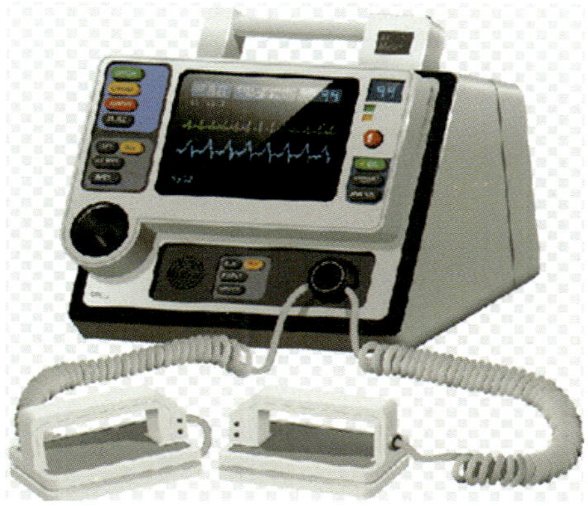

병원응급실에서 사용하는 제세동기(defibrillator)로 환자의 심박수, 심전도, 산소포화도가 나오는 모니터와 심장에 충격을 주는 장치로 구성

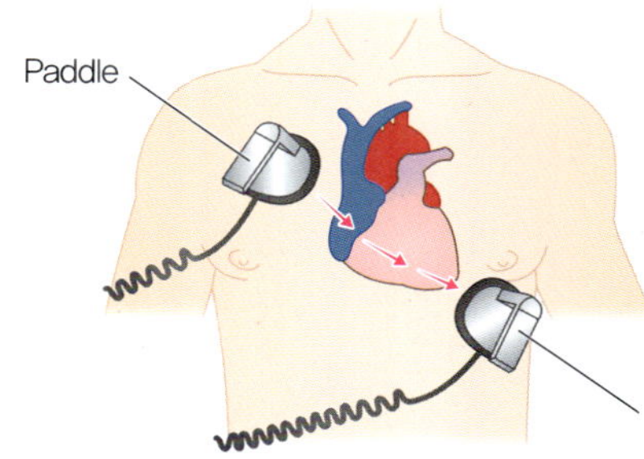

제세동기의 패들 2개를 각각의 가슴위치에서 대고 동시에 전기 충격을 주어서 제세동 시킴
(1번 패들은 흉골과 우측 3번째 갈비뼈 사이가 만나는 지점, 2번 패들은 좌측 5번째 갈비뼈 사이와 좌측 겨드랑이 한가운데가 서로 만나는 지점에 각각 위치 시킴)

제세동기(defibrillator)와 사용법

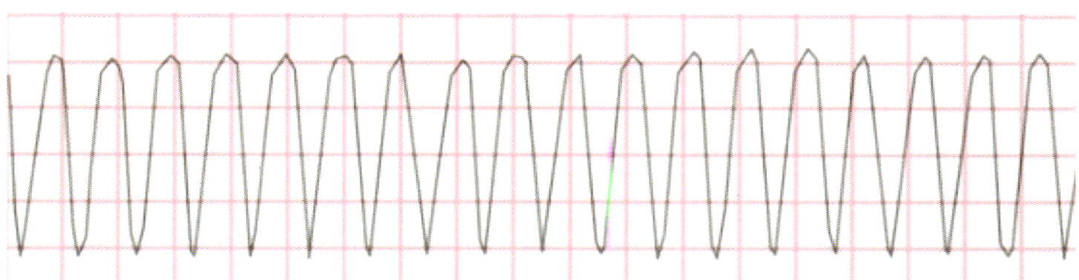

심실조동 : 심전도 파형이 마치 여성의 머리핀 모양으로 출현, P, QRS, T파의 구별이 전혀 안되고 심실세동파보다 비교적 크고 규칙성은 보이나 심실의 정상 기능이 멈춘 매우 위험한 부정맥)

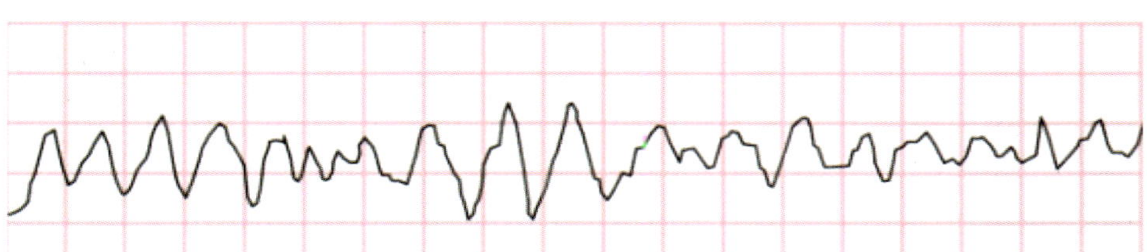

심실세동 : 심전도 파형이 불규칙한 모양으로 출현. P, QRS, T파의 구별이 전혀 안되고 심실조동파보다 작고 불규칙 하게 보임. 심실의 정상 기능이 멈춘 매우 위험한 부정맥

심실조동과 심실세동 심전도

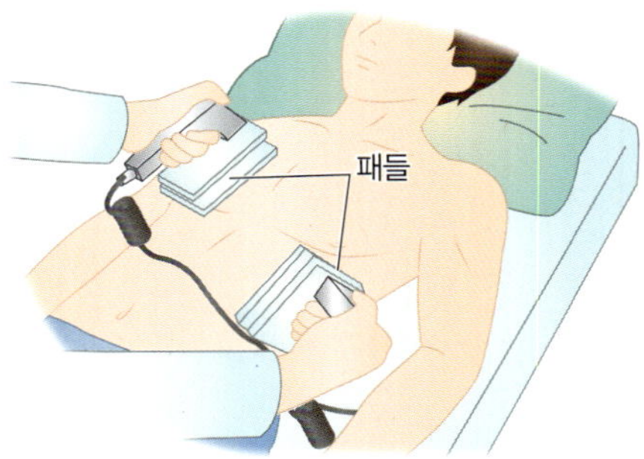

제세동 치료시 패들(paddle)의 개괄적 위치

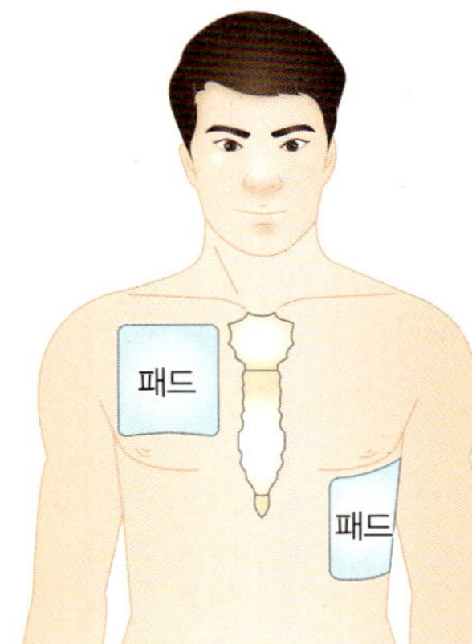

제세동 치료시 패드(pad)의 개괄적 위치

제세동 패들의 개괄적 위치

심실조기수축(Premature Ventricular Contraction, PVC; Ventricular Premature Contraction, VPC)

- 정의
  - 정상적 심장이라면 동결절에서 만들어진 전기신호가 심방으로 전달된 후 특수자극전도계를 통해 심실로 전달되고 심실이 규칙적이고 율동감있게 정상적으로 박동됨을 의미한다.
  - 심실조기수축(PVC)이란 심실이 정상과정을 거쳐 박동하기 전 예상 심실박동 형성시점(동결절에서 정상적으로 만들어낸 전기가 심실에 도착하는 시점이다)보다 심실에서 비정상적으로 일찍 전기를 만들어 심실이 먼저 박동해 버리는 현상으로 심실성 부정맥의 한 종류이다.
    심전도에서 정상보다 크고 이상하게 생긴 심실조기수축 파형이 기록된다(P, T파 모두 비정상 모양의 큰 QRS파형에 묻히어 관찰하기 불가능).
  - 심실의 정상 수축이 나타나기전에 심실의 방실속 분기점의 하부에서 수축이 앞당겨 일어나는 경우이며 흔한 부정맥 중 하나이다. '이소성 수축' 또는 '기외성 심실수축', '심실기외수축'이라고도 한다.
- 증상과 예후
  - 일반 부정맥들과 유사하며 두근거림, 어지럼증이나 가슴이 내려앉는다든지 맥이 빠진다는 느낌, 흉통, 저혈압, 실신할 수도 있다.
  - 무증상 심실조기수축이 더 위험하다는 연구결과가 있다.
  - 심실조기수축이란 흔한 부정맥 중 하나로 우리나라 인구 100명 중 1~4명 꼴로 앓고 있다.
  - 특정 병원을 일정 기간 동안(1994~2013년) 내원한 수백명의 환자를 진단한 결과 심실조기 수축 환자 중 약 43%가 무증상 환자였다.
  - 심실조기수축이 3개 이상 연속되어 나타나는 경우와 분당 5회이상 빈발되는 환자는 심실성 빈맥과 심실조동, 심실세동과 같은 위험한 부정맥을 유발할 수 있으므로 치료해야 한다.

– 병을 확인하고서도 증상이 없다고 안심한 채 방치하는 경우나 아예 심실조기수축 자체를 모르고 지내는 경우 둘 다 돌연사의 원인 중 하나인 심근증 발병 위험을 높일 수 있다.
– 심실조기수축이 있음에도 아무런 증상을 못 느꼈던 환자들을 검사한 결과 10%에서 이러한 심근증이 발견되었다.
– 심실조기수축 증상을 느끼고 병원을 찾은 환자들의 심근증 발생률 3%에 비하면 3배 이상 높았다.
– 장기간 심실조기수축이 반복되면 심장이 조금씩 커져 심장기능이 떨어지게 되고 심장돌연사를 일으키는 악성 부정맥으로 이어질 가능성이 높다.

• 치료
– 심장질환이 없고 심실조기수축(PVC)으로 인한 증상이 없다면 치료가 필요 없으며, 항부정맥제의 사용은 꼭 필요한 경우에만 사용되며 전문의사의 검사와 진료에 의해 판단된다.

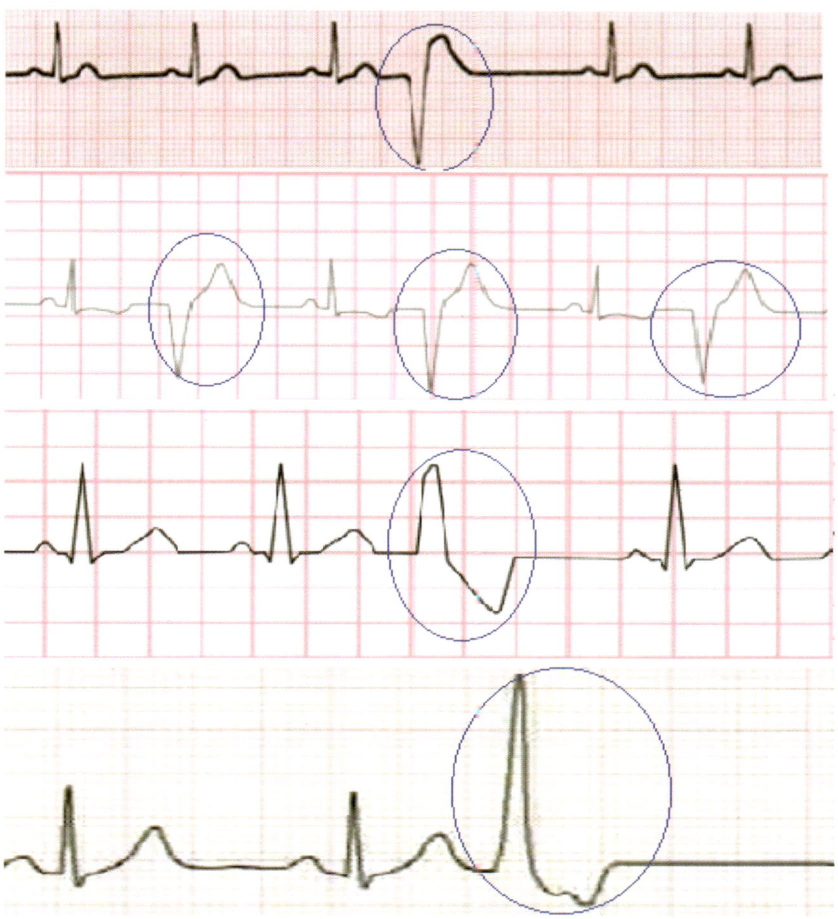

심실조기수축의 다양한 파형 : 파란색 동그라미가 심실조기수축 파형으로 QRS 모양이 비정상적으로 크고 넓으며 주변의 다른 정상 파형과 뚜렷이 구분

심실조기수축 심전도

III. 부정맥의 유병률과 치명률

1. 해외 사례

1) 심방세동(Arterial Fibrillation)은 범위와 영향은 광범위 한다.

- 심방세동은 부정맥 중에서도 가장 흔하며 유병률이 전 세계 인구의 1~2%에 이를 것으로 추정된다.
- 심방세동은 현재 미국에서 적어도 3백만명의 성인에게 영향을 미치는 가장흔한 지속성 심장부정맥이다.
- 미국 의료비용은 상당히 높으며 심방세동 환자의 연간 직접 비용 증가액은 심방세동이 없는 환자와 비교해 60억 달러로 추산된다.
- 기타 심혈관 비용 및 비심혈관 비용과 관련하여 이 추정치는 연간 260억 달러로 증가되었다.
- 2018년도 역학조사에 따르면 심방세동에는 성별 차이가 존재하며 거의 30년동안 15,000명이상의 참가자로 구성된 그룹인 ARIC(Atherosclerosis Risk in Communities) 코호트 조사에서 평생동안 심방세동의 위험이 백인남성의 경우 36%, 백인여성의 경우 30%, 아프리카계 미국인 남성과 여성 모두 평생 심방세동 위험이 각각 21%와 22%로 백인보다 낮았다.
- 2018년 Wolbrette 연구에 따르면 여성은 심방세동의 발병률이 낮지만 75세 이상의 남성과 여성에서 심방세동의 유병률은 여성의 수명 연장으로 인해 더 높으며, 심방세동이 있는 남성과 여성의 절대 수는 인구에서 비슷하게 조사되었다.
- Medicare 데이터에 따르면 2007년에 발생한 심방세동 사례의 55%가 여성이였다.
- 성별에 따른 다양한 위험 요인과 심방세동의 발병과 관련이 있는지 여부에 대해 상충되는 연구결과도 존재하며 심방세동이 있는 여성은 심장판막증 발병률이 더 높은 경향이 있는 반면 남성은 관상동맥질환이 더 많았다.
- 심부전이 있는 여성에서 심방세동의 위험이 증가하는 경향이 있었다.
- 여성의 특이요인으로 임신이 심방세동의 발병에 기여할 수 있다.
  - 여성 건강연구(Women's Health Study)의 데이터는 분만이 증가함에 따라 심방세동의 위험이 선형적으로 증가함을 보여주었다.
  - 임신하지 않은 경우와 비교하여 임신의 심방세동 발병 위험 비율은 1.15, 여섯 번 이상의 임신의 경우 위험비율은 1.46%였다. 심장, 특히 좌심방에 대한 생리적, 염증성, 호르몬적 스트레스에 대한 반복적인 노출을 반영된 것이다.
  - 임신성 고혈압, 임신성 당뇨병 심방세동 발병의 장기적이고 독립적 관련 인자이다.
- 심방세동은 뇌졸중의 알려진 위험 요소이다.
  - 심방세동은 미국인 뇌졸중의 약 15%를 차지하는 허혈성 뇌졸중의 위험이 4~5배 증가시켰다.

- 심방세동과 뇌졸중의 연관성은 나이가 들면서 증가하며 80~89세의 뇌졸중 중 23.5%가 심방세동이 원인이 된다.

• 심방세동은 빈맥성 부정맥 중 심방에서 발생하는 심실상성 빈맥의 한 형태로, 전 세계 인구의 1~2%를 차지하며 임상에서 접하는 지속성 부정맥 중 가장 흔하다.

• 심방세동은 심부전의 위험을 3배, 뇌졸중의 위험을 4~5배 증가시키며, 심방세동 환자에서의 사망률은 심방세동이 없는 사람에 비해 2배 가까이 높다.

• 다른 부정맥 질환과 달리 심방세동은 노화현상과 밀접한 관련이 있어 고령에서 발생빈도가 증가한다.

• 심방세동의 발생률 및 유병률은 국가 및 인종에 따라 다양하다.

- 네덜란드 로테르담에서 진행된 인구집단 기반 전향적 코호트 연구(Rotterdam Study)에서 심방세동이 80~84세에 1,000명/년당 21명이 발생하였다.
- 미국 메디케어(노인의료보험) 데이터베이스에서는 65세 이상에서 1,000명/년당 33~39명이 발생하였다.
- 미국과 유럽의 경우 심방세동 유병률이 60대에서 3~4%, 85세 이상에서는 16~18%인 반면 일본에서는 80세 이상의 남성에서 4.4%, 여성에서 2.2%로, 아시아국가에서의 심방세동 유병률이 상대적으로 낮았다.

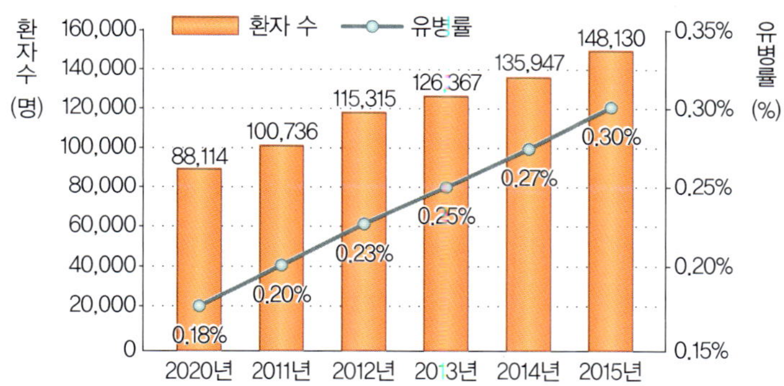

심방세동 환자수 및 유병률: 전세계 40세 이상 인구의 2%에서 보일 만큼 가장 흔한 부정맥 질환, 세계 인구의 빠른 고령화로 환자수가 급증할 전망

전세계 심방세등 유병률

2) 서맥(Bradycardia)

• Kantelip 연구에 따르면 심혈관 질환이 없는 80세 이상의 환자 12%에서 동성부정맥으로 인해 야간에 심박수가 분당 약 14회 감소하고 심장은 1.5~2초 동안 정지하였다.

• 심혈관 건강 연구센터(Cardiovascular Health Study)의 연구에 따르면 참가자 1,372명을 대상으로 24시간 심전도 검사를 실시한 결과, 나이가 들수록 서맥 발병률이 증가했으며, 80세 이상의 남성약 10%에서 서맥이 나타났다.

3) 동결절기능장애(Sinus Node Dysfunction)

- 동기능부전증후군(sick sinus syndrome)으로도 알려진 동결절기능장애(SND)는 70대 또는 80대에 가장 흔히 진단되며 미국의 경우 2060년에 이르면 동결절기능장애로 매년 약 172,000명씩 발생할 것으로 추산되는데 이는 주로 75세 이상 환자의 발병률 증가에 기인된 것이다.
- 동결절기능장애는 현기증이나 실신 외에도, 운동에 대한 반응으로 시기-예측 최대 심박수(age-predicted maximal heart rate)까지 심장기능을 상승시킬 수 없는 **"변시성 부전**(chronotropic incompetence)"에 빠질 수 있다.

  - **변시성 부전** : '변시성'의 뜻은 심장이 여러 상황(운동, 흥분, 스트레스, 빈혈, 출혈, 혈액순환부전(쇼크), 갑작스런 혈압저하 등)에 대처하기 위해 박동수를 스스로 상승시키는 생리학적 기전인데, 동결절기능장애로 이 기전이 작동되지 않는 병적 상황이다.

4) 방실차단(방실블록, AV block)

- 1도 방실차단의 유병률은 40세 미만의 환자와 운동선수에서 흔히 발생하며 높은 미주신경 긴장도 때문일 수 있다.
- 1도 방실차단의 유병률은 50세와 60세에 다시 증가하기 시작하여 연령이 증가함에 따라 계속 증가하며 백인의 경우 90세, 아프리카계 미국인의 경우 100세에 정점에 도달하였다.
- 1도 방실차단의 유병률의 증가는 전도시스템의 연령 관련 병리학적 섬유증으로 인한 것으로 생각되며 심방세동의 원인, 좌심실기능장애 또는 심부전 및 사망률의 원인이 된다.
- 85세 이상 환자 사망의 가장 강력한 예측인자이다.

5) 각블록(각차단, Bundle Branch Block)

- 각블록의 유병률은 나이가 들수록 증가한다.
- 50세 이상의 남성 855명을 30년 동안 추적한 결과 각블록의 유병률이 1%에서 17%로 증가하는 것으로 밝혀졌다. 80세에서 우각차단과 좌각차단의 유병율은 각각 11.3%와 5.7%이다.
- Framingham Heart Study cohort 연구에서 환자들을 18년 동안 추적 조사한 결과 새로운 우각 및 좌각차단이 있는 환자의 각각 21% 및 11%만이 심혈관 질환이 없었다. 각차단 환자들은 심혈관 질환 발병 위험이 높다는 의미이다.
- Bifascicular 차단(좌각의 전섬유속가지와 후섬유속가지 둘다의 블록)은 보다 나이 많은 노인에서 전형적으로 발생하며, 교대성각차단(우각과 좌각이 번갈아 가며 전기신호가 전달 안되는 부정맥), 2도 방실차단 유형 2(모비츠 2형 블록) 또는 진행성 2도 방실차단이 있는 경우 후속 진행성 방실차단, 실신 및 심지어 심장 돌연사와 높은 상관관계가 있다.

6) 심장의 비정상 이소성박동(Ectopic Beats)

- 조기심방수축 및 조기심실수축증후군은 건강한 노인 인구에서 자주 나타난다. Manolio의 심혈관 연구에서 60~85세 사이의 건강한 개인을 대상으로 24시간 심전도 검사를 실시한 결과, 환자의

86%가 조기심방수축 증세를 갖고 있으며 26%는 시간당 36개 이상의 조기심방수축파가 있는 것으로 나타났다. 조사한 노인의 82%에서 3~5번의 비지속성 심실빈맥과 함께 조기심실수축증이 나타났다.

7) 빈맥성 부정맥(Tachyarrhythmia)

상심실 빈맥(Supraventricular thachycardia)은 심실의 위쪽 부분에서 발생하는 부정맥으로 방실접합부 부정맥과, 심방부정맥, 동결절부정맥 등이 해당된다.

- 심방빈맥은 고주파전극도자절제술 치료가 필요한 상심실성 부정맥 중 3~7%를 차지한다.
- Sosunov 등(2002)이 실시한 대규모 연구에 따르면 심방빈맥의 발생률은 연령증가와 함께 증가했으며 상심실성 부정맥이 있는 70세 이상 환자의 23%가 심방빈맥이었다.
- 고령화는 신경호르몬 자극에 대한 심방의 전기생리학적 반응능을 둔화 및 감소시켜 연령 증가는 결국 노인에서 심방빈맥의 발병률을 상승시킬 수 있다.
- 상심실성 부정맥이 있는 고령 환자는 협심증이나 심부전이 더 자주 나타날 수 있다.

8) 심방조동(Atrial Flutter, AF)

- 심방조동은 발병률은 50세 미만에 비해 80세 이상의 노인층에서 100배 더 높을 수 있다.

2. 우리나라 사례

국내 부정맥 질환자들이 매년 늘고 있다는 자료가 발표되어 심혈관계 질환 관련 정기검진의 중요성이 강조하고 있다.

- 국민건강보험공단은 '심장박동의 이상(R00)' 질환의 건강보험 빅데이터를 최근에 공개하였다. 심박이상으로 인한 건강보험 진료인원이 2012년 145,000명에서 2017년 199,000 명으로 매년 6.48%씩 증가하는 것으로 조사되었다. 같은 기간 성별로 구분하여 남성은 55,000명에서 75,000명으로 연평균 6.52% 증가, 여성은 90,000명에서 124,000명으로 연평균 6.46% 증가하였다.
- 2017년 기준 연령대별 진료현황은 50대(39,000명, 19.8%)가 가장 많았고, 그 다음 60대(34,000명, 17.5%), 40대(33,000명, 16.7%) 순으로 나타났다.
- 남성은 50대(14,000명, 19.1%)가 가장 많았고, 40대(13,000명, 17.6%), 60대(13,000명, 16.8%) 순이며, 여성은 50대(25,000명, 20.3%)이 가장 많았고, 60대(22,000명, 17.9%), 70대 이상(20,000명, 16.3%) 순으로 나타났다.
- 2017년 기준 인구 10만 명당 390명이 진료를 받았으며, 성별로는 여성이 487명으로 남성 294명보다 1.7배 가량 많았다. 연령별로는 70대 이상이 682명으로 가장 많았고, 그 뒤를 이어 60대가 636명, 50대 474명 순으로 나타났다. 진료인원은 20대부터 많아지기 시작해 50대가 되면서 급격

히 증가하였다.

- 2012~2017년 '심장박동의 이상'으로 인한 진료인원은 인구 10만명당 연평균 5.94%씩 증가하여 증가율은 남성(연평균 증가율 6.03%)이 여성(연평균 증가율 5.87%) 보다 높게 나타났다. 남성은 20대에서 가장 크게 증가(연평균 증가율 11.15%)했고, 그 뒤를 이어 30대에서 연평균 9.21%씩 증가하였다. 여성은 20대에서만 연평균 12.50% 증가하였고, 그 뒤를 이어 10대에서 조차 연평균 11.55% 증가한 것으로 나타났다.
- '심장박동의 이상' 질환으로 인한 건강보험 진료비는 2012년 133억 원에서 2017년 282억원으로 2.1배 증가하고, 건강보험공단에서 2017년 지급한 급여비는 176억 원이었다.

연도별 건강보험 '심장박동 이상' 질환의 진료실 인원 현황(단위: 명)

구분	2012년	2013년	2014년	2015년	2016년	2017년	연평균 증가율(%)
계	145,259	153,877	158,021	165,808	180,995	198,855	6.48
남성	54,897	57,654	59,230	63,353	68,052	75,291	6.52
여성	90,362	96,223	98,791	102,455	112,943	123,564	6.46

2017 건강보험 '심장박동 이상' 질환의 연령대별/성별 진료 인원(단위: 명)

구분	전체	9세 이하	10대	20대	30대	40대	50대	60대	70대 이상
계	198,855	1,854	8,756	24,284	25,414	33,189	39,442	34,781	31,135
	(100%)	(0.9%)	(4.4%)	(12.2%)	(12.8%)	(16.7%)	(19.8%)	(17.5%)	(15.7%)
남성	75,291	878	3,996	9,097	10,132	13,233	14,359	12,650	10,946
	(100%)	(1.2%)	(5.3%)	(12.1%)	(13.5%)	(17.6%)	(19.1%)	(16.8%)	(14.5%)
여성	123,564	976	4,760	15,187	15,282	19,956	25,083	22,131	20,189
	(100%)	(0.8%)	(3.9%)	(12.3%)	(12.4%)	(16.2%)	(20.3%)	(17.9%)	(16.3%)

건강보험 '심장박동이상' 질환 진료비/급여비(단위: 백만원)

구분		2012년	2013년	2014년	2015년	2016년	2017년
진료비	계	13,258	14,953	17,091	18,976	23,251	28,221
	입원	1,935	2,249	2,786	2,126	5,693	7,195
	외래	8,018	9,082	10,242	11,418	12,402	15,174
	약국	3,305	3,622	4,063	4,433	5,156	5,852
급여비	계	7,843	8,886	10,250	11,279	14,414	17,559
	입원	1,540	1,806	2,241	2,525	4,605	6,852
	외래	3,975	4,526	5,141	5,627	6,182	7,590
	약국	2,327	2,554	2,869	3,128	3,627	4,117

▣ 악성 부정맥은 생명을 위협하는 대표질환임에도 국민들의 인식 부족으로 국민 10명 중 9명은 제대로 알지못해 두근거림 경험시 15.4%만 병원을 찾아 진료한 것으로 나타났으며 방치 땐 돌연사 위험 및 뇌졸중 발병율이 5배 높다. 건강검진시 심전도 이용과 선별검사가 필요하다.

▣ 부정맥의 발생률은 전체 인구에서 유병률은 0.4% 정도이다. 60세까지는 1% 미만이나 80세 이상이 되면 8%에 이른다. 연간 발병율은 40세 이하에서는 0.1% 미만이나 55세 이후부터 매 10세마다 2배씩 증가하여, 80세 이상 남자에서는 2.0%, 여자에서는 1.5%에 이른다.

▣ 최근 부정맥 발병률이 급증은 가장 흔한 심방세동의 국내 유병률이 2004년 0.4%에서 2013년 1.2%로 급증하였다.

▣ 실제 환자 수의 급증과 부정맥 진단율의 동시에 향상되었다.

▣ 부정맥은 심장세포 노화가 원인인데 65세 이후 발병률이 급격히 높아진 것으로 나타났다.

- 부정맥의 유병률은 65세이상 5%, 70세이상 8%, 80세이상 12% 정도이다.
- 최근 부정맥 환자의 급증은 인구의 고령화 현상과 건강검진 수혜의 확산에 기인한 것으로 보인다.

▣ 부정맥이란 심장박동이 정상보다 지나치게 빠르거나(빈맥), 늦는(서맥), 불규칙한 것(심방세동 등) 심장질병을 통칭한다.

- 돌연사 원인의 90%, 뇌졸중 원인의 20~30%를 차지한다.
- 빈맥은 가슴이 막 뛰다가 괜찮아지거나, 앞이 캄캄해지면서 식은땀이 나거나, 숨 쉬기 힘든 증상이 반복되어 나타난다.
- 서맥은 어지럽고 힘이 없어 빈혈로 착각하기도 한다.
- 부정맥은 심근경색증이나 심장판막증, 심근증 등 심장질환이 원인이 되어 생기는 경우(2차성 부정맥)가 많으나 아무런 원인 질환 없는 부정맥(1차성 부정맥)도 드물지 않게 발생한다.

▣ 고령화로 심장병 발병의 양상이 변화된다.

- 미국의 경우 허혈성 심장질환과 그로 인한 심장마비는 이미 감소 추세이다.
- 우리나라도 비슷한 상황이다.
- 향후 고령화로 인해 부정맥 발병률이 허혈성 심장질환 발병률을 앞지를 전망이다.

▣ 과거와 달리 오히려 심장부정맥 질환이 협심증이나 심근경색과 같은 허혈성 심장질환보다 더 치명적일 수 있다.

- 심근경색 환자는 심장근육이 약해져서 절반은 부정맥으로 급사하고 절반은 심부전으로 사망한다. 심근경색기인 부정맥 사망자를 심장부정맥 질환자 범주에 넣을 경우 부정맥으로 인한 사망률이 훨씬 더 높을 수 있다.
- 사망에 이르는 부정맥은 대부분 빈맥으로 부정맥환자 중 빈맥 비율은 10%이지만, 전체 부정맥 사망자의 90%가 빈맥이다.
- 심방세동은 부정맥의 80%나 차지하지만 갑자기 사망하는 경우는 적다. 그러나 적절한 치료 및 관리없이 만성적으로 앓을 시 뇌경색이나 심근경색으로 심각한 장애나 사망할 가능성이 높아진다.
- 서맥은 서맥으로 쓰러지는 과정에서 뇌출혈이나 교통사고 등으로 많이 사망한다.

▣ 심장에 이상이 없는데 갑자기 부정맥으로 사망하는 경우가 있다.

- 심장이 건강한 사람에게 생기는 '1차성 부정맥'은 대부분 생명에 지장이 없는 '양성부정맥'이나 100% 안심할 수는 없다.
- 심장에 이상이 없는데 갑자기 부정맥으로 사망하는 경우, 유전적 이유로 발생하는 '부르가다 증후군'이 있다. 서양인보다 동양인, 그 중에서도 필리핀, 캄보디아, 태국 같은 동남아시아사람들이 빈번히 발생한다. 우리나라의 경우, 전체 심전도 검사자의 0.9% 정도에서 부르가다 증후군을 의심할만한 결과가 나왔는데 그 중 약 10%만 부정맥을 일으키는 것으로 나타났다.

▣ 심방세동 환자

- 부정맥은 몇 가지로 분류되는데 그 중 가장 흔한 것은 심방세동이다.

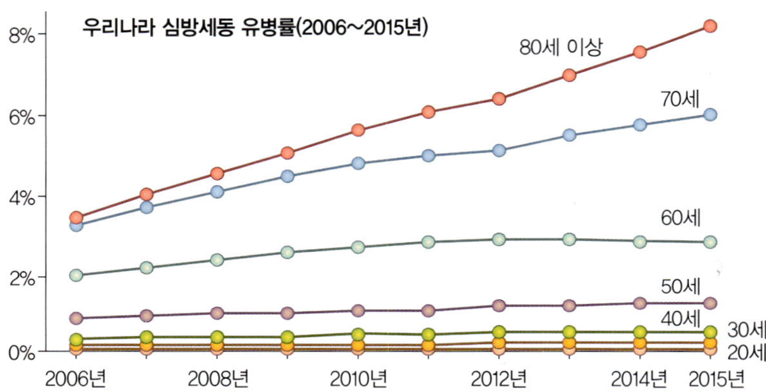

우리나라 심방세동 유병률: 50대 이하에 비해 60대, 70대, 80대 이상에서 증가폭과 증가율이 크다.

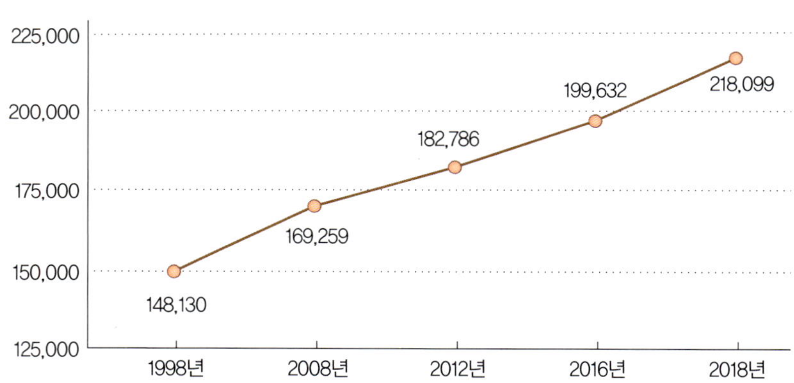

청구건수로 본 연도별 심방세동 환자수 추세, 건강보험심사평가원자료

- 심방세동의 경우 환자의 50% 정도는 두근거림이나 숨이 차는 등의 증상이 있어 병원을 찾게 되지만 나머지 절반은 증상이 없는 상태에서 우연히 발견되기도 한다. 심방세동은 증상이 없다 하더라도 뇌졸중의 발생 위험이 증가하기 때문에 치료가 꼭 필요한 부정맥이다.
- 건강보험심사평가원의 자료에 따르면 2015년부터 2019년까지 심방세동(질병 코드 I48)으로 청구된 환자수가 꾸준히 증가하고 있다. 2019년 자료를 연령층에 따라 나누어 살펴보면 청구된 환자 중 50대가 31,822명(남 23,848명, 여 7,974명)으로 약 15%를 차지하였다.
- 50대부터 심방세동이 증가하게 되는 이유는 심방세동 발생은 고혈압과 당뇨 등 만성질환에 의한 경우도 있지만 식생활 습관과도 관계가 있으며 20대나 30대부터 잘못 관리되었던 식생활 습관이 누적되어 50대에 심방세동으로 나타나게 된다.
- 흡연의 경우 한국인 일반 인구 집단을 대상으로 분석해 보았을 때, 흡연자가 비흡연자보다 심방세동의 발생이 증가하였다. 흡연을 하게되면 폐기능이 감소하게 되는데 폐기능 감소도 심방세동의 발생 원인 중 하나이다.
- 운동이나 활동의 정도도 심방세동의 발생과 관계가 있다. 직업적 활동이나 여가를 위한 운동이나 활동의 정도에 따라 분석을 해보면 적절한 정도의 운동이나 활동은 심방세동 발생을 억제하는 효과가 있다.
- 최근들어, 60대 이후에 주로 생기던 심방세동이 젊은 연령층에서 크게 늘고 있다. 모 의대병원 심장혈관병원 부정맥팀이 2005년부터 2009년 10월까지 심방세동으로 진료 받은 환자수를 분석한 결과, 2005년 1년간 1613명이었던 30~50대 환자가 2009년에는 1~10월까지만 2246명에 달했다. 동년 11~12월을 제외하고 비교해도 5년간 39% 증가하였다. 향후 더 많은 환자수가 증가할 것으로 예상된다.

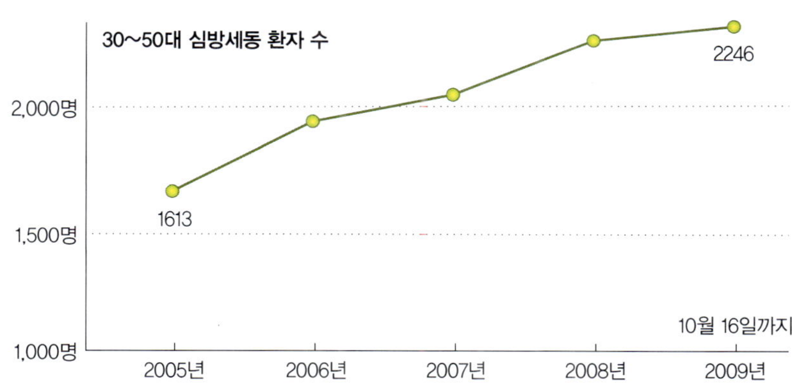

자료: 세브란스병원 심장혈관병원 부정맥팀

30~50대 연령층에서의 심방세동 환수 증가 추세

- 최근(2018년) 한 보도에 따르면 심장박동 이상 환자가 최근 6년사이 매년 6.48%씩 증가해 지난해 19만9000여명에 육박한 것으로 나타났다. 국민건강보험공단 빅데이터 분석결과에 따르면 '심장박동의 이상(R00)' 질환으로 인한 건강보험 진료 인원은 지난해 198,855명(약 20만 명)으로 집계되었고, 6년 전인 2012년 14만5259명에서 연평균 6.48%씩 증가한 수치이다.
  - 여성은 90,362명에서 123,564명으로 연평균 6.46%, 남성은 54,897명에서 75,291명으로 연평균 6.52% 증가하였다.
  - 인구 10만 명당 390명이 진료를 받았으며 성별로는 여성이 487명으로 남성 294명 보다 1.7 배가량 많았다.
  - 연령대별 진료현황을 살펴보면 50대가 39,442명(19.8%)으로 가장 많았고60대 34,781명(17.5%), 40대 33,189명(16.7%) 순이었다.

▣ 현대의학과 과학문명의 발전에 힘입어 우리나라와 미국, 수 많은 아시아 국가들의 평균수명 연장에 따른 세계인구고령화는 여타 질병과 함께 다양한 심장부정맥 질환의 발병률을 증가시키고 있는바 조기진단, 치료, 관리가 어느 때보다 필요하다. 30대 이후 다양한 성인병의 발생률 증가는 여러 형태의 심장부정맥 발생의 직접 또는 간접적 원인이 될 수 있다.

▣ 특히 다양한 심장부정맥 질환은 인간의 삶의 질을 떨어뜨리고, 다른 합병증 및 질환 유발의 위험인자가 되며 급사, 심각한 후유증, 신체장애의 원인이 되는바 이에 대한 새로운 인식의 전환이 필요하다.

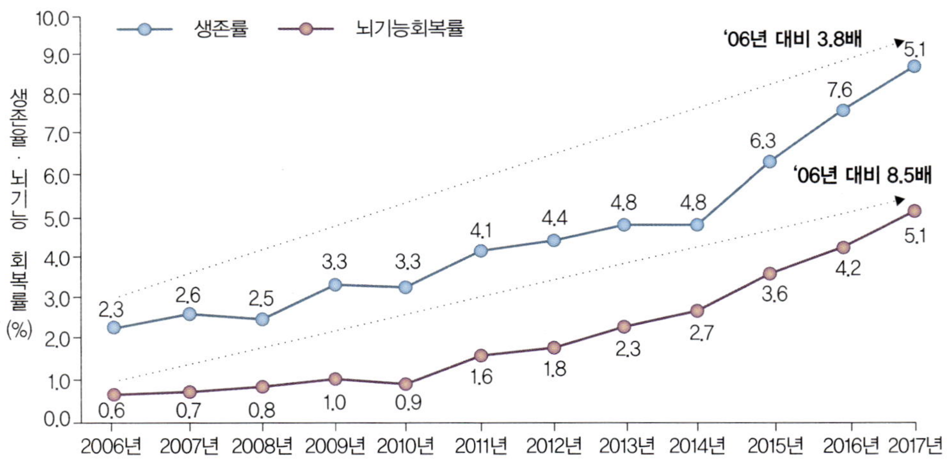

우리나라 심방박동 이상 환자의 생존율과 뇌기능 회복률(2006~2017년)

Ⅳ. 부정맥의 진단, 치료, 관리, 예방

1. 부정맥 진단과 검사

1) 진단

부정맥의 가장 정확한 진단은 심장전문의사의 진료와 다양한 검사로 가능하다. 그러나 무증상, 가벼운 증상, 인식의 부족 등으로 많은 사람들이 진단의 시기를 놓쳐 돌이킬 수 없는 정도의 중증으로 진행될 수 있기 때문에 스스로의 자가진단 방법도 고려해야 한다.

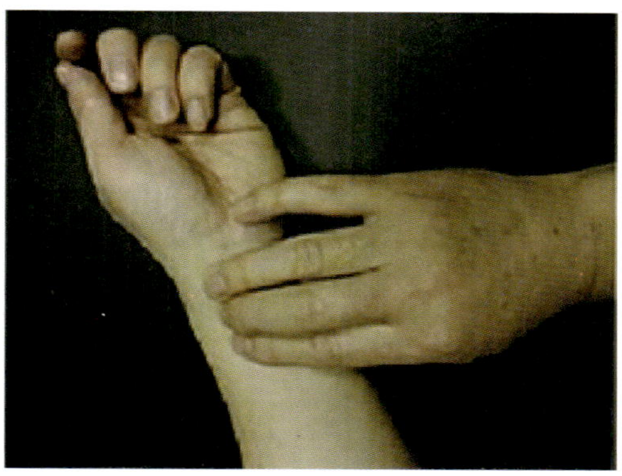

부정맥 자가진단법 1 : 팔목의 요골동맥부위에 손가락 세 개 정도를 지그시 누른 후 1분간 맥박수(심박수)와 규칙성을 체크, 분당 심박수가 60회 미만 또는 100회 이상, 또는 맥박이 불규칙하면 부정맥 의심

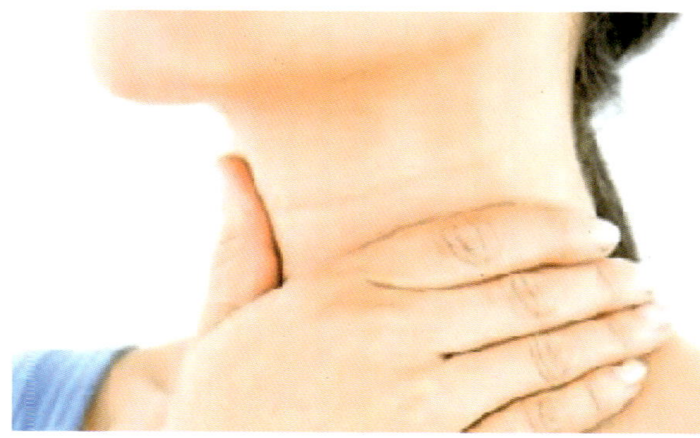

부정맥 자가진단법 2 : 목동맥에 검지나 중지 손가락을 지그시 누른 후 1분간 맥박수9심박수)와 규칙성을 체크함. 심박동이 불규칙하거나 분당 60회미만 또는 분당 100회 이상일 경우 부정먹 의심

(1) 부정맥 자가진단법

평소 가슴이 두근거리거나 숨이 차는 등의 증상을 느낄 때 요골동맥(팔목동맥) 촉지법과 목동맥 촉지법이 있다. 그러나 자가진단 후에는 반드시 의사 방문이 필요하다.

(2) 부정맥 의심 증세

- 다음의 증상을 느끼는 반드시 병원의 심장전문의사에게 진료 및 검사를 받을 필요가 있다.

① 가슴두근거림이 있을 때 자신의 맥박이 분당 150회 이상으로 빨라진다.

② 맥박이 불규칙하다.

③ 어지러움을 느낄 때 맥박이 분당 약 40회 이하로 느려진다.

④ 맥박이 3초 이상 멈추는 경우가 있다.

⑤ 운동이나 등산 시에 심장이 서서히 빨라지다가 쉬면 차츰 가라앉는 것과 달리, 안정 상태에서 가슴이 덜컹거린 후 갑자기 두근거리다가 갑자기 멈추는 경우 상심실성 빈맥 등을 의심된다.

⑥ 음주 다음날 또는 정신적 육체적 스트레스 후에 가슴이 두근거리는 경우 빈맥을 의심한다.

⑦ 맥박이 건너뛰기 시작하고 혹시 이러다가 심장이 멎지는 않는가 하는 걱정을 하게 되면 서맥이

나 조기수축을 의심된다.

⑧ 가슴이 답답하거나 숨이 찬 경우, 심부전이나 관상동맥질환 뿐 아니라 빈맥이나 서맥을 의심된다.

⑨ 가만히 있다가 갑자기 어지럼증을 느끼거나 잠깐 정신을 잃은 경우 심장이 심하게 느려지거나 수 초간 정지되는 서맥 의심된다.

⑩ 노인뿐만 아니라 젊은 성인에서도 갑자기 정신을 잃고 경련을 하는 경우 간질보다 우선 서맥이나 위험한 심실성 빈맥을 의심된다.

- 상기 증상들이 발생하면 치료가 필요없는 부정맥일 수도 있지만, 생명을 잃을 수도 있는 심실성 빈맥이나 심한 서맥일 수 있으므로 의사의 진찰을 받아야 하고, 흉부불편감을 동반한 어지럼증이나 실신의 경우에는 반드시 바로 병원에 내원하여 정밀검사를 받아야만 한다.

2) 부정맥 진단과 검사법

▣ 부정맥이 의심되면 기본적으로는 해야 할 검사

- 혈액 검사

  혈액 검사에는 보통 부정맥을 유발할 수 있는 빈혈이라든지 갑상선기능검사를 포함한다.

- 일반 심전도

  심장검사의 가장 기본으로 저렴하고 가치있는 검사이다.

- 운동부하 심전도(트레드밀 검사)

  특히 운동시 잘 발생하는 부정맥이나 서맥과 관상동맥질환 진단에도 매우 유용하다.

- 심장 초음파

  심장의 구조적 혹은 기능적 문제가 있는 경우에도 부정맥이 발생할 수 있음으로 함께 검사를 한다.

- 24시간 심전도 모니터 검사(홀터검사)

  소형의 특수심전도 기기를 가슴에 부착하고 24시간 동안 검사하는데 일상 활동 및 수면 중에 발생하는 부정맥 진단에 유용하다.

- 전기생리학검사

  일반적으로 진단이 힘든 부정맥의 경우 입원해서 심장에 전깃줄처럼 생긴 전극도관을 삽입해 부정맥을 유발시켜 정밀 검사하는 진단법이다.

부정맥 진단검사 요약

심전도 검사	부정맥 진단의 가장 기본이 되는 검사로서 심장의 전기적 신호에 따라 그래프를 만드는 검사이다. 부정맥이 있는 당시에 측정하면 부정맥의 유무와 종류를 알 수 있다.
24시간 심전도 검사	휴대용 심전도 기계를 환자 몸에 부착하여 24시간 동안의 심전도를 기록하는 검사이다. 부정맥 발작이 짧은 시간 동안 발생하거나 수면시간에 발생하는 경우에 도움이 된다.
이벤트 심전도	휴대용 심전기 기기를 가지고 다니면서 증상이 있을 때만 몸에 기계를 대어 심전도를 측정하는 검사이다.
운동부하심전도검사	운동 전과 운동 중 그리고 운동 후의 심전도를 측정하여 운동 시 발생하는 부정맥과 부정맥의 위험 여부를 판단하기 위해 시행한다.
심장초음파	초음파를 이용하여 심장의 구조와 기능을 더욱 더 정확하게 판단하는 검사이다.
기타 검사	빈혈, 갑상선 기능검사

(1) 부정맥 진단을 위한 혈액검사의 의의

▣ D-dimer(D-이합체) 검사

• D-dimer는 체내에서 혈전이 용해될 때 형성되는 단백질의 조각 중의 하나

- 혈관이나 조직이 상해를 입고 출혈되기 시작하면 지혈이라 불리는 과정이 개시되어 인체에서 혈액을 응고시켜서 지혈된다. 지혈과정 동안 섬유소(fibrinogen, 피브리노겐)라 불리는 단백질의 가는 선이 생산하여 가는 선은 서로 연결되어 섬유소 그물을 형성하고, 상해부위가 치유될 때까지 혈소판과 함께 상해 부위에 혈전(피딱지)을 형성하여 지혈시킨다.
- 상처부위가 치유되면 혈관 속의 혈전(피딱지)은 더 이상 필요없다(지혈이 되고 시간이 지나 혈관이 모두 회복되면 지혈 시 생성된 혈전은 신속히 제거되지 않으면 이 혈전이 계속 혈관 속을 막아 혈전경색증이 생기면 오히려 건강 위협). 이 혈관 속의 혈전을 제하기 위해 혈액중에 있는 플라스미노겐(plasminogen)이라는 단백질이 플라스민(plasmin)이라는 물질로 바뀌어서 혈관내벽이나 조직에 붙어 있는 혈전을 녹이는데 이때 생성되는 작은 조각 물질(단백질)이 섬유소분해산물(FDP)이다. 섬유소분해산물 중 하나가 D-dimer이다.
- D-dimer 검사가 필요한 경우는 여러 원인에 의한 혈전발생의 증상이 있거나 심부정맥혈 전증(DVT), 폐색전증(PE), 파종성혈관내응고(DIC) 같은 급성 혹은 만성의 부적절한 혈전이 형성되는 질환을 가지고 있을 때, 또는 파종성혈관나 응고 및 다른 혈전질환의 경과와 치료를 모니터링할 때 반드시 필요하다.
- 주지의 사실과 같이 만성심장부정맥은 혈전을 형성하여 혈액 내 D-dimer의 수치가 증가할 수 있다.

▣ 갑상선기능 검사

- 갑상선기능항진증이나 저하증은 부정맥 발생의 원인이 될 수도 있다. 혈액 내 갑상선 자극호르몬(TSH)과 갑상선호르몬(F4, F3)의 농도 검사가 해당된다.

▣ 빈혈검사

- 빈혈은 부정맥 발생의 한 원인이므로 혈액을 이용한 빈혈검사 필요하다.

(2) 심전도 검사의 의의와 종류

▣ 부정맥 진단에 있어서 심전도는 가장 중요한 검사법이다. 심전도검사는 사용하는 검사기기와 방법에 따라 분류된다.

- 일반 심전도검사(표준12유도 심전도검사)
- 활동 중 심전도검사(홀터 심전도검사)
- 사건심전도검사
- 신호평균 심전도검사
- 운동부하심전도검사

▣ 심장은 '특수전도로'라는 전기전달체계의 전기적 활동에 의해 박동된다.

- 심장의 전기활동은 신체 전체로 전달되기 때문에 두 팔(전극 2개), 두 다리(전극 2개), 가슴부위(6개)에 총 10개의 전극을 부착하여 심전도 기기에 연결하여 잠깐 동안(약 10초 정도) 기록하면 심전도 파형을 그래프에 그림 형태로 출력할 수 있다.
- 심전도는 부정맥을 포함한 심장질환, 심장에 영향을 미치는 다양한 질병의 효과들을 알 수 있다. 부정맥 여부, 부정맥의 종류, 심방과 심실의 비대(커짐), 관상동맥질환, 전해질 불균형, 인공심박동기의 기능평가 등이다.
- 완벽히 진단되지 않는 경우도 있어 추가적인 특수검사도 필요하다.

▣ 심전도검사의 종류

일반심전도검사, 운동부하심전도검사, 24시간 심전도(홀터)검사

- 일반심전도검사

  심전도검사법 참고하기 바란다.

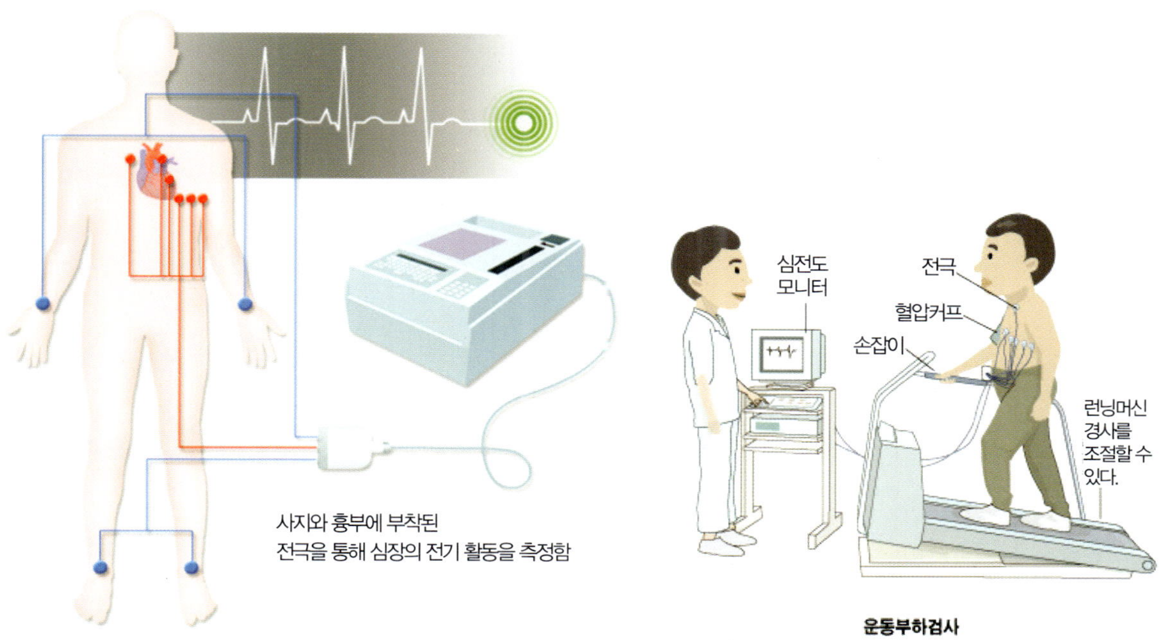

일반심전도 검사와 운동부하검사

- 운동부하심전도 검사(트레드밀 검사)
  - 운동부하 심전도검사란 서서히 운동량을 증가시켜 심장 순환기계의 기능 및 심장병의 진단과 치료에 대한 효과를 알아보는 검사이다.
  - 안정 상태에서는 증상이 나타나지 않아 진단이 어려운 협심증의 경우, 활동시의 심장 상태와 비슷하게 의도적으로 심장에 부하를 주어 증상의 발현 여부 및 심장의 변화를 측정한다.
  - 협심증의 증상 또는 증상을 유발시키는 스트레스 수준을 알아낼 수 있다.
  - 운동과 관련된 심장 기능의 변화를 진단한다.
  - 부정맥 가운데 운동과 관련되어 발생하는 부정맥과 서맥 진단에 도움이 된다.

- 24시간 홀터심전도 검사(24시간 심전도검사)
  - 일상생활 중에 간헐적으로 나타나는 증상(두근거림, 맥의 건너뜀, 흉통, 가슴 압박감 등)들에 관하여 부정맥이나 기타 심장질환과의 연관성유무를 밝히고, 발생빈도와 정도, 일상생활과의 관련성 등을 참고로 하여 치료의 방향을 설정하는 검사이다.
  - 일과성 부정맥(잠시 나타났다 사라지는 부정맥)은 언제 발생할지 모르기 때문에 단시간의 심전도 검사(일반 심전도검사)에서는 이상이 발견되지 않는 경우가 많다.
  - 24시간 또는 48시간 연속적으로 심장의 전기적 활동 상태를 계속 기록하는 방법이 '홀터심전도 검사(24시간 심전도검사)'이다.
  - 검사 예약일에 병원검사실로 내원하여 흉부(가슴피부)에 5~7개의 전극을 부착하고, 약 500 g 정도의 작은 검사기기를 허리에 착용 후 하루 일상생활을 하는 동안의 심전도를 자동으로 기록

한다. 검사를 받는 동안의 하루일과(24시간의 생활행동, 흉통, 가슴이 두근거리는 증상 등)를 환자가 스스로 기록지에 상세하게 기록한다.

- 부정맥이나 원인을 알 수 없는 졸도 등의 증상이 있는 환자들에게 시행하며, 특히 선천성 심장병은 물론 개심술(흉부외과 전문의사가 환자를 전신마취 후 심장을 직접 열고 질병부위를 수술하는 방법) 후에 나타날 수 있는 부정맥의 유무를 판단하고, 부정맥의 진단과 치료 효과를 판단하는 데에 유용한 검사이다.

• 웨어러블 연속 심전도 검사

- 부정맥은 간헐적으로 갑자기 생길 때가 많아 병원에서 10초 동안 찍는 일반심전도 검사나 24시간 홀터심전도검사로 완전하게 진단하지 못하는 경우(환자)도 종종 있어 이를 해결하기 위한 특수 심전도검사법이다.
- 최근 장기간 가슴에 패치를 붙이고 모니터링하는 웨어러블 연속심전도장비가 많이 개발되었다. 패치형 연속심전도(Cardea SOLO)는 부정맥 진단율을 높일 뿐만 아니라 검사법도 편리하다.
- 실제로 미국 지오패치로 14일간 장기 모니터링해 부정맥을 진단한 임상연구 결과, 모니터링을 시작한 후 1일이 지난 뒤에 부정맥의 50% 정도가 확인됐고, 1주일이 넘으면 진단율이 크게 높아졌다.
- 증상을 느끼지 못하는 부정맥이나 간헐적으로 발생하는 부정맥 진단을 높일 수 있다. 또한 전극선이 없고 가벼운 데다 생활 방수기능까지 갖춰 부착하는 동안 가벼운 운동이나 샤워 등 일상생활도 가능하다.
- 특히 심방세동 초기에는 부정맥이 간헐적으로 발생하고, 심방세동 환자의 20~30%는 무증상이어서 며칠동안 연속 측정하는 패치형 연속 심전도 검사가 매우 유용하다.

• 사건기록심전도와 루프형 삽입형 기록기

- 드물게 발생하거나 자신이 잘 느끼지 못하는 부정맥을 찾아내 것은 어려운 일이다. 이를 보완하는 방법이 홀터심전도인데, 24시간 동안만 기록할 수 있기 때문에, 이보다 드물게 발생하는 부정맥을 진단하는 데에는 한계가 있다.

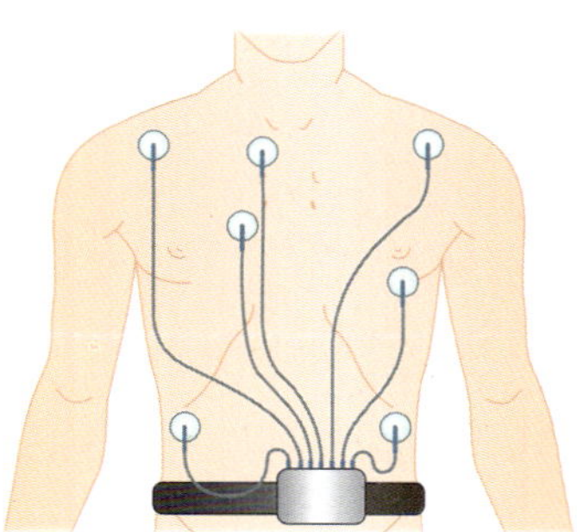

홀터심전계
Holter monitor
1일(24시간) 측정

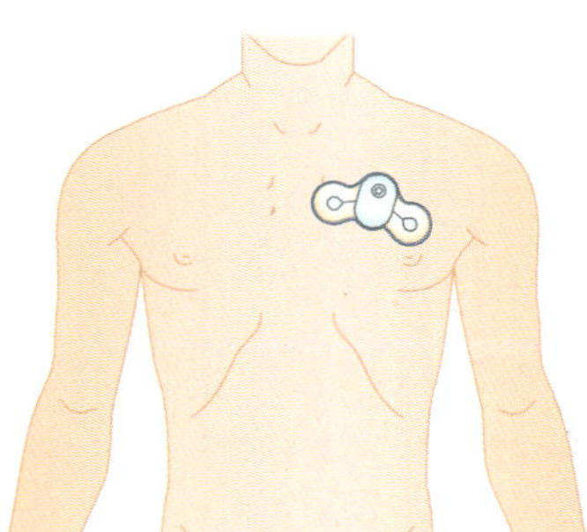

카디아솔로
Cardea SOLO™
7일(168시간) 측정

– 이렇게 드물게 발생하는 부정맥을 진단하기 위해 최근 이용되고 있는 검사방법이 사건기록심전도와 루프형 삽입형 기록기를 이용한다.

사건기록심전도

- 이벤트 기록기라고도 하며 심전도 전극과 같은 것 2개를 가슴에 붙이고 1~2주 동안 기계를 몸에 지니고 다니면서 두근거림 등의 증상이 생겼을 때마다 기계에 있는 단추를 누르면, 그 순간의 맥박이 기록되는 것이다.
- 상황에 따라 본인이 직접 전극을 떼고 붙이는 것이 간편하므로 큰 부담은 없다.

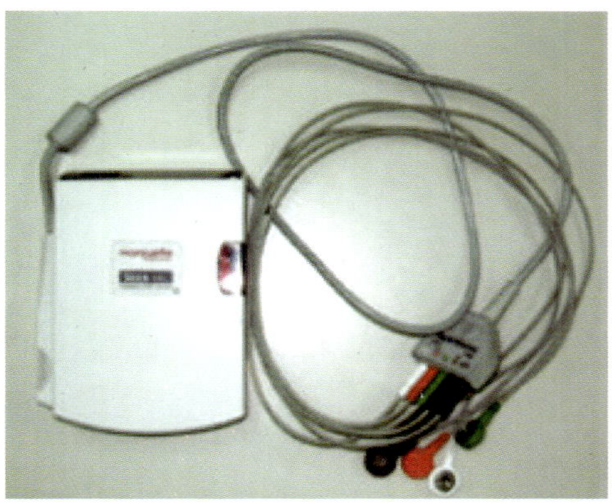

24시간 홀터심전기

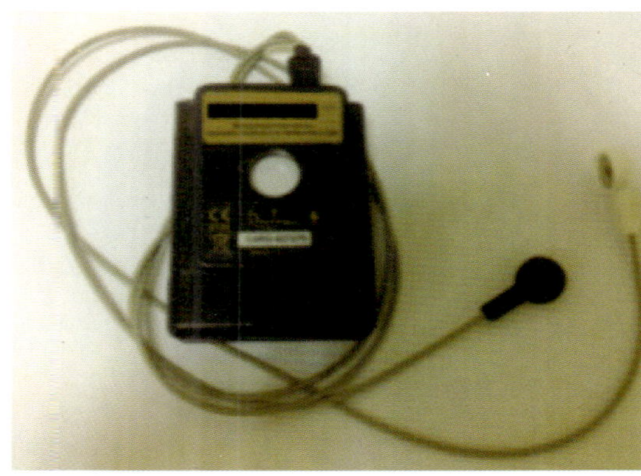

사건기록심전기

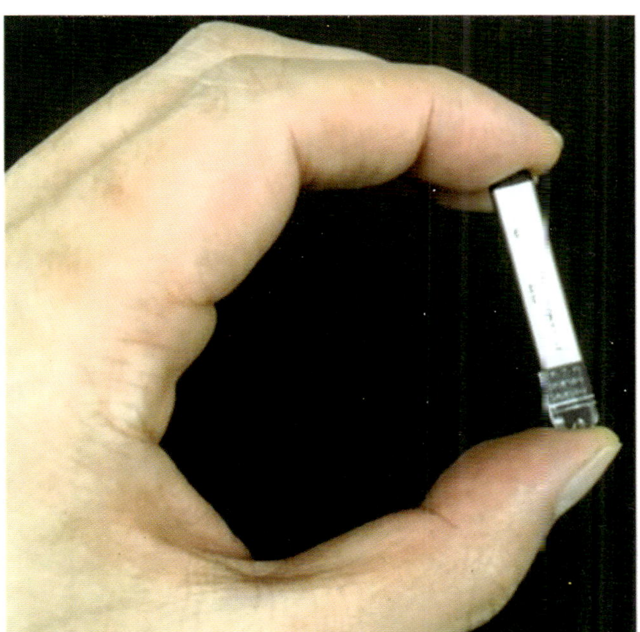

삽입형 심전도 기록기(plantable loop recorder): 길이 4 cm, 폭 1 cm, 두께 0.5 cm, 무게 20 g, 새끼손가락 크기

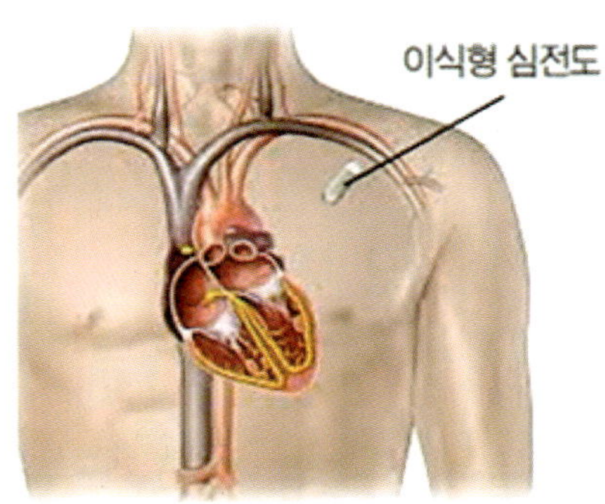

특수주사기로 쇄골아래 피부속에 이식 : 24시간 심전도를 3년간 기록

이식형심전기(삽입형심전도기록기, 루프형리코더, plantable loop recorder)

- 길이 4 cm, 폭 1 cm, 두께 0.5 cm, 무게 20 g으로 새끼손가락보다 작다.
- 5분 만에 시술이 가능하며 국소 마취하에 주사기로 왼쪽 쇄골 아래 피부에 밀어넣고 봉합한다.
- 부정맥 발생시 심전도가 자동으로 기록되고 환자의 스마트폰 앱으로도 전송하여 주치의에게도 앱을 통해 즉시 이메일로 송신이 가능하다. 한 번 피부아래 이식 후 배터리가 3년까지 쓸 수 있기에 부정맥 진단 후 치료를 하면서 변화를 실시간으로 아는 데도 활용된다.

- 심장초음파 검사
  - 초음파를 이용하여 심장을 직접 들여다보고 심장내부의 질환이나 이상을 알아낼 수 있는 편리한 초음파 검사장비이다.
  - 심초음파 기계의 탐촉자를 환자의 가슴부위에 대면 기계의 화면상에서 움직이는 심장을 볼 수 있다. 심장의 모양 및 움직임, 그리고 심장판막들의 열리고 닫히는 모습을 관찰하고 혈류의 흐름을 평가함으로써 선천성 심장병과 후천성 심장병, 관동맥질환, 부정맥에 의한 심장 움직임의 변화 등의 진단에 매우 유용하다.
  - 심장초음파 검사는 환자들에게 거의 고통을 주지 않으면서 비교적 정확한 심장의 정보를 제공해 주므로 심장질환의 진단에 빼놓을 수 없는 중요한 검사이다.
  - 심장초음파가 아래에 해당되는 경우 진단에 도움이 된다.

    * 고혈압 환자
    * 심전도(ECG) 검사 시 이상으로 나타난 사람이나 수술전 환자
    * 심장박동 보조기구를 사용하는 환자
    * 술과 담배를 많이 하는 사람
    * 심장병으로 치료를 받은 적이 있는 사람
    * 평소 가슴이 두근거리거나 일상생활 중 실신한 경험이 있는 사람의 부정맥 의심되는 경우
    * 가슴통증이 있는 사람 등이다.

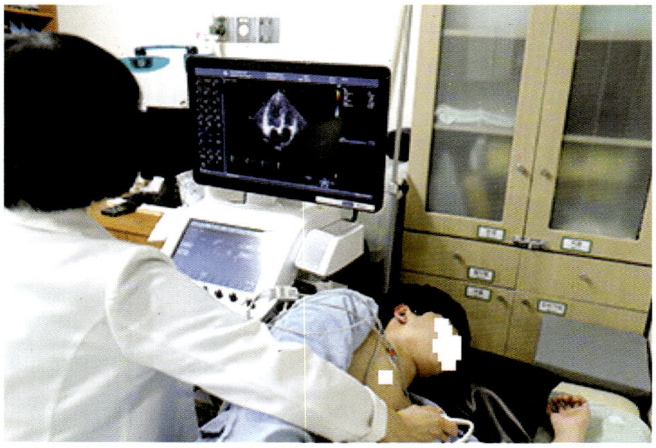

심장초음파 검사와 모니터에 비친 피검자의 심장영상

• 심전도검사와 심초음파검사 비교

심전도검사		심장초음파검사
의심질환	• 부정맥 • 관상동맥질환 • 심장비대 • 심근경색 • 갑상선, 폐질환 진단에 도움 • 수술전후 심장상태 및 기능평가	• 고혈압환자 • 심전도검사시 이상으로 나타난 사람이나 수술 전 환자 • 심장박동보조기구를 사용하는 환자 • 심장병으로 치료받은 사람 • 일상생활 중 실신경험이 있는 사람 • 가슴통증이 있는 사람
소요시간	• 2~3분	30~40분

2. 부정맥의 치료, 관리, 예방

1) 치료

▣ 앞에서 소개한 바처럼 부정맥의 진단, 치료, 관리는 전문적으로 심장전문의사에게 받아야 하며 치료에 관한 내용은 앞부분을 참고하기 바란다.

2) 예방과 관리

▣ 반드시 전문의사의 권유와 지시를 잘 따라야 한다.

• 보편적으로 많이 권유하는 예방 및 관리 수칙들을 다음과 같이 제시한다.

부정맥 환자의 생활수칙
1. 자신의 부정맥에 대해서 정확히 알고, 증상이 있을 때 자기 맥을 확인한다. 2. 사회생활을 해치지 않는 범위에서 술, 담배를 줄이고 격한 운동을 조심한다. 3. 치료할 필요가 없다는 진단을 받았다면 생활이 위축될 정도로 소심해지지는 말자. 4. 주변에 자신의 병을 적극적으로 알린다. 5. 증상이 약한 부정맥이라도 반드시 정기검진을 챙긴다. 6. 환자 가족은 응급상황에 대비해 심장마사지를 익힌다. 3분이 생사를 가른다.

부정맥 관리에 해가 되는 음식	
• 부정맥을 악화시키는 음식 및 기호식품	• 커피, 술, 담배
• 부정맥 환자를 피하면 좋은 음식	• 고혈압, 관상동맥질환을 동반한 경우 : 기름진 음식, 육류, 튀긴 음식 • 와파린을 복용하는 경우 : 녹즙, 채소, 고도한 콩 · 청국장

부정맥 생활상식
부정맥에 이로운 생활습관
• 걷기, 자전거, 수영과 같은 적당한 규칙적인 유산소 운동 • 충분한 수면 • 스트레스 피하기 • 절제된 음주 • 금연 • 적정 체중의 유지
부정맥에 좋은 음식
• 오징어, 낙자, 굴, 게, 모시조개 등의 어패류 • 호두와 같은 견과류 • 연어, 고등어, 참치 등의 등푸른 생선 • 좋은 음식도 과하면 몸에 해를 끼친다. • 모든 음식은 적당히 골고루 먹는 것이 건강에 도움이 된다.
부정맥에 해로운 음식
• 커피, 홍차, 초콜렛 등 카페인이 다량 함유된 음식 • 기름기가 많은 육류, 튀긴 음식 • 술, 담배 • 혈전약 와파린을 드시는 경우 비타민 K가 풍부한 양배추, 시금치, 브로콜리 등과 같은 녹황색 채소와 소 간은 약효를 떨어뜨리므로 많은 양을 한꺼번에 먹지 않도록 한다.

부정맥 예방법
1. 과한 웨이트 트레이닝보다는 유산소 운동을 적절한 운동은 심혈관계 질환의 건강을 유지하기 위해 가장 기본적이고 필수적인 방법이다. 2. 영양소는 골고루, 간은 싱겁게 과식에 주의하고, 신선한 채소와 과일, 적정한 양의 단백질과 적은 양의 탄수화물, 싱거운 음식은 늘 권장하는 좋은 식습관이다. 3. 술은 한잔 정도가 적당하다. 과한 음주는 부정맥 발생의 중요한 요인이 될 수 있다. 4. 너그럽고 여유로운 마음 신체적, 정신적 스트레스는 부정맥의 적이다.

Ⅴ. 관상동맥질환

1. 관상동맥(심장동맥, Coronary artery)이란?

심장은 전신순환 정맥혈액을 허파로 보내 이산화탄소(CO_2)를 버리고 산소(O_2)를 받아 동맥 혈액으로 가스교환을 하는 작용(우심방 → 우심실 → 허파동맥 → 양쪽 허파)과 이 동맥혈액을 온몸의 모든 장기조직과 세포로 박출(양쪽 허파 → 허파정맥 → 좌심방 → 좌심실) 및 순환시켜 온몸에 혈액과 산소, 영양물질을 전달하는 펌프작용을 한다. 그러나 심장역시 하나의 장기조직이고 심장이 기능(펌프작용)을 하기위해 심장조직과 세포에도 산소와 영양소의 공급이 반드시 필요하다. 이 기능을 하는 것이 관상동맥(Coronary artery)이다. 대동맥에서 박출되는 전신혈액량의 약 5% 정도가 관상동맥을 통해 심장조직으로 순환된다.

관상동맥은 대동맥의 뿌리 부분에서 시작하여 좌관상동맥과 우관상동맥으로 각각 출발하여 더 가느다란 수 많은 가지로 나뉘어 심장 전체에 고루 분포된다. 혈관들의 분포모양이 마치 왕관모양으로 생겨 '관상동맥' 이라 한다.

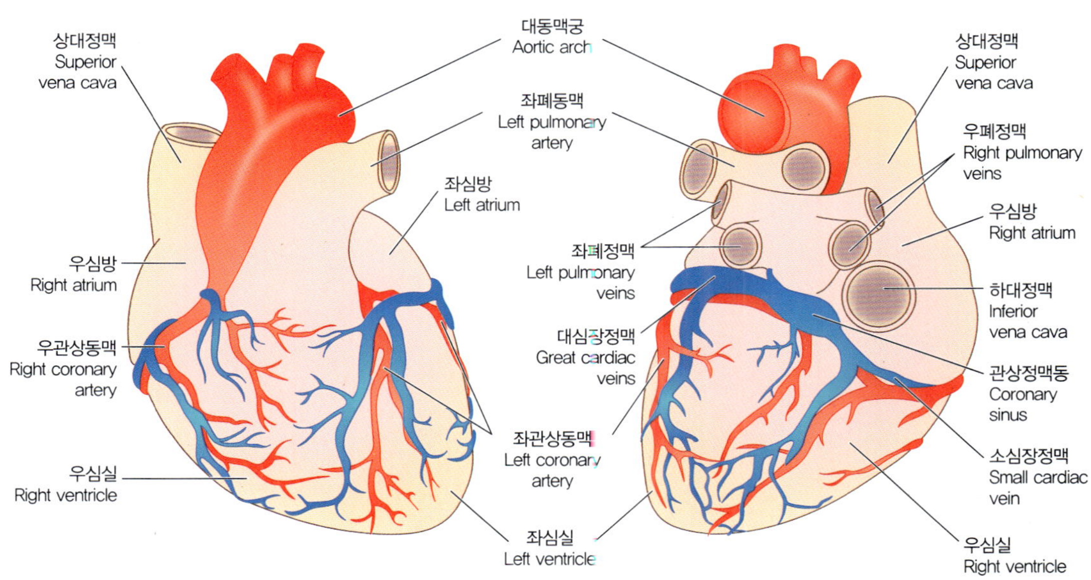

A. 전면　　B. 후면

아래 그림들은 심장에 분포된 관상동맥들의 분포모양이다.

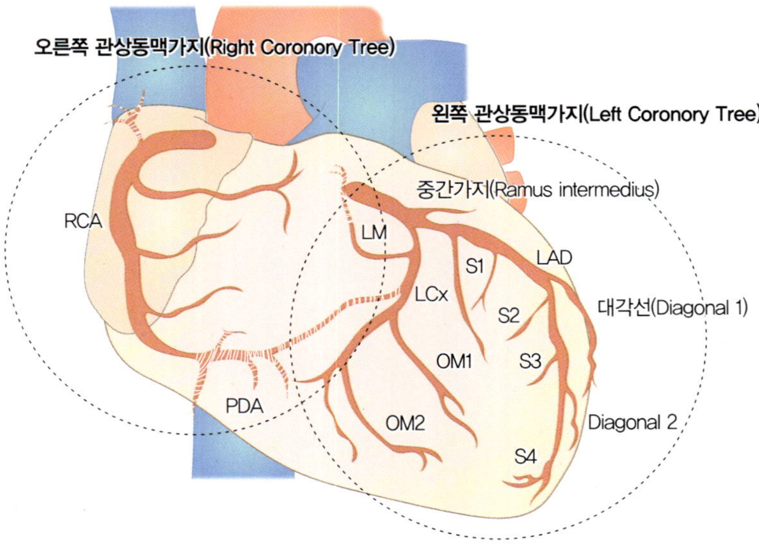

오른쪽 관상동맥가지(right coronary tree)와 왼쪽 관상동맥가지(left coronary tree) : RCA(right coronary artery), 왼 회선동맥(LCx, left clrcumflex artery), 왼쪽 주 관상동맥(LM, left main coronary artery), 좌전하행동맥(LAD, left anterior descending artery), 뒷 하행동맥(PDA, posterior descending artery), S1–S4(septal), 둔간변연(OM1–2, obtus marginas).

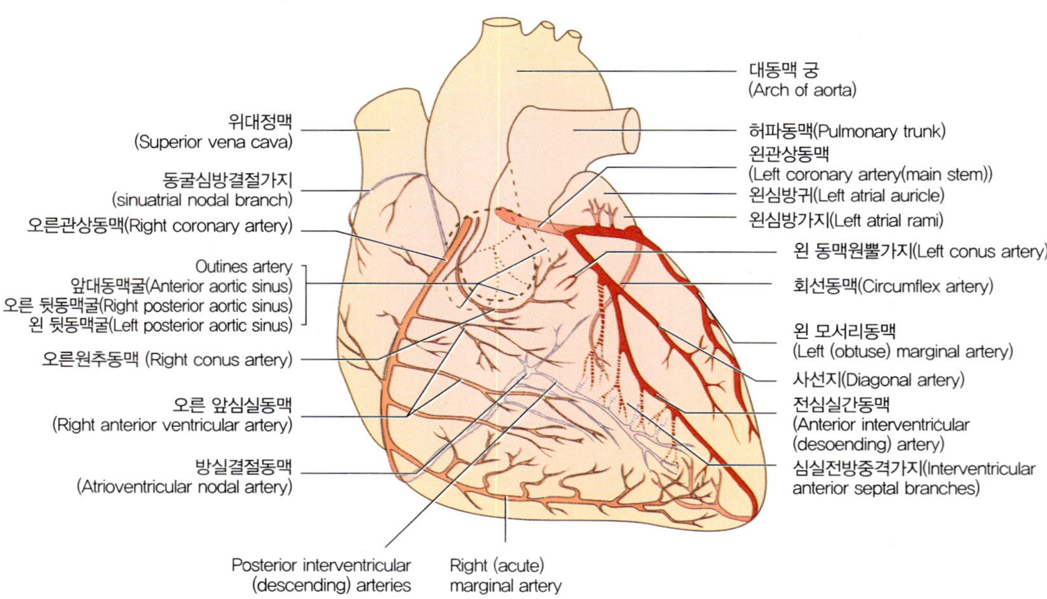

2. 관상동맥질환(Coronary artery disease)

1) 정의

관상동맥질환은 관상동맥 내벽에 콜레스테롤과 같은 지방 침착물의 축적으로 인해 관상동맥벽이 두꺼워지고 혈관이 좁아져서 원활한 혈액순환에 지장을 줘 발생하는 병으로 좁아진 관상동맥으로 인해 심장에 공급되는 혈액, 산소, 영양분이 감소하게 되고 관상동맥을 폐쇄시킬 수 있는 혈전의 발생 기회가 더욱 증가하여 결국 심장마비가 초래될 수 있다. 드꺼워진 혈관벽 내면에 혈전이 생기면 혈관 내부가 더욱 좁아지게 되고 혈관 수축이 되거나 심한 경우에는 혈관이 완전히 막히게 된다.

관상동맥의 혈관벽 내에 지방분이 축적된 경우를 동맥경화반(플라크)이라고 한다.

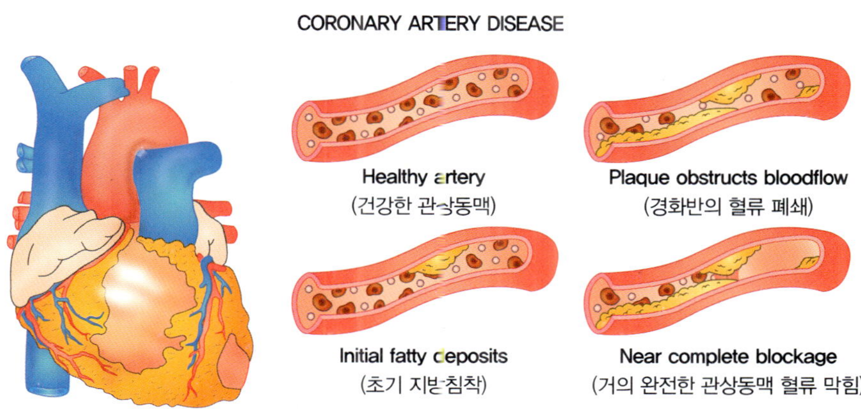

Coronary Artery Disease

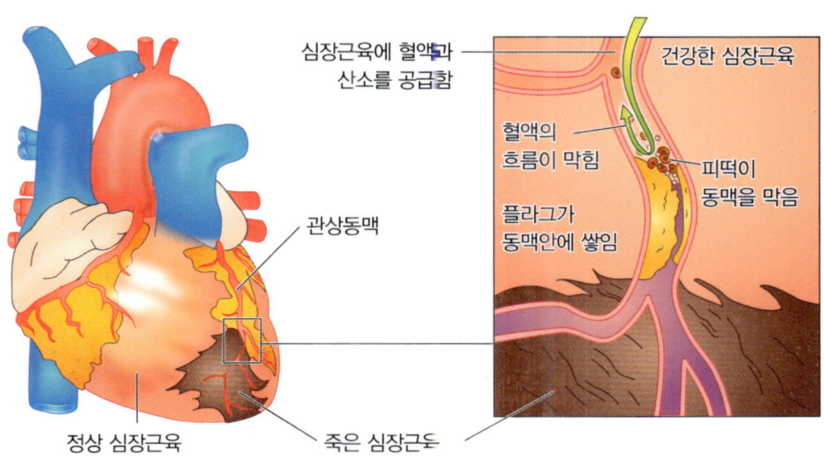

2) 증상

- 흉통 증상이 전형적으로 나타나지만 때로는 증상이 없을 수 있다.
- 병이 많이 진행하면 심장 기능을 저하시켜 호흡곤란이 나타날 수도 있다.
- 심한 부정맥 발생할 수도 있다.
- 심장이 갑자기 정지하기도 하는 심각한 병이다.

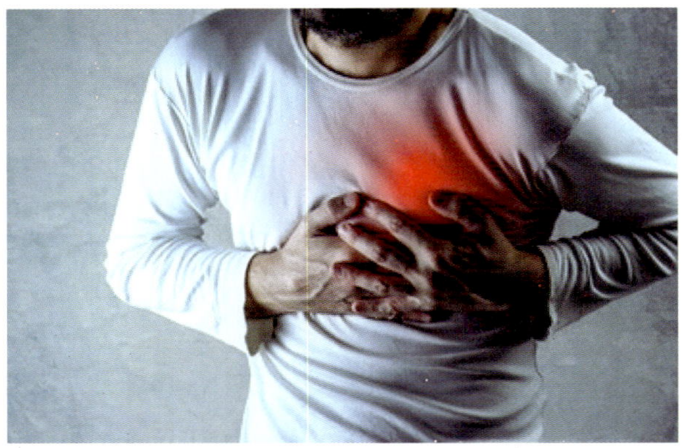

극심한 가슴통증

3) 관상동맥질환 발병의 위험인자

고혈압, 비만(체중과다), 당뇨병, 부모가 뇌졸중이나 심장병을 갖고 있는 경우, 흡연, 운동 부족, 고지혈증(이상지질혈증: 핏속에 기름 〈지방성분〉이 많은 경우), 스트레스, 노화(연령의 증가), 남성, 조기 관상동맥질환 가족력(즉, 남자 친척의 경우 55세, 여자 친척의 경우 65세 전에 관상동맥병에 걸린 가까운 친인척이 있음), 식사요소, 높은 혈중 C-반응성 단백질(CRP) 수치, 갑상선기능저하증, 고호모시스틴혈증 등이다.

(1) 고혈압과 관상동맥질환

- 고혈압환자는 평생 심혈관질환 위험이 약 63%이다.
- 고혈압환자는 관상동맥질환이 정상인보다 5년 더 빨리 발병한다.
- 수축기 혈압상승은 협심증, 이완기 혈압상승은 대동맥류 발생에 영향을 미친다.
- 고혈압과 동맥손상
  - 혈압이 높아지면 동맥에 가해지는 압력(힘)도 높아지게 된다. 동맥벽이 미세하게 찢어지게 되고 흉터가 조직에 남게된다. 이 흉터 조직은 지방입자, 콜레스테롤, 혹은 다른 물질들이 머무를수 있는 장소를 제공하고 플라크가 형성된다.
  - 손상된 동맥은 콜레스테롤, 혈소판, 지방과 같은 순환혈액 속의 물질들을 축적시키고 플라크를 형성하게 된다. 형성된 플라크에 의해 동맥 안을 천천히 좁아지고 딱딱해져서 말초혈관질환, 관상동맥질환을 일으킨다.

– 고혈압은 동맥이 굳어지는 속도를 빨라지게 한다.

- 나이가 들면서 동맥은 자연스럽게 단단해지고 시간이 지나 탄성을 잃게 되며 고혈압이 없어도 이런 변화는 자연스러운 노화 현상으로도 일어난다.
- 고혈압을 관리하지 않으면 이런 변화가 더욱 빨라지게 되며, 동맥내벽이 손상되고 딱딱해진다.

2018년 대한고혈압학회 진료지침(안)

혈압의 분류	수축기 혈압 (mm/Hg)			확장기혈압 (mm/Hg)
혈압분류				
정상혈압*		〈120	그리고	〈80
주의혈압		120–129	그리고	〈80
고혈압 전단계		130–139	또는	80–90
고혈압	1기	140–159	또는	90–99
	2기	≥160	또는	≥100
수축기단독고혈압		≥140	그리고	〈90

(2) 비만과 심혈관질환

- 비만은 인체 전신 장기와 조직에 지방을 과다하게 쌓이게 한다.
- 지방조직은 하나의 내분비기관으로 여러 가지의 아디포카인을 생산, 분비함으로써 전신적인 대사와 비만으로 인한 질환들에 광범위한 영향을 미친다.
- 식이와 에너지 대사와 연관된 렙틴의 증가는 심혈관 질환과 밀접하게 연관됨이 알려져 있다.
- CRP(C–reactive protein, 염증표지자)는 지방조직에서 발현되며 렙틴 저항성의 발생에 관여하는 것으로 알려져 있다.
  – 렙틴은 염증 표지자의 증가와 함께 인슐린 저항성 및 심혈관질환의 증가와 밀접한 관련이 있다.
- 비만은 또한 혈류역학, 심혈관계구조 및 기능에 나쁜 영향을 미친다.
  – 비만은 전체 혈액량과 심박출량(cardiac output)을 증가시키며 심부하(cardiac workload)를 가중시킨다.
  – 전형적으로 비만환자는 같은 정도의 혈압상태에서 더 높은 심박출량과 더 낮은 말초저항을 나타낸다.
  – 비만에서 나타나는 심박출량의 증가는 대부분 일회박출량(stroke volume)의 증가에 기인하며 교감신경계의 활성화로 심박수도 약간의 증가를 보인다.
- 비만환자는 정상인에 비해 고혈압이 되기 쉽고 체중의 증가는 혈압의 증가와 연관된다.

- 과체중 또는 비만환자에서는 충만압(filling pressure)과 혈액량 증가에 따라 좌심실 확장(left ventricular dilatation)이 자주 발생한다.
- 비만은 혈압 및 나이와 독립적으로 좌심실 비대(left ventricular hypertrophy)를 증가시키며 나아가 좌심방 확장도 유발된다. 좌심방의 확장은 심부전의 증가뿐 아니라 심방세동(atrial fibrillation)과 같은 합병증을 야기할 수 있다.
- 비만이 동맥혈관을 직접 손상시켜 심장병 위험을 높인다.
  - 비만한 심장병 환자는 동맥 주위에 쌓인 체지방이 WNT5A라는 신호전달 단백질을 대량으로 만들어 내며 이 단백질이 혈관 내부에 '독성 효과'(toxic effect)를 일으킨다.
  - 비만한 사람이 그렇지 않은 사람에 비해 혈중 WNT5A 수치가 훨씬 높다.
  - 이 단백질은 동맥 주변에 쌓인 체지방에서 대량으로 방출된다.
  - 혈관세포가 이 단백질에 노출되면 '독성물질'이 생성되면서 혈관벽의 플라크(혈전) 형성을 촉진시킨다.

(3) 당뇨와 심혈관질환

- 당뇨병 환자에서 흔히 발생하는 심혈관계 합병증은 관상동맥질환, 말초동맥질환, 심근증, 심부전 등이다.
- 당뇨병 환자에서 관상동맥질환의 유병률은 최대 50%에 달해 가장 주요한 위험인자로 꼽히고 있다. 당뇨병 자체가 심혈관질환의 주요한 독립적인 위험인자로 여겨지고 있으며, 당뇨병이 없는 사람들에 비해 당뇨병 환자는 관상동맥질환의 위험이 2~4배, 관상동맥질환으로 인한 사망률이 3~7배 증가한다. 따라서 당뇨병 환자에서 당뇨를 잘 관리하고 관상동맥질환을 적절히 치료하는 것이 중요하다.

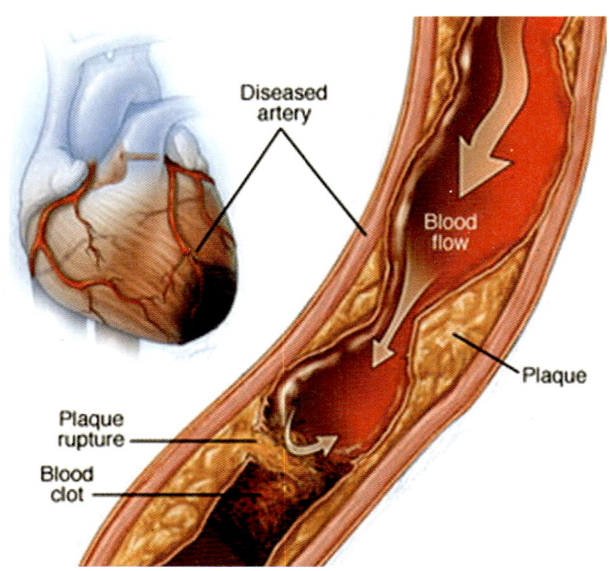

• 당뇨병으로 인해 혈당 수치가 높아지면 혈관에 문제가 생기고 혈액이 빽빽해져서 장기의 주요말초 혈관의 혈액순환이 원활하지 못하고 혈관내벽이 손상돼 혈관내 혈전이 생겨 쌓이면서 혈관을 막히게 할 수 있다. 이로 인해 미세혈관에 문제가 생기면 동맥경화나 만성신장질환(만성콩팥병 또는 만성신부전증)이 발생할 수 있으며, 비교적 큰 혈관인 심장혈관에 문제가 생기면 협심증이나 심근경색이 발생할 수 있다.

(4) 흡연, 운동부족, 고지혈증

• 인자들 역시 이미 설명한 비슷한 병리기전에 의해 관상동맥질환의 위험인자가 된다.

4) 관상동맥질환의 종류

▣ 관상동맥질환

허혈성심질환이라고도 하고 종류에는 협심증과 급성심근경색증이 있다.

(1) 협심증(Angina pectoris)

• 협심증은 심장에 혈액을 공급하는 혈관인 관상동맥이 동맥경화증으로 좁아져서 생기는 질환이다.
  - 관상동맥 내부의 동맥경화성 변화는 사실상 20대 초반부터 진행되며, 혈관 면적의 70% 이상이 좁아지면 협심증 증상이 발생할 수 있다.
  - 심근경색증은 관상동맥이 완전히 막혀서 발생하는데 비해, 협심증은 어느 정도의 혈류는 유지되므로 운동과 같이 심장근육의 산소요구량이 상대적으로 증가하는 상황에서 증상이 느껴진다.

• 증상
  - 호흡곤란, 가슴쓰림, 가슴통증, 방사통 등이 있다.
  - 협심증의 가장 흔한 통증은 가슴통증이다. 환자에 따라 조금씩 다를 수 있지만 대개 '가슴을 짓누르는 듯하다', '빠개지는 것 같다', '고춧가루를 뿌려 놓은 것 같다', '벌어지는 것 같다', '숨이 차다' 등으로 통증이 표현한다.
  - 가슴을 가로질러 특히 앞가슴 뼈(흉골) 아래 부분에서 압박감, 무거움, 갑갑함, 그리고 통증 등의 형태로 나타나며, 종종 목, 턱, 팔 등이나 치아로 퍼질 수도 있다.
  - 협심증의 가슴통증은 몇 가지 특징을 가지고 있다.
    * 가장 중요한 특징은 안정시에는 통증이 없다가 심장근육에 많은 산소가 필요한 상황, 즉 운동을 하거나 무거운 물건을 드는 경우, 차가운 날씨에 노출되는 경우, 흥분한 경우에 통증이 발생한다.
    * 통증 지속시간은 심근경색증과 달리 대개 5~10분 미만이며, 안정을 취하면 없어지며, 드물게 15분 동안 지속되기도 한다.
    * 병이 심해지면 안정시에도 통증이 발생하고 통증의 지속시간도 길어진다. 이는 심근경색증으로 진행될 확률이 높으며, 매우 위급한 상황이므로, 즉시 병원을 찾아야 한다.

* 일부 환자(약 15%)에서는 통증없이 소화불량, 가슴쓰림, 허약, 땀, 구토 등의 증상을 느끼거나 숨이 차다고 호소하기도 한다.

* 당뇨병을 가지고 있는 환자는 비전형적인 양상의 가슴통증을 호소하는 경우가 있으므로, 가슴통증이 지속된다면 협심증을 의심해보아야 한다.

• 협심증은 안정형 협심증, 불안정 협심증, 변이형 협심증으로 세분화된다.

– 안정형 협심증 관상동맥이 죽상경화증(동맥경화)에 의해서 기름때(죽상반)가 끼면서 혈관내경이 좁아지게 되면 혈액 공급이 점차로 줄어들게 되는데, 빨리 걷거나 운동할 때처럼 심장이많은 양의 에너지(산소와 영양분)를 소모해야 하는 상황에서는 좁아진 혈관 때문에 충분한 혈액의 공급이 뒷받침되지 못하면서 흉통이나 호흡곤란 같은 증상이 생기게 되고, 이 상태를 '안정형 협심증' 이라고 정의한다. 만성적으로 좁아진 관상동맥에서 일어나는데 운동 또는 스트레스 상태, 추운 날씨, 과식, 흡연이 증상을 유도된다.

– 불안정 협심증은 죽상반에 염증반응이 동반되면서 곪아서 터져 나오면 흘러나온 기름 때 찌꺼기와 지나는 혈액이 만나서 혈전이 만들어지게 되는데, 이로 인해 혈관이 막히기 직전 상태가 되면서 갑자기 흉통이 생기거나 악화되는 경우로 협착된 관상동맥이나 혈전에 의해 막힌 관상동맥 때문에 증상이 발생한다.

– 변이형 협심증은 혈관 내경이 동맥경화(죽상반)에 의해서 점차로 좁아지는 양상의 안정형 협심증과 달리, 혈관에 기름때가 전혀 없는 상태에서도 발생하는 협심증으로 혈관경련성 협심증 또는 이형 협심증이라고도 한다.

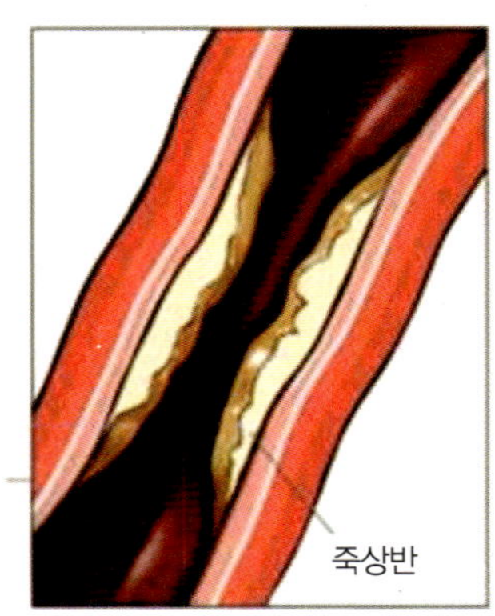

안정형 협심증
(죽상반에 의한 협심증)

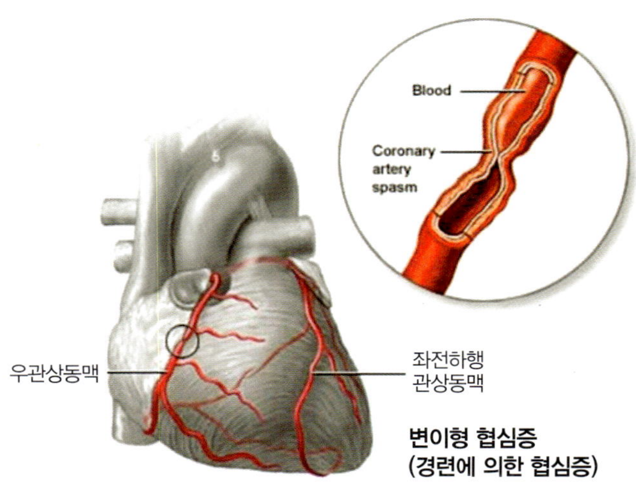

변이형 협심증
(경련에 의한 협심증)

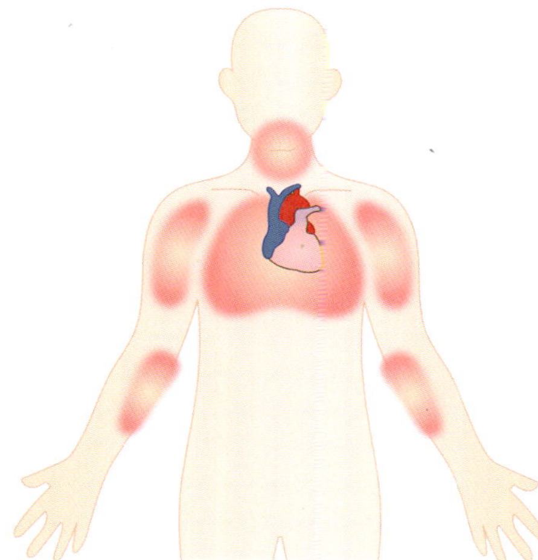

붉은 부분이 협심증 시 통증 유발 부위

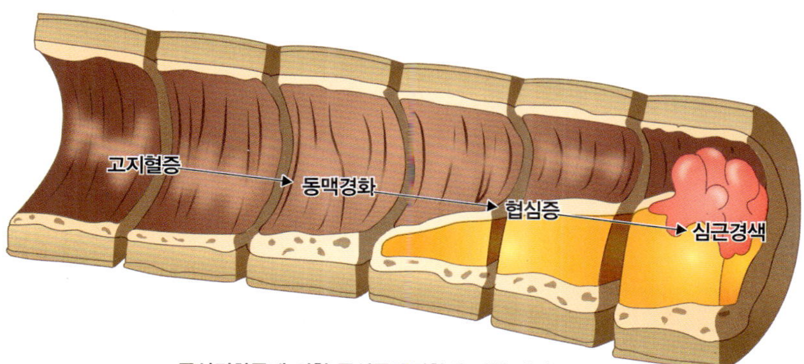

죽상경화증에 의한 죽상동맥질환의 진행 과정

• 진단 및 검사

심전도, 운동부하검사, 심초음파, 심근 핵의학검사, 관상동맥 컴퓨터단층촬영(CT) 검사, 관상동맥 조영술 등의 검사로 진단한다.

– 심전도검사는 가장 흔히 사용되는 진단검사 방법으로는 심전도 검사 또는 스트레스 검사이다.

* 관상동맥질환(협심증, 심근경색)의 첫검사이며 유용한 정보를 제공하지만, 안정형 협심증 환자의 약 50%, 불안정형 협심증 약 38%, 심지어 급성심근경색의 약 9%에서 일반심전도가 정상으로 기록될 수 있어 조금이라도 의심되는 증상이 있을시엔 반드시 운동부하 심전도검사를 실시할 필요가 있다.

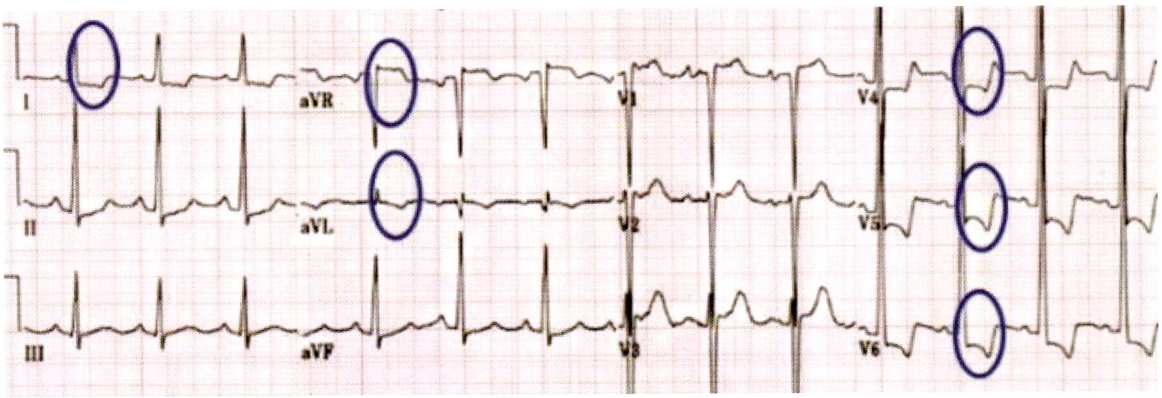

측벽유도(I, $_aV_L$, V_{5-6})에서 ST하강이 관찰되고 $_aV_R$에서 reciprocal ST 상승이 관찰되어 측벽허혈을 시사한다.

– 운동부하 심전도검사

관상동맥질환(협심증, 심근경색)이 의심되나 안정시 일반 심전도검사에서 비정상 소견이 나타나지 않을 경우, 운동부하심전도 장비로 환자에게 일정량의 운동(속보 등)을 시켜 심장에 부담을 주면서 심전도를 기록하여 숨어있는 관상동맥질환을 찾는 검사법으로 매우 유용한다.

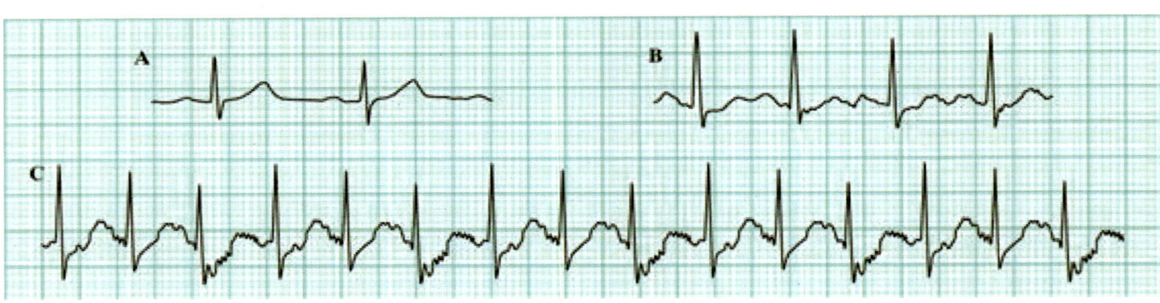

운동부하 심전도검사에서 심전도의 변화 양상 : A(안정 시에 정상 파형), B(운동 시작 3분 후 심전도에서 ST분절하강), C(운동시작 6분 후 ST 분절하강이 더욱 심해진다.)

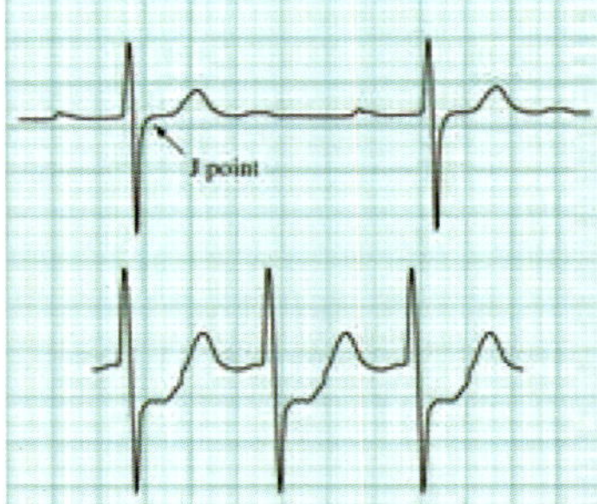

허혈성 심장질환(협심증)을 나타내는 ST분절의 하강

- 심초음파 검사
- 부하심초음파도 검사

* 심초음파 검사를 하면서 약물을 투여하거나 운동을 하여 심장의 운동량을 증가시켜서 심장의 기능을 평가하는 방법이다.

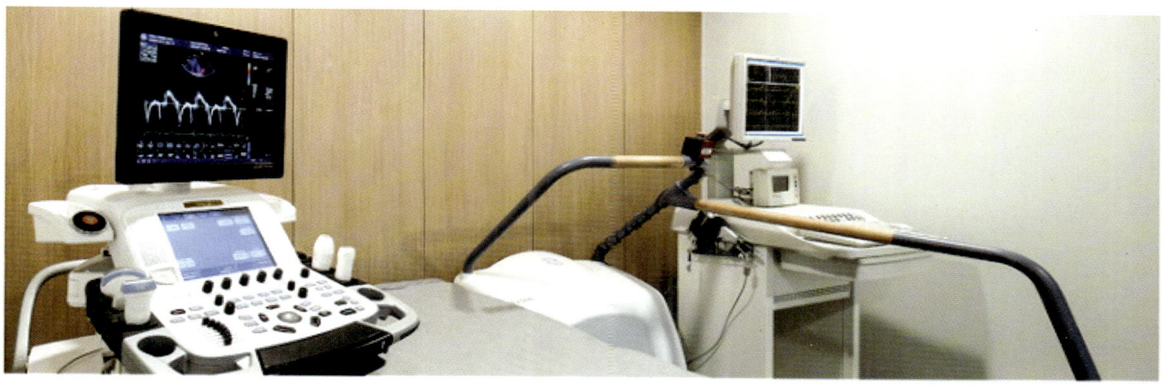

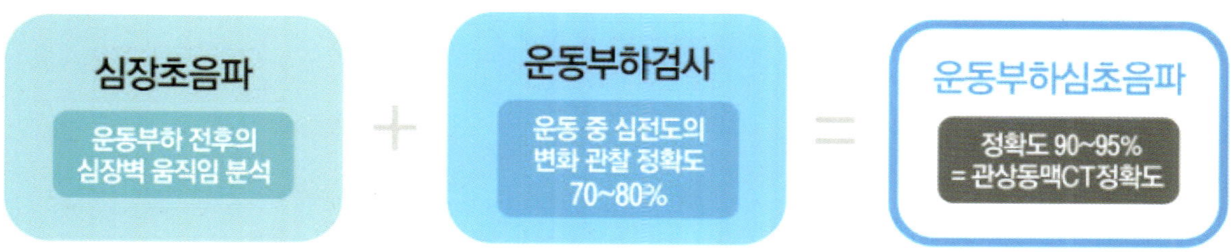

운동부하심장초음파 : 관상동맥이 70%가량 좁아지기 전까지는 일반 심초음파에서 진단이 안 될 수 있어 이때 운동을 시켜 심장에 부담이 가는 상황을 만든 후 운동부하심초음파로 검사하여 진단율을 올린다.

- 심장 핵의학 검사

방사성 동위원소를 이용하여 심장의 혈액순환 정도를 평가하는 방법이다.

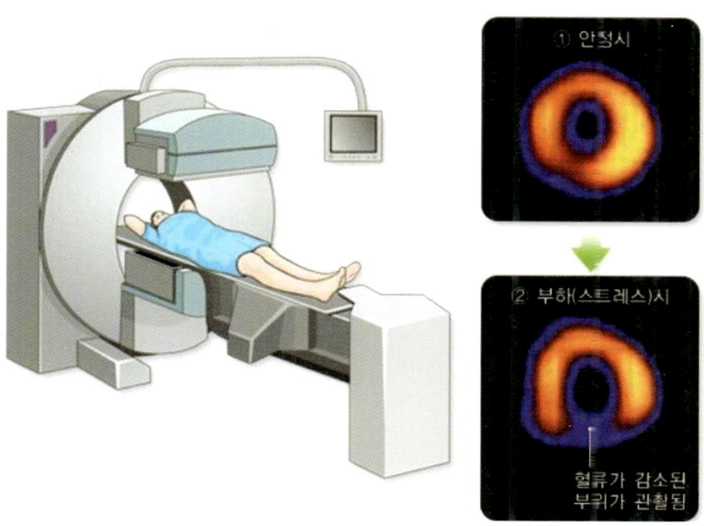

– 관상동맥 조영술

- 임상진단이 내려지고 심장 혈관인 관상동맥이 좁아져서 관상동맥을 넓혀야 할 필요가 있다고 판단되는 경우 담당의사가 관상동맥 조영술을 시행한다.
- 이 촬영은 부분마취상태(동맥이 있는 허벅지 안쪽이나 손목동맥이나 상완동맥 근처)에서 신체부위 아래에 있는 동맥을 통해 특수카테터(가느다란 특수 플라스틱 관)를 삽입하여 밀어 넣으면 관상동맥까지 들어가게 된다.
- 관상동맥 속에 특수조영제를 주입하여 X-레이 사진을 영상으로 찍으면서 실시하는데 이 조영제는 X-레이상에 나타나므로 관상동맥 내부와 혈관내의 좁아진 부위나 막힌 부분을 자세히 정확하게 보여준다. 여기에서 좁아지거나 막힌 부위를 삽입한 카테터 끝의 풍선으로 넓힌 후 특수한 작은 용수철(stent, 스텐트)을 삽입하여 치료시술까지 해줄 수 있다.

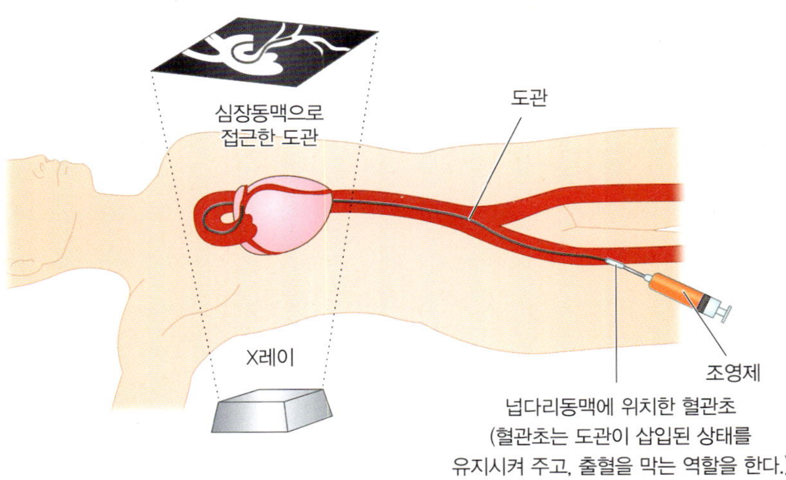

관상동맥 조영술(Coronary angiography, CAG)

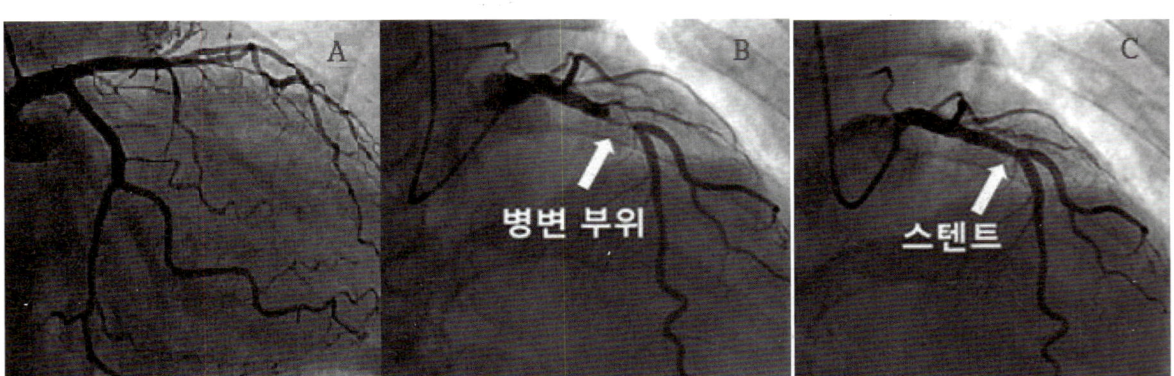

관상동맥조영술 시 나타난 관상동맥 형태 : A : 정상 관상동맥. B : 하얀 화살표는 관상동맥이 매우 좁아진 병변부위로 혈액순환이 거의 안됨. C : 하얀 화살표는 좁아진 관상동맥을 stent(스텐트)라는 작은 특수 스프링을 넣어 치료시술 후 혈액이 잘 순환하는 모습

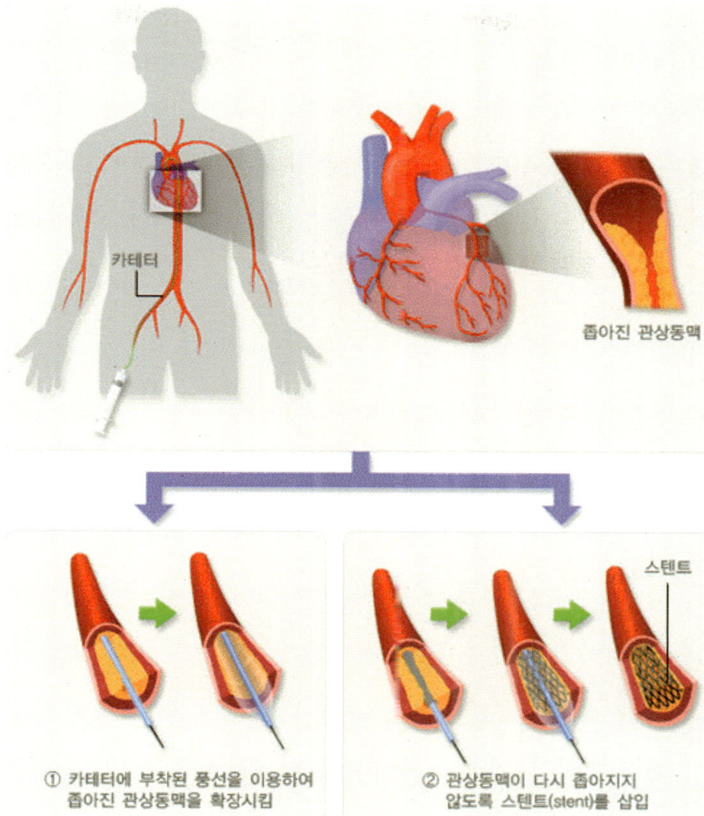

경피적 관상동먹 확장술

- 치료
  - 진단 결과가 나오면 담당의사는 환자에게 가장 적절한 치료방법을 제시한다.
  - 동맥경화 위험인자를 조절하고 약물 요법을 시작한다.
  - 약물요법으로 잘 조절되지 않은 경우에 대부분 관상동맥조영술을 실시하여 혈관확장술을 실시하게 된다.
  - 혈관확장술(중재술)의 종류에는 풍선확장술, 스텐트삽입, 동맥경화죽상종 제거술 등이 있다.
  - 현재까지 알려진 가장 좋은 방법은 스텐트 시술(앞의 그림들 참고)이다.
  - 혈관확장술을 할 수 없을 정도로 혈관의 협착이 심한 경우에는 흉부외과에서 가슴을 열고 관상동맥우회술(Coronary artery bypass graft, CABG)을 실시해야 한다.
- 관상동맥우회술(Coronary artery bypass graft, CABG)
  - 환자의 관상동맥질환이 너무 심해 순환기내과(심장내과)에서 혈관확장시술(풍선 확장술, 스텐트 삽입술 등)이 불가능할 경우 환자를 흉부외과로 전과시켜 가슴을 직접 열고 하는 수술이다.
  - 관상동맥우회술이란, 좁아지거나 막힌 관상동맥을 다른 혈관(주로 내흉동맥, 팔목의 요골동맥, 다리정맥)을 이용하여 병변이 있는 부위보다 원위부에 연결을 해서 우회로를 만들어 혈류를 회복시켜 주는 수술이다.

- 허혈성 심질환에 대한 치료로 관상동맥중재술(PCI, 시술)이나 관상동맥우회술(CABG)을 결정하는 것은 관상동맥병변의 상태나 환자가 가지고 있는 위험성에 따라 정해진다. 흉부외과 심장수술전문의사가 순환기내과전문의사와 상호협진 하에 실시한다.
- 관상동맥 우회술은 부분적으로 막힌 관상동맥의 일부분을 대신하여 다른 혈관으로 막힌 관상동맥 바로 아래위치와 대동맥사이를 수술로 연결하여 우회하는 길을 만들어 관상동맥을 통해 심장조직 및 세포에 원활한 혈액순환을 가능케 해주는 수술이다.

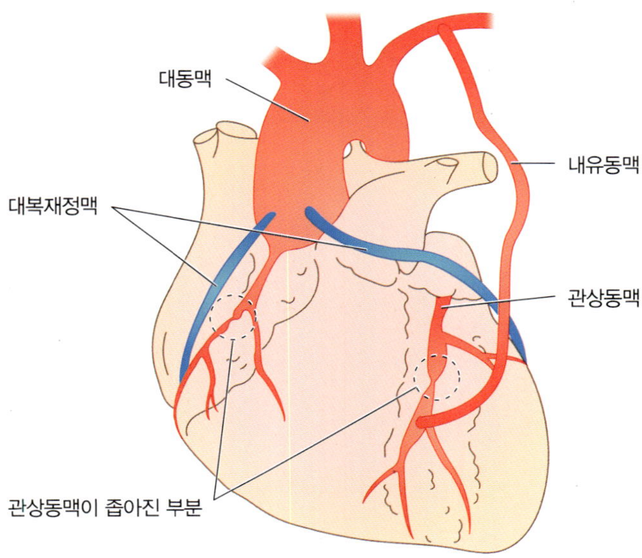

관상동맥 우회술(CABG)

• 예방 및 관리
- 협심증은 동맥경화증이 원인이므로 주요한 위험인자인 고혈압, 고지혈증, 당뇨병의 철저한 관리가 필요하다.
- 관리를 위해서는 적절한 약물치료와 함께 생활요법이 병용되는 것이 중요하다.
- 생활요법은 일주일에 3회 이상 운동을 하고, 저염식 및 저지방 음식의 섭취와 야채, 생선과 같은 건강식을 하는 것이 중요하다.
- 흡연자는 절대로 금연해야 하며, 고혈압이 있는 경우는 생활요법과 함께 항고혈압제를 투여해 적정한 혈압을 유지하는 것이 중요하다.
- 중년 이후에는 이상지질혈증이 자주 나타나기 때문에 필요한 경우에는 항고지혈증 제제를 복용해야 한다.

(2) 심근경색(Myocardial infarction, MI)

• 정의

– 관상동맥 중 어느 하나라도 혈전증이나 혈관의 빠른 수축(연축) 등에 의해 급성으로 막히는 경우, 심장의 전체 또는 일부분에 산소와 영양 공급이 급격하게 줄어들어서 심장 근육의 조직이나 세포가 죽는 상황(괴사)을 심근경색증이라 한다.

– 심근경색은 부위별로 전벽 심근경색증, 하벽 심근경색증, 심한 정도별로는 통벽성 심근경색증(transmural myocardial infarction, 전층심근경색증), 심근내막에 국한된 심근경색증(subendocardial infarction, 심내막하경색증)으로 분류할 수있으며, 또 심전도 검사 결과를 기준으로는 ST분절 상승 심근경색증, 비 ST분절 상승 심근경색증 등으로 분류한다.

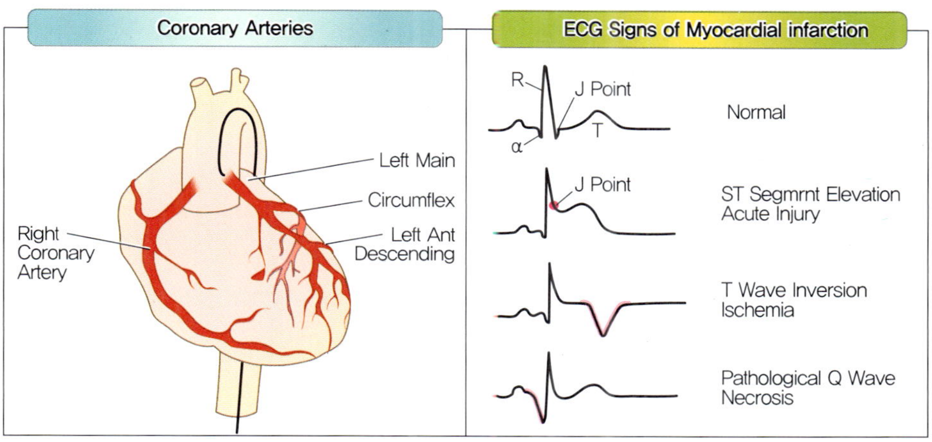

• 증상

– 심근경색증의 증상은 협심증의 증상과 그 양상이 차이는 없으나 협심증의 경우보다 가슴통증의 강도가 높고 30분 이상 지속되면서 안정을 하거나 니트로글리세린을 넣어도 통증이 사라지지 않는다.

– 숨이 찬다거나, 가슴이 뻐근하거나 뜨겁고 쥐어짜는 듯한 통증, 또 특정 부위가 아닌 가슴 가운데가 전반적으로 아프다.

– 드물게는 가슴 왼쪽이나 오른쪽, 배 부위에 통증이 나타난다.

– 소화가 안 되거나 목이 졸리는 듯한 느낌을 받는 환자도 있다. 이러한 통증이 15분 이상 지속되면 최대한 빨리 병원을 찾아 치료를 받는 것이 중요하며 1시간 이내에 치료를 받아야 후유증이 거의 남지 않는다. 그 이상 넘어가면 생명이 위험하다.

• 원인과 위험인자

– 흡연, 비만, 당뇨, 고혈압, 여성 심장에 더 치명적이다.

– 여성이 당뇨병이나 고혈압 환자이고 현재 흡연자일 경우 같은 조건의 남성보다 심근경색 발생위험이 훨씬 높다.

- 심근경색 4대위험인자는 흡연, 당뇨병, 고지혈증, 고혈압이다.
- 흡연을 하고 고지혈증, 고혈압, 당뇨병 등 만성질환이 있는 사람은 그렇지 않은 사람보다 급성 심근경색증 위험이 약 6배 더 높다.
- 가족력은 당뇨 · 고혈압 · 고지혈증에 영향을 미쳐 돌연사의 위험을 증가시킨다.
- 심장질환으로 사망한 가족력이 있는 경우 돌연사 위험이 3~4배 더 높다.

• 진단 및 검사
- 심전도, 운동부하검사, 심초음파, 심근 핵의학검사, 관상동맥 컴퓨터단층촬영(CT) 검사, 관상동맥조영술 등의 검사로 진단한다.

• 치료
- 생활양식의 변화와 함께 약물치료를 통하여 심장기능을 개선시키고 증상을 완화시키며, 중재술인 관상동맥성형술, 외과적 수술인 관상동맥우회술수술요법(CABG)을 통하여 심근의 혈액 공급을 개선시킨다.

심근경색 위험도

구분	남성	여성
1형 당뇨병	2.81	8.18(2.91배)
2형 당뇨볍	1.33	1.96(1.47배)
고혈압	0.89	1.83(1.83배)
현재흡연	2.23	3.46(1.55배)

※ 위험도는 혈압 · 혈당 정상, 비흡연자 대비

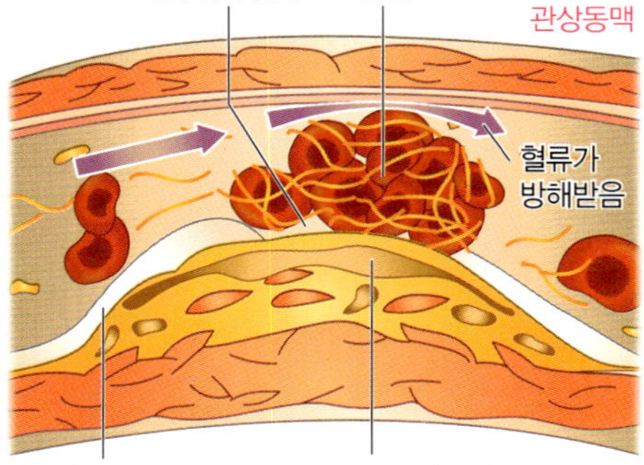

심근경색의 원인– 관상동맥 질환
심근경색은 관상동맥질환으로 심근에 산소가 풍부한 혈액을 공급하는 동맥이 좁아질 때 발생한다.

- 약물치료
  - 항혈소판제, 질산염, 베타-아드레날린 수용체 차단제, 칼슘길항제, 안지오텐신 전환효소억제제, 고지혈증 치료제 등이 사용된다. 니트로글리세린은 질산염의 일종으로 주로 응급 시에 혈관을 확장시킴으로써 심장의 부담을 덜어주는 효과가 있다.
  - 협심증의 환자는 니트로글리세린을 늘 지니고 다녀야 하며, 증상이 있으면 언제든지 사용하여야 한다.
  - 경피적 관상동맥 중재술, 풍선확장술과 스텐트삽입술, 죽상반 절제술을 시행한다.
- 수술
  - 관상동맥 우회수술은 좁아지거나 막힌 관상동맥으로 원활한 혈액공급이 안되는 심장근육에 우회도로를 만들어 주어 혈액공급을 원할하게 해준다.
- 경과 및 합병증
  - 관상동맥질환이 지속되면 부정맥, 심부전, 심인성 쇼크 등이 발생할 수 있다.
  - 시술이나 수술의 효과는 좋으나 생활습관을 개선하지 않을 경우 재발할 가능성이 높다.
- 예방 및 생활습관
  - 생활습관의 변화를 통하여 관상동맥질환이 악화되는 것을 방지하고 예방할 수 있다.
  - 운동은 산책, 체조, 걷기 운동과 같은 가벼운 운동으로 시작하여 서서히 운동 수준을 높이도록 한다.
  - 무거운 물건을 나르거나 끄는 동작은 등 근육을 지속적으로 긴장시키고 결과적으로 혈압을 높이고 심장의 부담을 증가시키므로 피해야 한다.
  - 운동은 하루에 20~30분씩, 1주에 3~4회 정도가 적당하며, 운동을 시작할 때에는 약 5분간 준비 운동으로 몸을 풀고, 끝날 때에도 정리 운동을 약 5분간 하여야 한다.
  - 운동 중에 가슴의 통증, 어지러움, 메스꺼움, 피로감 등이 온다면 언제든지 활동량을 줄이거나 멈춰야 한다.
- 식이
  - 혈압이 높거나 부종, 울혈성심부전, 협심증, 심근경색의 경우 심장의 부담을 덜기 위해 하루 소금섭취량을 5 g 정도로 줄이는 것이 좋다.
  - 포화지방과 콜레스테롤 함유 음식을 피하고 통곡물, 과일, 채소 등의 복합 탄수화물이 함유된 음식을 섭취하도록 한다.
  - 지방섭취는 견과류나 올리브, 카놀라 기름과 같은 불포화지방으로 섭취한다.
  - 붉은 고기, 달걀, 유제품은 포화지방과 콜레스테롤이 많이 함유되어 있으므로 피하도록 한다.
  - 두부, 호두, 아마씨 등의 오메가-3 지방산이 함유된 음식을 정기적으로 섭취한다.
- 기타
  - 흡연과 과음은 관상동맥질환을 일으키는 주요 위험인자이므로 주의해야 한다.

VI. 관상동맥질환의 유병률

1. 증가하는 유병률

▣ 허혈성 심장질환 사망률이 국내에서는 상승되고 있다.

- OECD 가입국 중 우리나라만 홀로 역주행 중으로 진료인원, 진료비가 급증하였다.
- 우리나라 사망원인 1위 질병군인 '심장질환'에 대한 개인적, 사회적, 국가적 대책마련이 시급하다.
- 질병관리청이 최근 발간한 자료에 따르면 경제협력개발기구(OECD) 가입국가 중 우리나라만 유일하게 허혈성 심장질환 사망률이 증가한 것으로 나타났다.
- OECD 가입국들의 허혈성 심장질환 평균 사망률은 지난 1990년에 비해 2016년에는 52% 가량 감소했지만, 우리나라만 오히려 43%가 증가하였다.
- 우리나라의 허혈성 심장질환 사망률은 지역 간에도 편차가 크다.
  2016년을 기준으로 대전지역의 허혈성 심장질환 사망률은 18.4%였지만 전남은 46.8%로 약 2.5배 높았다.
- 심장질환은 허혈성 심장질환, 급성심낭염, 심내막염, 판막질환, 심근질환, 부정맥 등을 모두 포함하는 개념으로 이중 허혈성 심장질환은 심장에 혈액을 공급해주는 관상동맥이 좁아져서 발생하는 질환이며 협심증, 심근경색증이 대표적이다.
- 허혈성 심장질환과 관련해서는 사망률 뿐만 아니라 질병부담도 급증하는 것으로 확인되었다.

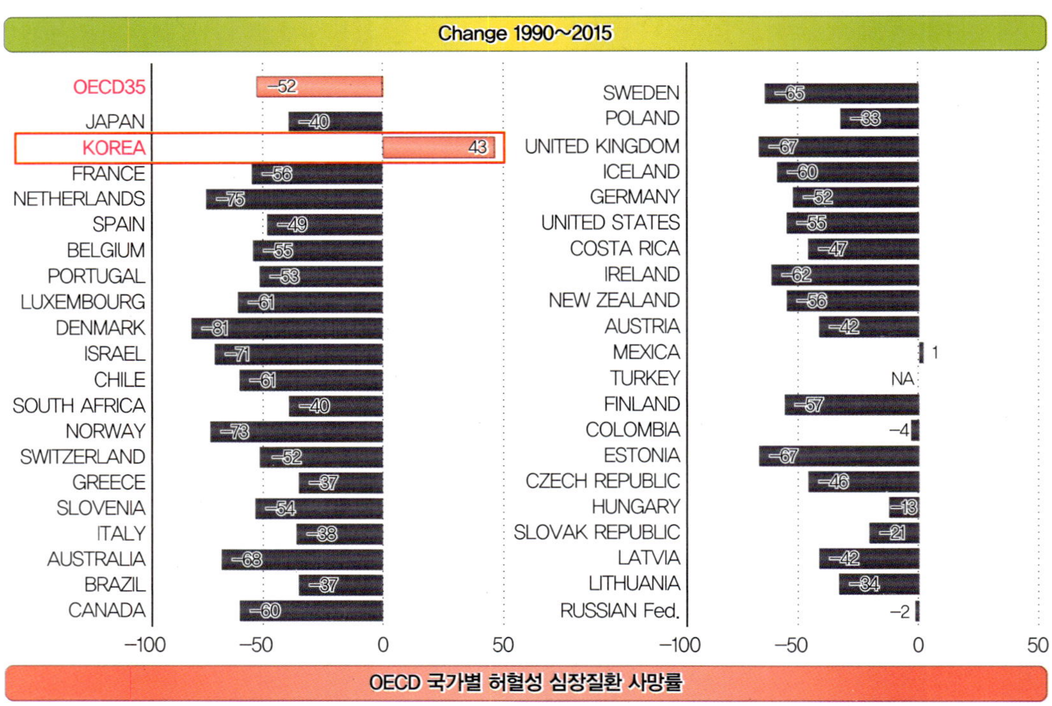

OECD 국가 간 허혈성 심장질환 사망률

- 허혈성 심장질환으로 치료받은 환자 수는 지난 2004년 51만 3,771명에서 2016년 86만 9,133명으로 약 2배 늘었다. 특히, 이에 따른 건강보험 진료비는 2901억원에서 약 1조 2441억원으로 4배 이상 증가하였다.
- 질병관리본부는 이처럼 허혈성 심장질환 사망률이 높은 이유를 '낮은 심근경색 조기증상 인지율'과 '응급실 도착까지 긴 소요시간'이라고 분석하였다.
- 실제로 지역사회건강조사(2017)에 따르면, 전국 심근경색 조기증상 인지율은 44.7% 수준에 그쳤다. 또, 응급의료현황통계(2016)를 보면 급성심근경색 발병 후 응급의료기관까지 도착하는데 걸린 시간은 6시간 이상 걸리는 경우가 전체 환자의 40.4%를 차지해 가장 많았다. 1시간 미만은 20.8%에 불과했다.
- 심장질환의 2/3 이상은 예방이 가능한 것으로 알려져 있는데, 심장질환은 주로 흡연, 고혈압, 이상지질혈증 및 당뇨병 등이 원인이 되어 발병하는 것으로 분석됐다.
- 관상동맥질환(허혈성 심장질환) 발생에 대한 인구집단 기여위험분율을 보면

  남성의 경우 흡연이 31.5%로 가장 높았고, 다음으로 고혈압(25.1%), 이상지질혈증(24.6%), 기타(13.8%), 당뇨병(5.0%) 순이였다.

  여성의 경우 기타(43.3%)를 제외하면 고혈압 기여율(31.3%)이 가장 높았으며, 이상지질혈증(14.8%), 흡연(5.5%), 당뇨병(5.1%) 순으로 뒤를 이었다.

▣ 심장질환 발병률은 남녀 간, 지역 간, 연령별에서의다양한 양상(2016 자료)

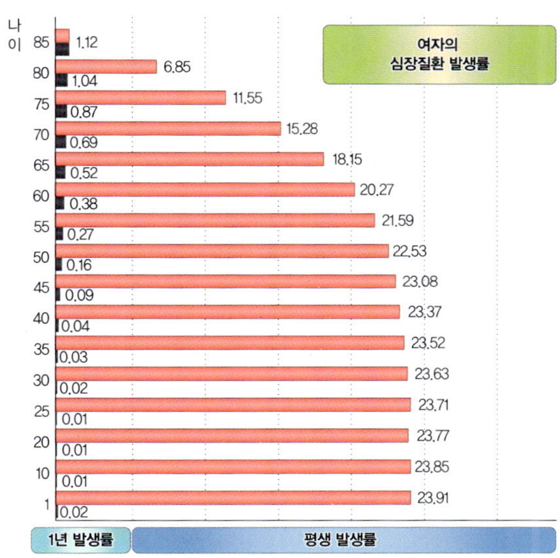
나이
여자의 심장질환 발생률
85 1.12
80 6.85 1.04
75 11.55 0.87
70 15.28 0.69
65 18.15 0.52
60 20.27 0.38
55 21.59 0.27
50 22.53 0.16
45 23.08 0.09
40 23.37 0.04
35 23.52 0.03
30 23.63 0.02
25 23.71 0.01
20 23.77 0.01
10 23.85 0.01
1 23.91 0.02
1년 발생률
평생 발생률

여자의 심장질환 사망률

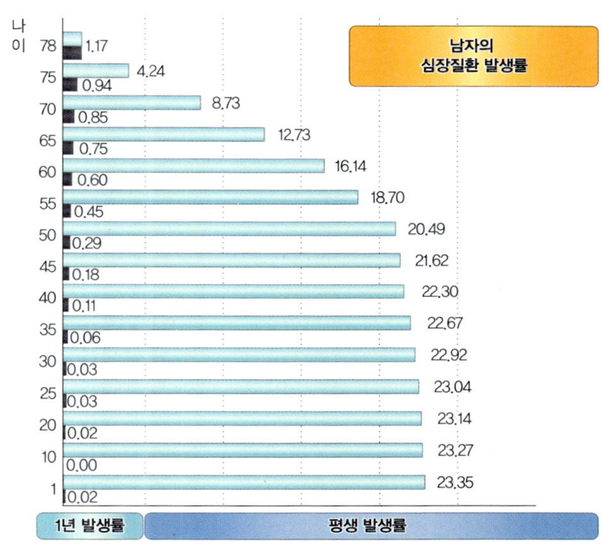
나이
남자의 심장질환 발생률
78 1.17
75 4.24 0.94
70 8.73 0.85
65 12.73 0.75
60 16.14 0.60
55 18.70 0.45
50 20.49 0.29
45 21.62 0.18
40 22.30 0.11
35 22.67 0.06
30 22.92 0.03
25 23.04 0.03
20 23.14 0.02
10 23.27 0.00
1 23.35 0.02
1년 발생률
평생 발생률

남자의 심장질환 사망률

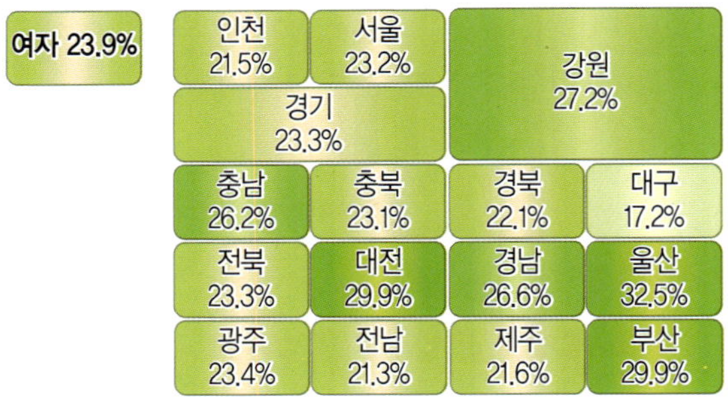
여자 23.9%
인천 21.5%
서울 23.2%
강원 27.2%
경기 23.3%
충남 26.2%
충북 23.1%
경북 22.1%
대구 17.2%
전북 23.3%
대전 29.9%
경남 26.6%
울산 32.5%
광주 23.4%
전남 21.3%
제주 21.6%
부산 29.9%

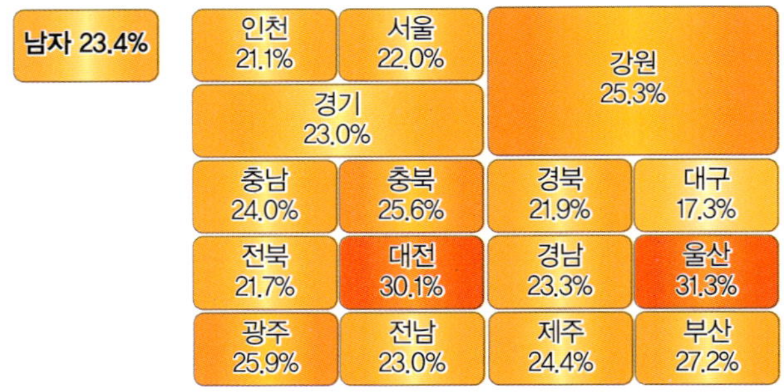

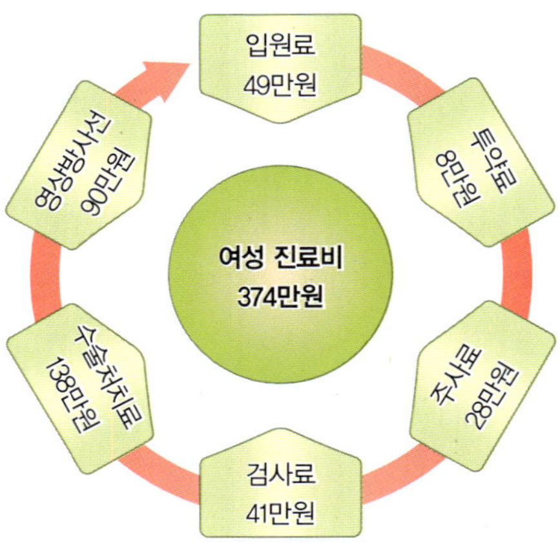

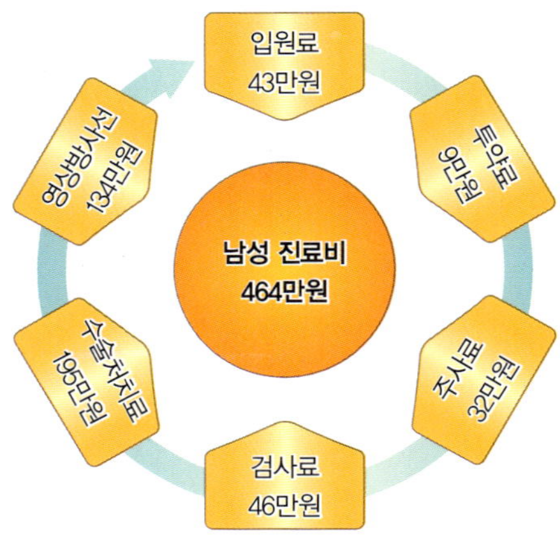
입원료 43만원
투약료 9만원
주사료 32만원
검사료 46만원
수술처치료 195만원
영상방사진 134만원
남성 진료비 464만원

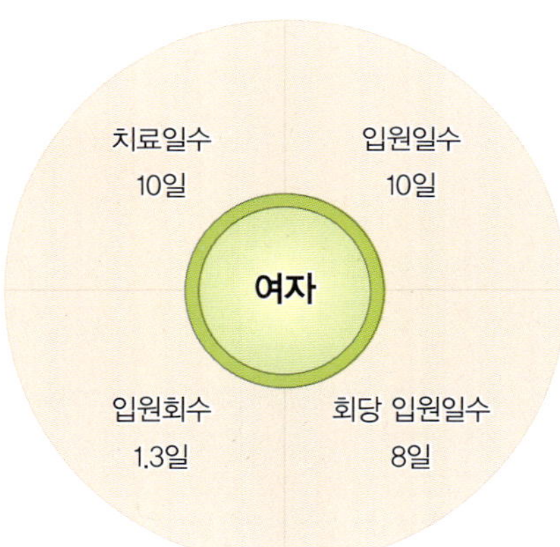
치료일수 10일
입원일수 10일
여자
입원회수 1.3일
회당 입원일수 8일

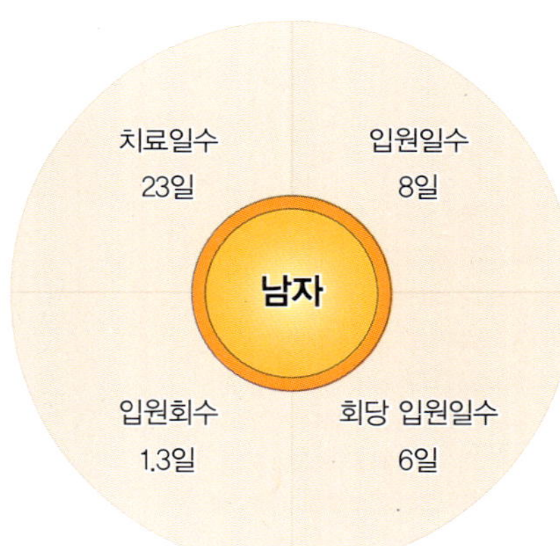
치료일수 23일
입원일수 8일
남자
입원회수 1.3일
회당 입원일수 6일

No	질병명	평생발생률	진료비	치료일수	입원일수	수술 및 처치료
1	협심증	10.7%	290만	19일	6일	103만
2	심부전	8.8%	287만	21일	12일	98만
3	급성심근경색증	4.1%	622만	24일	12일	256만
4	기타허혈성질환	4.2%	321만	23일	9일	123만
5	심장판막증	1.8%	604만	29일	17일	263만

No	질병명	평생발생률	진료비	치료일수	입원일수	수술 및 처치료
1	협심증	10.7%	290만	19일	6일	103만
2	심부전	8.8%	287만	21일	12일	98만
3	급성심근경색증	4.1%	622만	24일	12일	256만
4	기타허혈성질환	4.2%	321만	23일	9일	123만
5	심장판막증	1.8%	604만	29일	17일	263만

허혈성 심장 질환 발생 현황

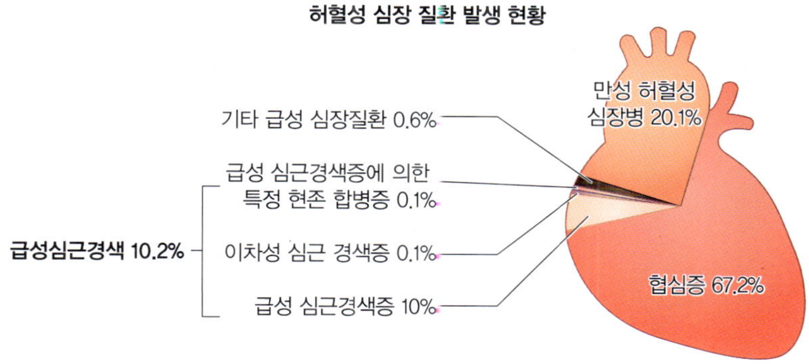

허혈성 심장 질환 발생 현황

▣ 또 다른 자료에 따른 허혈성 심장질환 문제(2016)

- 최근 5년간 '허혈성 심장질환' 진료환자 · 비용 3.3%씩 증가하였다.
- 10명 중 9명이 50대 이상, 급성 심근경색 사망률 70% 넘어섰다.
- 건강보험심사평가원(원장 손명세, 이하 '심평원')은 '세계 심장의 날(9.28)'을 맞이하여 '허혈성 심장 질환'에 대해 최근 5년간(2011~2015년) 심사결정자료(건강보험 및 의료급여)를 분석한 결과를 밝혔다.

허혈성 심질환의 진료인원 및 총 진료비 현황(2011-2015년) (단위 : 명, 천원)

구분		2011년	2012년	2013년	2014년	2015년
진료인원	계	754,703	800,976	812,088	856,147	859,909
	남	415,568	446,044	459,398	491,267	499,870
	여	339,135	354,932	352,690	365,880	360,039
총 진료비	계	645,562,681	663,696,173	686,011,118	715,550,765	735,148,542
	남	408,842,034	424,254,765	442,532,560	466,095,240	487,466,622
	여	236,720,648	239,441,409	243,478,559	249,455,525	247,681,920

- 결과에 따르면 총진료비는 2011년 약 6,455억6,000만원에서 2015년 약 7,351억5,000만원으로 약

895억9,000만원(13.9%) 증가해 연평균 3.3%의 증가율을 보였다.

- 진료인원은 2011년 약 75만5,000명에서 2015년 약 86만명으로 약 10만 5,000명(13.9%)이 증가해 연평균 증가율은 3.3%로 나타났다.
- 전체 진료인원의 10명 중 9명이 50대 이상으로, 2011년 87.7%에서 2015년 90.9%로 증가했다.
- 작년 기준 진료인원이 가장 많은 연령구간은 60대로 전체 진료인원의 29.3%를 차지하였으며, ▲70대 29.0% ▲50대 21.2% ▲80대이상 11.4% 순으로 많았다.
- 진료인원을 2011년과 비교해 보면 50대 이상 연령구간은 모두 증가하고, 50대 미만 연령구간은 모두 감소한 것으로 나타났다.
- 심평원 전문심사위원은 "허혈성 심장질환은 진단과 치료를 소홀히 할 경우 심인성 급사로 이어질 수 있으며, 흉통 · 호흡곤란 등 증상이 발생할 경우 지체 없이 병원을 찾는 것이 중요하다. 특히, 노인의 경우 전형적인 가슴통증이 나타나지 않을 수 있으므로 각별한 주의가 필요하다."고 밝혔다.

허혈성 심장질환 종류별 진료인원 현황(2011-2015년) (단위 : 명, %)

코드	상병명	2011년	2012년	2013년	2014년	2015년
120	협심증	572,581 (68.2%)	599,267 (68.0%)	602,133 (68.0%)	636,082 (68.2%)	634,605 (68.4%)
121	급성 심근경색증	75,839 (9.0%)	77,731 (8.8%)	82,200 (9.3%)	90,147 (9.7%)	94,577 (10.2%)
122	후속심근경색증	2,043 (0.2%)	1,833 (0.2%)	1,646 (0.2%)	1,550 (0.2%)	1,279 (0.1%)
123	급성 심근경색증 후 특정 현존 합병증	686 (0.1%)	594 (0.1%)	576 (0.1%)	550 (0.1%)	535 (0.1%)
124	기타 급성 허혈심장질환	8,249 (1.0%)	8,182 (0.9%)	7,543 (0.9%)	7,416 (0.8%)	6,388 (0.7%)
125	만성 허혈심장병	180,412 (21.5%)	193,983 (22.0%)	191,074 (21.6%)	197,100 (21.1%)	190,705 (20.5%)

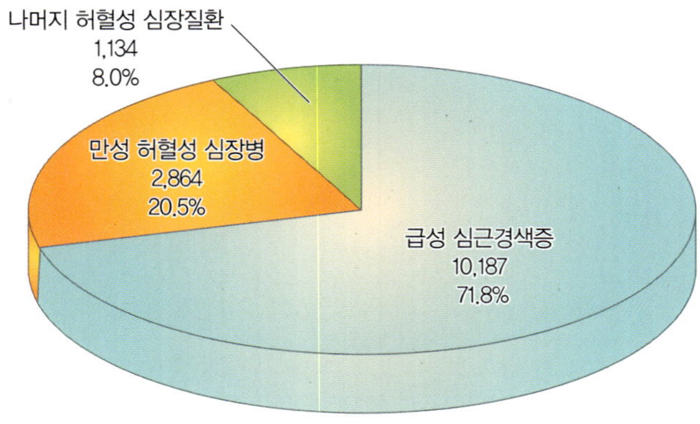

허혈성 심장질환으로 인한 사망자 수 (2014년)

• 허혈성 심장질환 중 진료인원이 가장 많은 병은 협심증으로 전체 진료인원 중 68.4%를 차지하였으며, 그 뒤를 이어 만성 허혈심장병(20.5%)과 급성심근경색증(10.2%) 순으로 나타났다.
• '급성심근경색'으로 인한 사망은 2014년 '허혈성 심장질환'으로 인한 사망 중 71.8%를 차지하였다.

2. 해외 사례

▣ **심근경색 발생률 분석 결과**

• 영국 옥스퍼드대 세계보건연구소(IGH)의 보고서는 심근경색 병력이 없는 40~60대 남녀 47만 여명(평균 56.2세)을 대상으로 평균 7년간 추적 관찰한 결과이다.
  – 연구팀은 심혈관질환 건강을 해치는 여러 위험요인이 남녀의 심근경색 발생에 미치는 영향을 비교 분석했다.
  – 그 결과 전체적으로 심근경색 발생률은 남성이 여성보다 3배 높지만 당뇨병 · 고혈압 · 현재 흡연 등 세 가지 위험요인이 심근경색 발생에 미치는 영향은 여성이 남성보다 큰 것으로 나타났다.
  – 전체적으로는 조사기간에 5,081명이 첫 심근경색을 겪었다. 이 중 71.2%가 남성으로 여성(28.8%)의 2.47배였다.
  – 1만명 년(person years)당 여성 7.76명, 남성 24.35명꼴이다. 당뇨병 · 심방세동이 있거나 지질 · 혈압강하제를 먹는 비율도 여성이 남성보다 낮았다. 여성은 남성보다 전반적으로 혈압 · 흡연율이 낮았다.
  – 여러 변수를 보정해도 여성의 심근경색 발생위험은 남성이 1일 때 0.37로 남성의 절반을 밑돌았다. 다만 45세 미만 0.27에서 폐경 후인 65세 이상 0.45로 연령 증가에 따라 높아졌다.
  – 반면 같은 심근경색 위험인자를 갖고 있더라도 성별 위험도는 상당한 차이가 났다. 여성의 위험도가 남성보다 당뇨병 1형은 2.91배(여 8.18 대 남 2.81), 당뇨병 2형은 1.47배(1.96대 1.33), 고혈압은 1.83배(1.83 대 0.89), 현재 흡연은 1.55배(3.46 대 2.23) 높았다. 이런 현상은 연령과 관계가 없었다.
  – 연구결과 "인구고령화와 생활습관 관련 위험요소의 보급증가에 따라 여성의 심근경색 발병률은 점차 남성과 좀더 비슷해질 것"이라고 보고하였다. 특히 "여성은 여성 호르몬 에스트로겐의 심장보호 효과가 폐경과 함께 사라진다고 하지만 당뇨병 · 고혈압 · 현재흡연 등 세 가지 위험요인 만큼은 폐경 이전부터 적극적으로 대처할 필요가 있음을 강조하였다.

▣ 영국 파르보건연구원의 연구팀은 최근 '혈압과 12개 심혈관질환' 제목의 연구결과를 발표하였고 "대규모 데이터 관찰을 통해 고혈압의 실질적인 위협이 밝혀졌다"며 "추가적인 임상시험을 통해 새로운 항고혈압 전략을 구상해야 할 것"이라고 밝혔다.

• 100만 명이 넘는 코호트 집단을 대상으로 한 대규모 관찰연구를 통해 고혈압과 심혈관질환 위험의

연관성이 새롭게 보고하였다. 특히 수축기와 이완기혈압의 상승에 따른 각각의 심혈 관질환 위험도가 세밀히 제시돼 관심을 끌고 있다.

- 고혈압과 심혈관질환 위험
  - 연구팀은 심혈관질환 병력이 없는 30세 이상 성인 125만명을 코호트로 구성해 고혈압이 심혈관질환 발생에 미치는 영향을 분석했다. 고혈압은 혈압이 140/90 mmHg 이상이거나 항고혈압제를 복용하고 있는 경우로 규정하였다. 고혈압이 있는 30세 이상 성인에서 평생 심혈관질환이 발생할 위험은 63%로 정상혈압의 46.1%와 유의한 차이를 보였다. 또 고혈압 환자들은 정상인에 비해 5년 더 빨리 심혈관질환을 경험하는 것으로 나타났다.

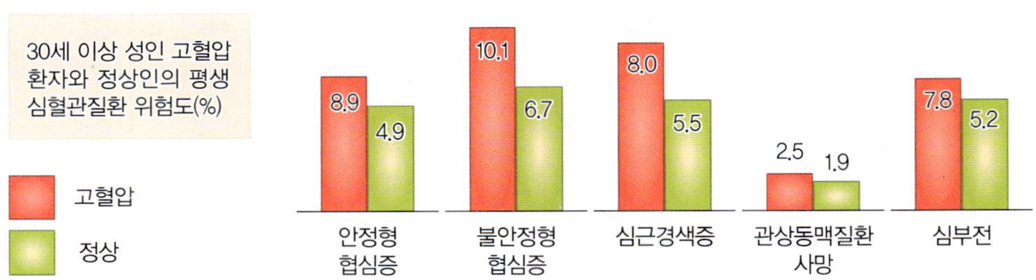

- 분석대상이었던 12개 심혈관질환 별로는 안정형 협심증 8.9% 대 4.9%, 불안정형 협심증 10.1% 대 6.7%, 심근경색증 8.0% 대 5.5%, 관상동맥질환 사망 2.5% 대 1.9%, 심부전 7.8% 대 5.2%, 심장발작/급성 심인사 2.3% 대 1.8%, 일과성 뇌허혈발작(TIA) 6.5% 대 5.9%, 허혈성 뇌졸중 7.6% 대 6.5%, 지주막하출혈 0.9% 대 0.6%, 뇌내출혈 1.3% 대 0.9%, 말초동맥질환 5.8% 대 4.5%, 복부대동맥류 1.6% 대 1.5%로 고혈압 대 정상혈압의 평생 위험도가 차이를 보였다. 안정형 협심증이나 심부전 등은 정상혈압 대비 고혈압의 심혈관질환 평생 위험도가 1.5~1.8배 정도 높으나, 허혈성 뇌졸중이나 복부대동맥류 등은 1.1배에 그친다.

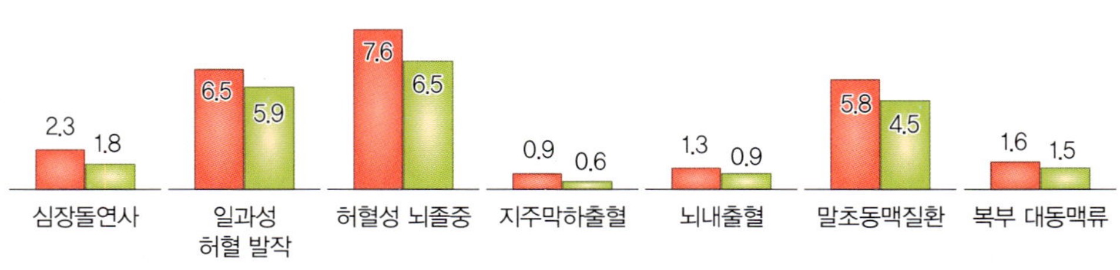

- 혈압상승 폭과 심혈관질환 위험
  - 연구팀은 혈압의 증가 정도에 따라 각 심혈관질환 위험은 얼마나 높아지는지에 대해서도 분석했다. 연령과 성별을 보정한 상태에서 전반적으로 혈압이 20/10 mmHg 상승할 경우 12개 심혈관질환 위험 모두 유의하게 증가했다. 하지만 수축기와 이완기혈압에 따라서 각 심혈관질환 위험도는 차이를 보였다.

수축기 · 이완기 혈압 상승과 심혈관질환 위험

	수축기 20 mmHg 상승	이완기 10 mmHg 상승
안정형 협심증 (1만 349명)	41% ↑ (HR 1.41, 95% CI 1.36−1.46)	28% ↑ (HR 1.28, 95% CI 1.15−1.28)
불안정형 협심증 (4,139명)	25% ↑ (1.25, 1.18−1.32)	21% ↑ (1.21, 1.15−1.28)
심근경색증 (1만 1029명)	29% ↑ (1.29, 1.25−1.34)	21% ↑ (1.21, 1.17−1.26)
관상동맥질환 사망 (3,661명)	26% ↑ (1.26, 1.19−1.34)	21% ↑ (1.21, 1.14−1.29)
심부전 (1만 437명)	27% ↑ (1.27, 1.23−1.32)	21% ↑ (1.23, 1.19−1.28)
심장발작/심장돌연사 (2,355명)	19% ↑ (1.19, 1.10−1.29)	20% ↑ (1.20, 1.12−1.30)
일과성허혈발작(TIA) (8,767명)	15% ↑ (1.15, 1.11−1.19)	15% ↑ (1.15, 1.10−1.19)
허혈성 뇌졸중 (1만 4329명)	35% ↑ (1.35, 1.38−1.42)	30% ↑ (1.30, 1.23−1.38)
지주막하출혈 (830명)	43% ↑ (1.43, 1.25−1.63)	42% ↑ (1.42, 1.25−1.60)
뇌내출혈 (1,639명)	44% ↑ (1.44, 1.32−1.58)	50% ↑ (1.50, 1.37−1.64)
말초동맥질환 (8,414명)	35% ↑ (1.35, 1.30−1.40)	7% ↑ (1.07, 1.02, 1.11)
대동맥류 (2,261명)	8% ↑ (1.08, 1.00−1.17)	45% ↑ (1.45, 1.34−1.56)
전체 심혈관질환 (8만 3098명)	36% ↑ (1.26, 1.25−1.28)	23% ↑ (1.23, 1.21−1.24)

출처 : Lancet 2014;383:1899−1911

- 수축기혈압 20 mmHg 상승은 뇌내출혈(HR 1 44, 95% CI 1.3~1.58), 지주막하출혈(1.43, 1.25~1.63), 안정형 협심증(1.41, 1.36~1.46), 허혈성 뇌졸중(1.35, 1.28~1.42), 말초동맥질환(1.35, 1.30~1.40), 심근경색증(1.29, 1.25~1.34) 순으로 심혈관질환 위험과 강력한 연관성을 나타냈다. 수축기혈압 분석에서 이들 질환의 위험도는 12개 심혈관질환을 종합한 평균 위험도(1.26, 1.25~1.28)를 웃돌았다. 복부대동맥류의 위험비는 1.08배로 수축기혈압 상승과 가장 약한 연관성을 보였다(1.08, 1.00~1.17).
- 이완기혈압 10 mmHg 상승과 심혈관질환 위험은 뇌내출혈(1.50, 1.37~1.64), 복부대동맥류(1.45, 1.34~1.56), 지주막하출혈(1.42, 1.25~1.60), 허혈성 뇌졸중(1.30, 1.23~1.38), 안정형 협심증(1.28, 1.24~1.33) 등이 전체 평균(1.23, 1.21~1.24)을 웃돌며 상대적으로 높은 연관성을 보였다.

– 결과적으로 수축기혈압 상승은 이완기혈압과 비교해 협심증, 심근경색증, 말초동맥질환에 보다 큰 영향을 미쳤다. 반면 이완기혈압 상승은 수축기혈압과 비교했을 때 복부대동맥류에 더 영향을 주는 것으로 나타났다.

• 안정 · 위험권 혈압

– 혈압수치에 따른 심혈관질환 위험도를 분석한 결과에서는 수축기혈압 90~114 mmHg와 이완기혈압 60~74 mmHg의 위험도가 가장 낮은 것으로 나타났다.
– 반면 심혈관질환 위험도는 130~139/85~89 mmHg에서부터 유의하게 증가하기 시작했다.
– 고혈압전단계에서부터 심혈관질환 위험의 상관관계를 알 수 있다.

3장 당뇨병(Diabetes Mellitus)

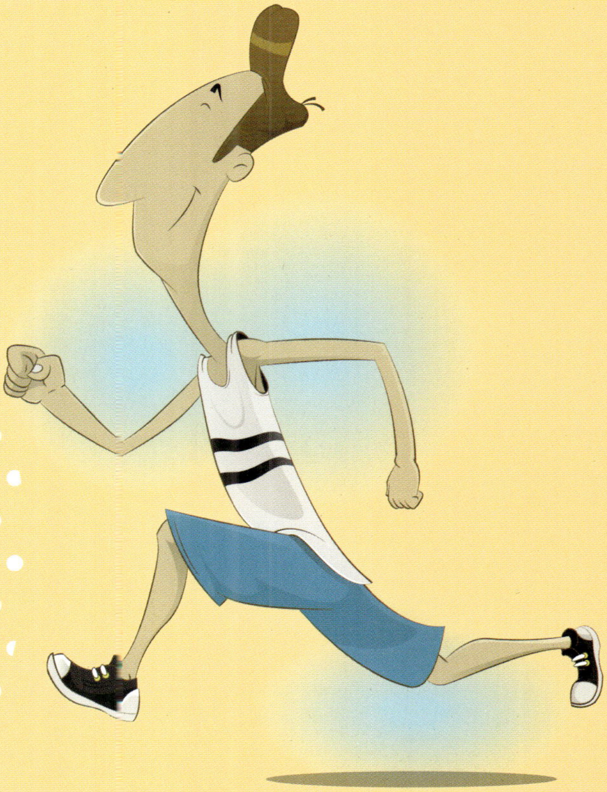

당뇨병(Diabetes Mellitus)

Ⅰ. 당뇨병의 정의와 증상

1. 당뇨병이란(Diabetes Mellitus, DM) ?

▣ **당뇨병이란 혈액중의 포도당(혈당, 글루코스)이 높아서 소변으로 포도당이 방출되는데서 지어진 이름이다.**

- 포도당은 우리가 먹는 음식물 중 탄수화물의 기본 구성성분이다.
- 탄수화물은 위장과 소장(작은창자)에서 소화효소에 의해 포도당으로 분해되어 혈액으로 흡수된다. 흡수된 포도당이 우리 몸의 세포들에서 이용되기 위해서는 인슐린이라는 호르몬이 반드시 필요하다.
- 당뇨병은 인슐린의 분비량이 부족하거나 정상적인 기능이 이루어지지 않는 등의 대사질환의 일종으로, 혈중 포도당(글루코스)의 농도가 높아지는 고혈당을 특징으로 하며, 고혈당으로 인하여 여러 증상 및 징후를 일으키고 소변에서 포도당을 배출하게 된다.
  - 인슐린은 췌장 랑게르한스섬에서 분비되어 식사 후 올라간 혈당을 낮추는 기능을 한다.
  - 만약 여러가지 이유로 인해 인슐린이 모자라거나 기능이 떨어지게 되면 체내에 흡수된 포도당은 이용되지 못하고 혈액 속에 쌓여 소변으로 넘쳐 나오게 되며, 이런 병적인 상태를 '당뇨병'이라고 부른다.

위장에서 어느 정도 소화된 음식물들이 소장(작은창자)으로 내려온 후 작은창자에서 완전 소화분해되고 다양한 영양분들이 작은창자내에 있는 미세융모돌기의 모세혈관과 모세림프관으로 흡수된다.

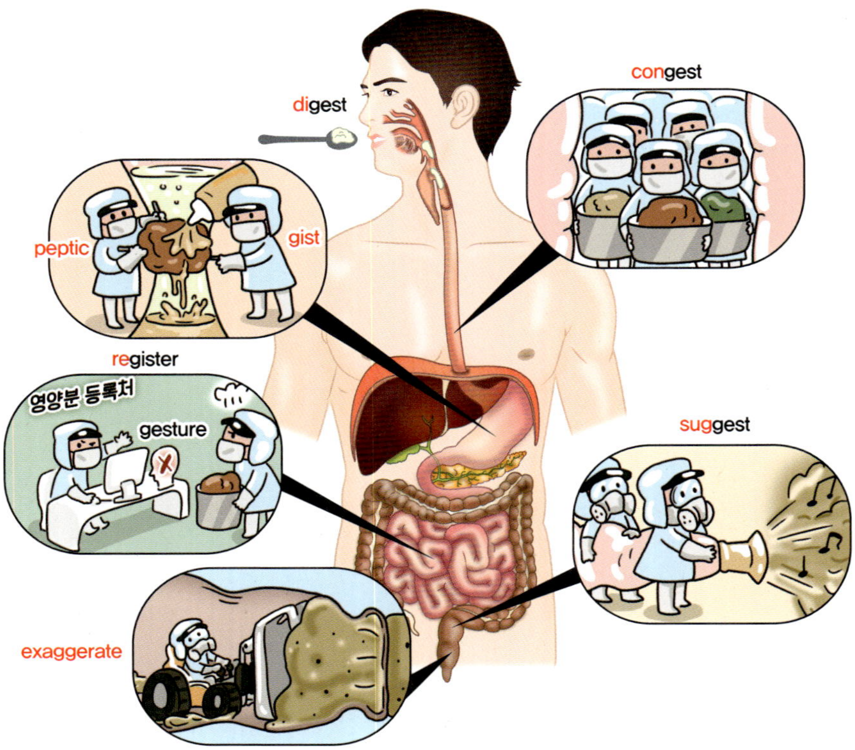

음식물 소화 과정

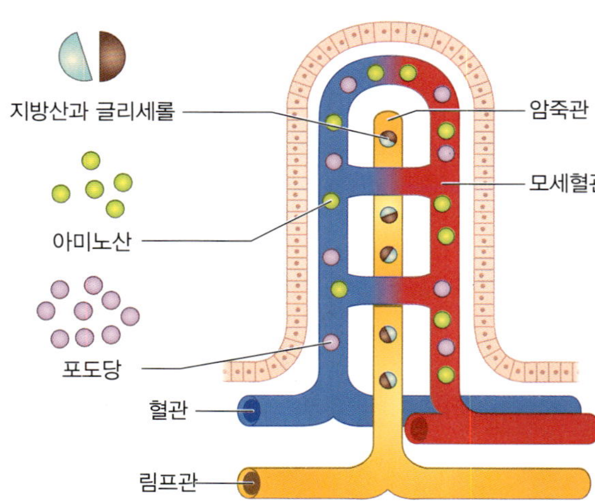

위장에서 어느 정도 소화된 음식물들이 소장(작은창자)으로 내려온 후 작은 창자에서 완전 소화분해되고 다양한 영양분이 작은 창자 내에 있는 미세융모돌기의 모세혈관과 모세림프관으로 흡수됨

췌장(이자)의 위치

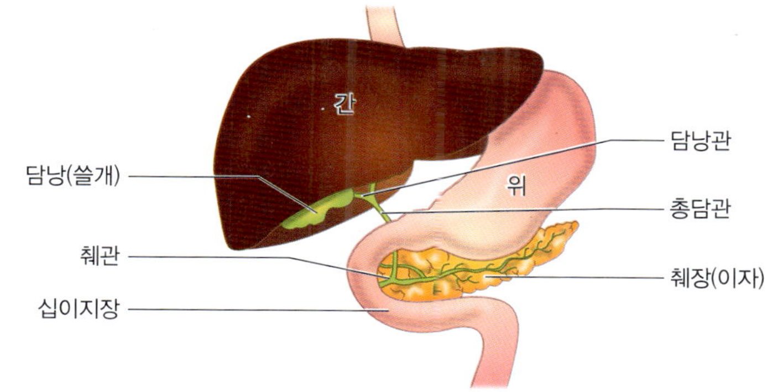

췌장(이자)으 위치

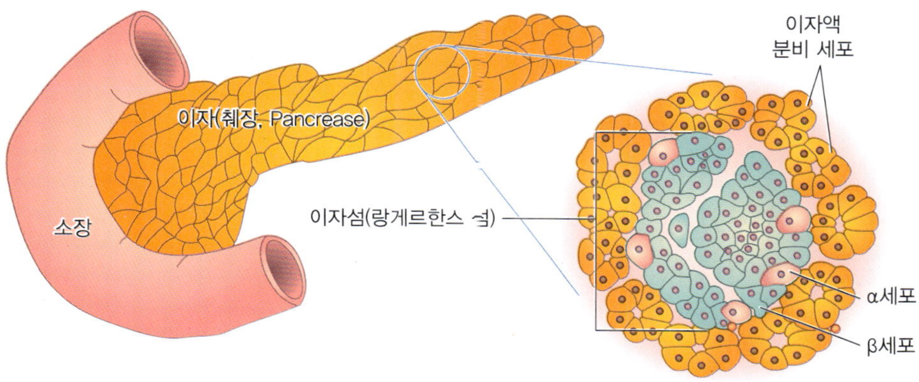

인슐린(β세포)	글루코스, 지방, 단백질저장촉진, 혈중글루코스농도감소
글루카곤(α세포)	저장된 글리코겐분해촉진, 혈중글루코스농도 증가

▣ **당뇨병의 의학적 기준**

① 8시간 이상 금식한 상태에서 측정한 혈당(공복혈당)이 126 mg/dL 이상인 경우이다.

② 포도당 75 g을 물 300 cc에 녹여 5분에 걸쳐 마신 후(경구당부하검사) 2시간 째 측정한 혈당이 200 mg/dL 이상인 경우이다.

③ 당화혈색소 검사결과가 6.5% 이상인 경우이다.

※ 위의 세 가지 검사는 다른 날에 반복 검사하여 평가한다.

④ 다뇨, 다음, 체중감소와 같은 당뇨병의 전형적인 증상이 있으면서 식사시간과 무관하게 측정한 혈당이 200 mg/dL 이상인 경우이다.

혈당수치로 본 당뇨병

구분	공복혈당	식후 2시간 혈당
당뇨병	126 mg/dL 이상	200 mg/dL 이상
내당능 장애		144~199 mg/dL
공복혈당 장애	100~125 mg/dL	

당뇨병의 전단계(내당능 장애, 공복혈당 장애)는 제2형 당뇨병으로 진행될 고위험군이다.
당뇨병의 전단계에서 생활습관의 변화를 통해 제2형 당뇨병을 예방하거나 지연시킬 수 있다.

▣ 우리나라도 최근들어 사회경제적인 발전으로 과음, 과식, 운동부족, 스트레스 증가, 체질적 요인 등으로 인하여 당뇨병 인구가 늘고 있다.

2. 당뇨병 증상

▣ 일부 자료에 의하면 당뇨병은 20~79세 성인 중 약 10%가 앓고 있어 '국민질병'이라고도 불린다.

▣ 당뇨병은 몸의 포도당(글루코스, glucose)이 에너지로 사용되지 못하고 소변으로 배출되는 질환인데, 췌장에서 인슐린 분비가 제대로 이뤄지지 않아 부족하거나 인슐린 기능 자체가 떨어져 생기는 질병이다.

▣ 당뇨의 자각증상을 수시로 체크해 당뇨병을 조기에 발견하는 것이 치료에 도움된다.

• 당뇨병의 가장 대표적인 자각증상은 물을 많이 마시고, 소변을 자주 보며, 음식을 많이 섭취하는 것인데 이외에도 자각증상은 많다. 여러 자각증상을 무시해 자신이 당뇨병 환자인지 모르다가 어느 날 갑자기 고혈당으로 쓰러지는 경우도 적지 않다.

• 자각증상

① 목이 마르고 소변량이 늘어나며 항상 배가 고프다. 대부분 사람들은 이런 현상이 일어나면 체질로 치부하거나 '요즘 식욕이 늘어났다'는 식으로 생각해 이를 당뇨의 자각증상으로 여기지 않는다.

– 혈당이 높아지면서 흡수되지 못한 포도당이 소변으로 빠져나가게 되는데, 이 때 당이 수분을 함유한 채 배설되므로 소변양을 자주 보고 거품이 많아지게 된다.

– 배고픔을 자주 느끼는 현상은 포도당이 에너지원으로 사용되지 않고 소변으로 배출되기 때문에 일어난다. 배고픔을 더 많이 느끼게 되면서 과식을 하게 되는데 이는 혈당을 더욱 높이는 악순환을 초래하기도 한다.

② 이유 없이 살이 빠지고 항상 무기력하다.

– 우리몸의 에너지원으로 사용되는 포도당이 세포 안으로 들어오지 못하고 계속 배출되니 어떻게 보면 무기력해지는 것은 당연한 현상이다.

– 포도당이 세포 속으로 들어가려면 인슐린의 도움이 필요하지만, 인슐린이 이 기능을 제대로

못하거나 필요한 만큼 인슐린이 분비되지 못하면 에너지원이 부족할 수 밖에 없다.

- 우리 몸은 필요한 에너지를 지방이나 단백질에서 끌어와 쓰게 되는데 이 과정이 반복되면 몸의 근육량이 소실되고 체중이 감소한다.
- 특별한 이유 없이 살이 빠지고 늘 피곤하고 무기력하다.
- 당뇨병 환자 혈액의 포도당 농도가 높아 혈액 자체의 점성이 높은데(당뇨병 혈액은 정상 혈액보다 많이 끈적거리고 뻑뻑함) 이 때문에 혈액순환이 원활히 되지 않아 손발떨림 현상이 나타나기도 한다.

③ 손발이 떨리고 저리다.

- 당뇨병 환자의 혈액 속에는 포도당의 농도가 높아 혈액 자체의 점성이 높다. 이 때문에 혈액순환이 제대로 이루어지지 않고 각 세포에 영양과 산소공급이 되지 않아 손발떨림 및 저림현상이 나타난다.
- 이런 현상이 뇌졸중 위험인자를 가진 사람에게 일어난다면 뇌질환의 전조증상일 수 있기 때문에 주의해야 한다.

④ 기억력이 부쩍 감퇴했다.

- 당뇨병이 기억력을 감퇴한다고 명확하게 정의를 내리기에는 아직 어렵지만 여러 연구가 당뇨병과 기억력 감퇴와의 연관성을 입증한 바 있다.
- 한 보고에 따르면 25~70세까지 약 2,600명의 대상자를 5년 동안 관찰한 결과, 제2형 당뇨병 환자들은 그렇지 않은 그룹에 비해서 기억력이 3배 감퇴했다.
- 당뇨병이 뇌동맥경화증을 불러와 저혈당을 유발하고 뇌세포에 손상을 입어 기억력 감퇴를 가져오는 경우도 있다.

⑤ 월경불순이 지속되거나 성욕이 감퇴한다.

- 월경주기가 일정하지 않은 경우 고혈압, 심혈관질환, 다낭성난소증후군 등을 의심해 봐야 하는데 이중에서도 특히 다낭성난소증후군이 있으면 인슐린이 당분을 대사하는 능력이 떨어져 당뇨병에 걸릴 확률이 정상 여성의 5~6배로 증가한다.
- 남성의 경우 당뇨병 환자 중 15~20% 가량 성욕 감퇴가 발견된다는 보고가 있다.

⑥ 피부가 건조하고 가려움증이 심하다.

- 당뇨가 오면 몸속 혈액의 점도가 높아진다. 이 비정상적인 혈액을 정상으로 되돌리기 위해 몸은 세포 속에서 수분을 빼내온다. 수분이 뺏긴 세포는 생존하지 못하거나 다른 증상으로 위기를 알리게 되는데 이로 인하여 피부건조 증상이나 가려움증이 유발된다.

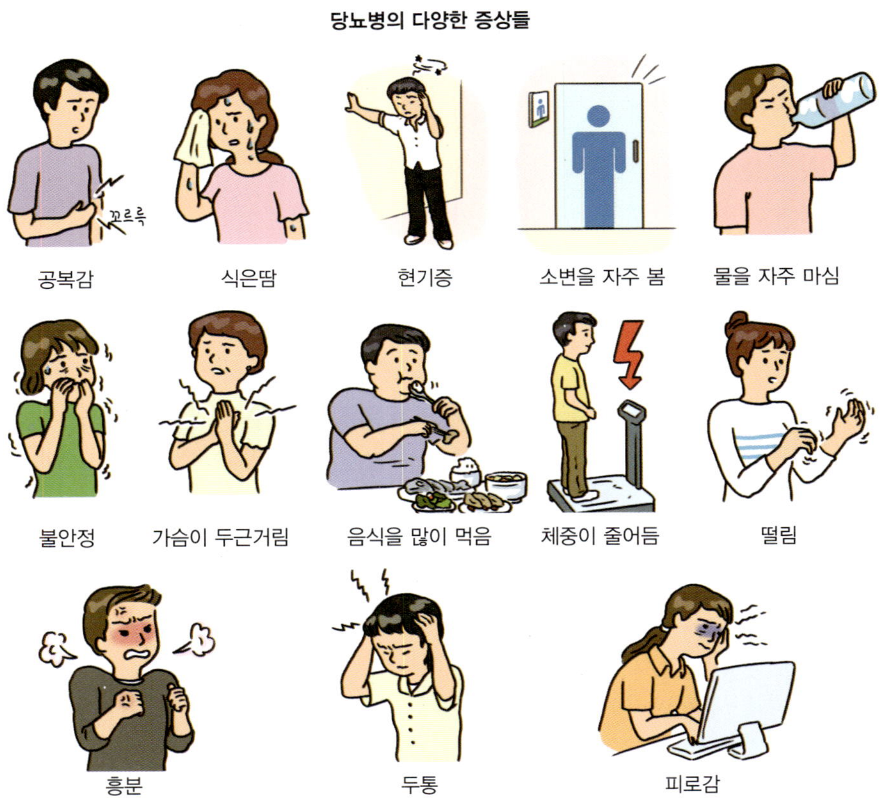

당뇨병의 다양한 증상들

3. 당뇨병의 종류와 진단

▣ 제 1형 당뇨병, 제 2형 당뇨병, 임신성 당뇨병, 기타 당뇨병으로 분류하나 최근의 해외연구에서 당뇨병의 발생원인을 보다 세분화해서 5종류로 구분하고 있다

1) 전통적인 일반적 분류

(1) 제1형 당뇨병(인슐린 의존형 당뇨병)

- 바이러스 감염이나 다른 유전적, 환경적, 자가면역성 반응 등에 의해 인슐린을 분비하는 췌장의 베타세포가 파괴되고 이에 따라 인슐린의 분비가 절대적으로 감소되어 인슐린 분비 능력이 거의 없어져 생기는 질환이다.
- 주로 아동기나 청소년기(사춘기)에 많이 발생한다. 인슐린의 결핍으로 포도당 이용이 거의 이루어지지 않아 지방이 주요 에너지원으로 혈액 내 포도당과 지방산이 축적되어 삼투압이 증가하여, 심한 경우 산혈증이 발생할 수 있다.
- 고혈당에 의한 특징적 증상(다음, 다뇨, 체중감소)들이 잘 나타나며 치료로는 인슐린의 절대적인

부족을 보충하기 위해 인슐린 치료가 권장된다.

- 제1형 당뇨병 환자의 경우에는 철저한 혈당조절이 눈, 신장, 신경 등 여러 장기들의 합병증 발생을 예방함이 여러 연구에서 보고되고 있으므로 반드시 철저한 혈당조절이 필요하다. 혈당은 식전이 80~120 mg/dL 사이, 취침전이 100~140 mg/dL 사이를 유지하는 것이 합병증 발생을 감소시킨다.
- 우리나라의 제1형 당뇨병의 발병률은 전체 당뇨병의 약 1% 정도인데 반해 미국을 비롯한 서구에서는 전체의 약 30%를 차지하여 종류에 따른 당뇨병의 발병률에는 민족 간의 차이가 심한 것을 볼 수 있다.

(2) 제2형 당뇨병(인슐린 비의존형 당뇨병)

- 췌장의 베타세포에서 인슐린이 어느 정도 분비되지만 양이 부족하거나 작용력이 감소하여 고혈당을 나타내지만 생명 유지를 위해서는 외부로부터 인슐린을 반드시 공급할 필요가 없다고 하여 지어진 이름이다.
- 인슐린의 작용력이 감소되어 혈당이 높아지는 현상을 인슐린 저항성이라고 한다. 주로 20~30세 이후에 주로 발생하므로 성인형 당뇨병이라고도 한다.
  - 우리나라 당뇨병 환자의 99% 이상이 이에 속한다.
  - 치료는 운동요법, 식이요법, 약물요법 등 고혈당의 정도에 따라 다양하게 방법이 선택될 수 있다.
- 인슐린 비의존형에는 비만형과 비비만형으로 나눌 수 있는데 미국을 비롯한 서구 여러나라에서는 주로 비만형을 많이 볼 수 있으며, 우리나라를 비롯한 아시아권에서는 비비만형이 주를 이룬다.

	제1형 당뇨병	제2형 당뇨병
구분	췌장 베타세포 파괴에 의한 인슐린 결핍으로 발생한 당뇨병	인슐린 분비 및 작용의 결함에 의해 발생한 당뇨병
발생 연령	어린이, 20세 미만의 청소년기에 발생	일반적으로 40세 이후 발생
체중	주로 마른 체격	일반적으로 과체중
증상	갑자기 나타남	증상이 없거나 서서히 나타남
인슐린	생산되지 않음	소량 분비 또는 작용이 제대로 되지 않음
인슐린 치료	매일 인슐린 주사가 필요	식사요법과 운동으로 혈당을 조절 후, 조절되지 않으면 약물의 도움을 받음
발병률	전체 당뇨병의 10%	전체 당뇨병의 90%

(3) 임신성 당뇨병

- 임신 중 당뇨병이 발생하는 것으로 대부분은 분만 후 당뇨병 증상이 없어진다.
- 임신 중 지속적인 고혈당을 유지하는 경우 인해 임산부 뿐만 아니라 태아에게까지도 합병증을 일으킬 수 있으므로, 임산부 공복혈당이 105 mg/dL, 식사 후 2시간 후 혈당이 120 mg/dL이상일 경우, 인슐린을 공급하여 혈당을 정상으로 유지하여야 한다.
- 임신당뇨병(GDM, Gestational diabetes mellitus)은 인슐린 분비와 반응이 상대적으로 불충분한 증

세의 조합과 관련되어 있으며, 여러 면에서 제2형 당뇨병과 닮았다. 이 병은 임신부의 약 2~10%에서 발병되며, 출산 후에는 증세가 좋아지거나 사라진다.

(4) 기타 당뇨병

- 제 1형 당뇨병이나 제 2형 당뇨병처럼 인슐린에 따른 직접적인 원인에 의해 나타나는 당뇨병이 아니라 다른 질병이 이미 있는 상태에서 그 질병으로 인해 이차적으로 발생하는 당뇨병을 말한다.
- 췌장에 손상을 초래하는 모든 질환은 당뇨병을 일으킬 수 있으며, 이러한 질환에는 췌장염, 췌장외상, 췌장절제, 췌장암 등이 포함한다.
- 그 외 인슐린의 작용에 반대되는 호르몬이 과다로 분비되는 질환에서도 당뇨병을 일으킬 수 있으며, 이러한 질환에는 갑상선기능항진증, 부신피질기능항진증, 성장호르몬 과다증, 카테콜라민 과다증 등이 있다.

2) 최근의 새로운 분류

▣ 스웨덴 룬드대학 레이프 그룹 교수팀은 당뇨병 진단 · 치료의 패러다임을 바꿀 수도 있는 연구결과를 국제 학술지에 발표했다

▣ 이들 연구자들은 성인 당뇨병을 재분류하기 위해 아래와 같은 6가지 지표를 이용하였다.

① 진단당시의 나이
② 체질량지수(BMI)
③ 당화혈색소(A1c)
④ 췌장(이자)베타세포의 인슐린 분비능 – C peptide, HOMA2 beta
⑤ 인슐린저항성의 정도(HOMA2–IR) – 인슐린 대신 C peptide를 투입한 식
⑥ 자가면역항체(GADA)의 유무

▣ 혈중 인슐린은 췌장(이자)의 인슐린 생산 능력을 정확하게 반영하지 못한다.

- 췌장에서 만들어진 인슐린은 일단 간을 거쳐 말초혈관으로 방출하는데 간이 인슐린의 1/3을 흡수하고 이런 현상을 first–pass라고 한다. 지방간, 인슐린저항성의 정도에 따라 간이 흡수하는 인슐린의 양이 변한다.
- C–peptide는 pro–insulin이라는 전구물질에서 완성된 인슐린으로 간으로 가면서 잘려 나가는 물질인데(connecting peptide), 인슐린과 달리

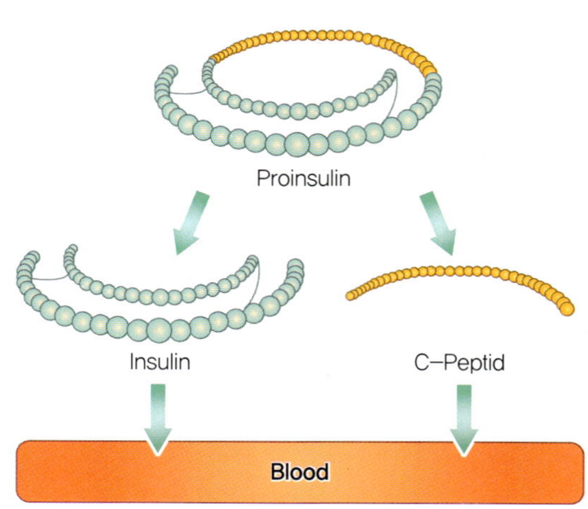

간에서 흡수되지 않기 때문에 좀 더 정확하게 췌장의 인슐린 분비능을 반영한다.

▣ 연구자들은 위의 6가지 지표를 이용해서 당뇨병을 5가지로 재분류 세분화하였다

① 심한 자가면역성 당뇨병(Severe autoimmune diabetes : SAID)

전통적 방법의 현재 분류 중 제1형 당뇨병과 LADA에 해당되며 어린 나이에 시작되고 체질량 지수가 낮고(신체가 마름) 혈당조절이 잘 안되고 인슐린이 없고, 자가면역항체가 양성이다. 연구에서 전체 조사 대상자의 약 6.4%가 차지했다.

★LADA(Late-onset Autoimmune Diabetes) : 처음에는 제 2형 당뇨병처럼 시작했다가 시간이 지날수록 제 1형 당뇨병으로 본색을 드러내는 병으로 흔하지는 않다. 역시 자가면역질환인데 단지 염증이 천천히 진행되어 전형적인 제 1형 당뇨병과 구분된다.

② 심한 인슐린 결핍 당뇨병(Severe insulin-deficient diabetes : SIDD)

자가면역항체는 음성인데 나머지는 SAID와 동일하다. 이 연구 대상의 17.5%가 해당된다.

현재의 제2형 당뇨병에 해당되지만, 그러나 연구대상자들이 뚱뚱하지 않았고, 당뇨병성 망막병증에 걸릴 위험이 높았다.

③ 심한 인슐린저항성 당뇨병(Severe insulin-resistant diabetes : SIRD)

체질량 지수가 높고(비만 함), 인슐린저항성이 심한 당뇨병으로 현재의 제2형 당뇨병과 일부 겹친다. 이 연구 대상자의 15.3%가 해당되며 당뇨병성 신장병에 걸릴 위험이 높다.

④ 적당히 비만형 당뇨병(Mild obesity-related diabetes : MOD)

적당히 살은 쪘는데 인슐린저항성은 없는 당뇨병으로 제2형 당뇨병에 포함되는 유형이다. 이 연구대상의 21.6% 차지했다.

⑤ 경도의 고령과 관련된 당뇨병(Mild age-related diabetes : MARD)

나이가 들면서 생기는 당뇨병으로 혈당은 조금 올라가고 합병증도 별로 없는 당뇨병으로 제2형 당뇨병 중 고령에서 발생하는 당뇨병이다. 이 연구대상자의 39.1%가 해당되며 가장 많았다.

There are five different types of diaberes. Almost 40% of diabetes patients have the mild age-related type(MARD)

Percentage distribution of diabetion of diabetes patients according to data from the all New Diabeetics in Scania registry

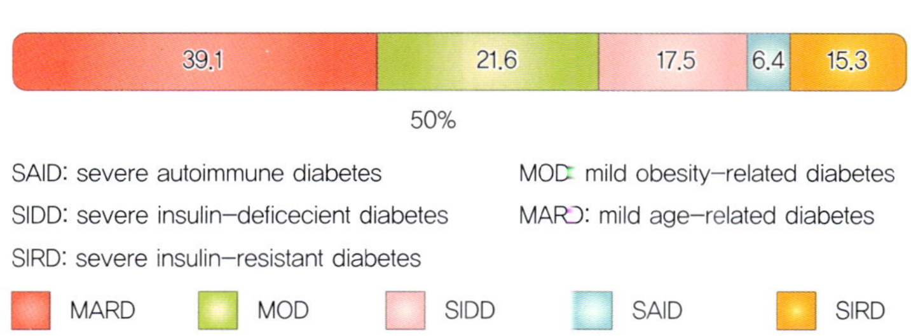

Guardian graphic I Source: Lancet

- 그러나 상기의 분류는 스칸디나비아 사람들을 대상으로 한 연구이기에 이 분류를 모두 한국인들에게 바로 적용하는 것은 아니다.
- 우리나라 당뇨병 환자 중 뱃살도 없고 허벅지 근육도 아주 가는 마른당뇨도 있다.
- 인슐린 분비는 좋은데도 당화혈색소(A1c)는 매우 높고 식후 혈당도 높은 경우가 많다. 인슐린 저항성이 심한 마른 당뇨병이 해당된다.
- 보통 뚱뚱하고 뱃살이 나와야 인슐린저항성으로 생각하기 쉽지만, 오히려 마른 당뇨병이 인슐린저항성이 심하다.
- 인슐린은 뱃살과 근육을 어느정도 증가시켜 주는데 인슐린저항성이 심하면 배의 지방세포도 자라지 못하고 허벅지 근육도 빈약해 질 수 있다.

3) 진단

▣ 당뇨병 발생 기준

- 당뇨병은 혈액 속 포도당(혈당) 농도가 비정상적으로 높은 것이다. 혈당이 계속 높으면 갈증, 다뇨, 체중감소 등이 일어나고 장기적으론 신장, 간질환, 동맥경화, 녹내장 등 다양한 합병증이 나타나고 심하면 발이 썩어 절단해야 한다.

- 다음 기준 중 하나 이상 해당시 당뇨병으로 진단
  - 공복혈장(혈청) 혈당 ; ≥ 126 mg/dL. 명백한 고혈당이 아닌 경우 다른 날에 검사를 반복하여 확인해야 한다.
  - 당뇨병의 전형적인 증상(다뇨, 다음, 설명되지 않는 체중감소)이 있고 공복과 상관없이 측정한 임의의 혈장혈당이 ≥ 200 mg/dL
  - 75 g 경구당부하검사 후 2시간 혈장 혈당이 ≥ 200 mg/dL로 당부하 검사는 성인의 경우 물 300 mL과 포도당 75 g를 섭취한 후 1시간, 2시간 후 혈당을 측정하는 검사이다. 포도당을 마시고 나서 2시간째의 혈당이 200 mg/dL 이상일 때 당뇨병으로 진단된다.
  - 당화혈색소 ≥ 6.5%
  - 인슐린 농도 검사는 정상인의 경우 포도당 경구투여 후 30~60분 사이에 최고치에 달하고 180~240분 사이에 원래 수치로 돌아오지만 당뇨병 환자는 인슐린 수치가 천천히 오르고 혈당이 정상치로 돌아오는데 시간이 더 오래 걸린다.
  - 이 외에도 요당 검사, 케톤체 검사, 당화혈색소 검사, 그리고 시중에 나온 간이 혈당측정기를 사용한 검사가 있다. 정기적인 건강검진 등을 통해 조기에 발견하여 치료시기가 늦어지지 않도록 해야 한다.
- 당뇨병에 걸리기 쉬운 사람
  - 과체중(체질량지수 23 kg/m^2)

- 직계가족(부모, 형제자매)에 당뇨병이 있는 경우
- 공복혈당 장애(공복혈당 100~125 mg/dL)나 나당능 장애(식사 후 2시간 혈당이 140~199 mg/dL)의 과거력이 있는 경우
- 임신성 당뇨병을 진단받았거나 4 kg이상의 거대아를 출산한 적이 있는 여성
- 고혈압(140/90 mmHg 이상, 또는 약제 복용)
- HDL 콜레스테롤 35 mg/dL미만 혹은 중성지방 250 mg/dL
- 인슐린저항성(다낭성난소증후군, 흑색가시세포종)
- 심혈관질환(뇌졸중, 관상동맥질환)자이다.

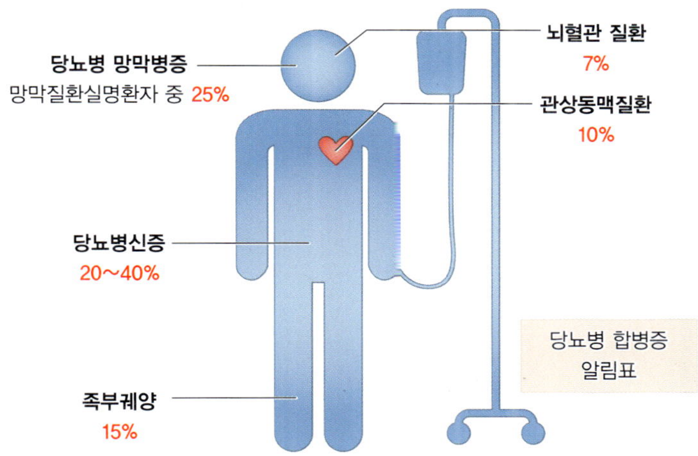

4. 당뇨병의 합병증

1) 당뇨병의 합병증

(1) 당뇨병의 3대 합병증은 망막변성, 신부전증, 신경병증

- 망막변성 혈당이 올라가면 혈액이 뻑뻑해진다. 그러면 혈압이 세지고 멀리까지 혈액을 보내주려면 혈압이 올라가게 된다. 그러니까 당뇨환자들은 고혈압이 잘 오게 된다. 혈액이 뻑뻑한데 혈압이 세지면 말초혈관들 특히 모세혈관들은 견디지 못해 당가지고 터지게 된다. 모세혈관이 제일 많은 장기가 눈의 망막과 신장 사구체이다. 따라서 망막과 신장사구체가 가장 많이 망가진다. 망막변성에 의해서 시력장애가 발생한다.
  - 당뇨환자의 40%가 망막증을 가지고 있다고 한다. 특히 10년 이상 된 경우에는 70%이상 망막증을 가지고 있다는 보고가 있다. 시력이 감퇴되면서 진행이 되는데 혈당을 정상적으로 조절하면서 정기적인 검사를 받으면 실명을 피할 수 있다.

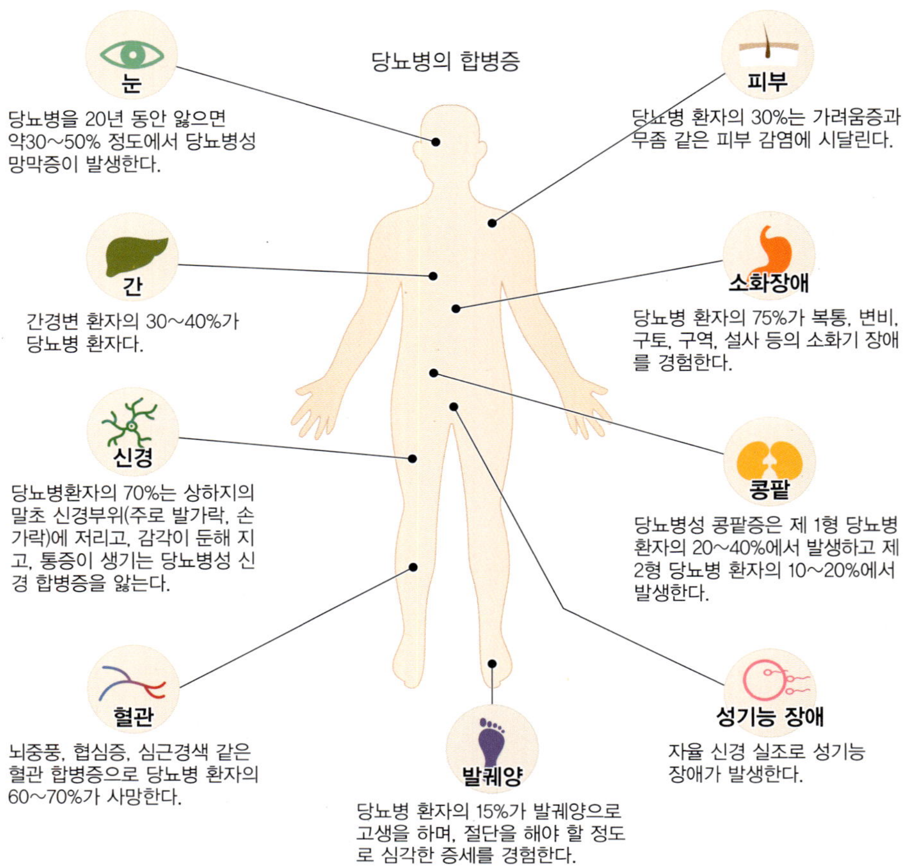

당뇨병의 합병증

- 신장질환은 만성신장병, 신부전증이 해당된다.
  - 혈당이 가장 큰 원인으로 혈액 내에 있는 고혈당은 신장을 지나면서 소변으로 나오게 된다.
  - 이러한 과정에서 신장이 손상되면서 발생하는 합병증이다.
  - 혈당이 높게 되면 혈압도 상승을 하게 되는데, 이것은 신장의 손상을 더욱 촉진하게 된다.
  - 혈당을 관리하지 않게 되면 결국 신부전에 이르러 생명에도 위협이 되는 무서운 합병증이다.
- 신경질환은 당뇨병이 있으면 팔다리(사지말단)에 신경병증이 올 수 있다. 심장에서 제일 먼 곳이 발이며 바로 발에 있는 신경이 망가진다. 그래서 신경병증이 오게 되고 당뇨병의 3대 합병증이 오게 된다. 우리 몸의 감각을 지배하는 신경의 손상이 생기는 증상을 말한다. 당뇨인들의 경우에 다리가 저리거나 화끈거리고 남의 살 같이 느껴진다는 이야기를 하는데 신경이 손상되어 발생하는 것이다. 심한 경우에는 남자의 경우에 성기능 장애가 생기기도 하고 변비나 설사 위장장애 등이 동반하기도 한다.

(2) 기타 합병증

- 심혈관계의 손상(협심증, 심근경색증)
- 뇌혈관계의 손상(뇌졸중)
- 말초신경병증
- 자율신경병증
- 발의 손상(당뇨병성 족부질환)
- 저혈당성 쇼크 등이다.

• 당뇨병 신증은 당뇨병 환자의 20~40%, 족부궤양은 15% 정도, 관상동맥질환은 10% 내외, 뇌혈관 질환은 7% 발생하는 것으로 되어 있다. 당뇨망막병증의 경우 망막질환 실명 환자 중 25% 정도가 당뇨망막병증 환자이다

2) 당뇨병과 말초신경병증(Peripheral neuropathy with diabetes mellitus)

(1) 당뇨병에 있어 말초신경병증과 하지질환의 역학

▣ 정의

• 당뇨병성말초신경병증은 "다른 원인을 배제한 후 당뇨병 환자의 말초신경 기능장애의 증상(symptoms) 및 징후의 존재(signs)"로 정의된다.
• 당뇨병성말초신경병증의 진단은 정량적 검사뿐만 아니라 임상적 징후 둘 다를 근거로 내리며, 특별한 증상이 없음에도 이 질환을 앓고 있는 환자들도 있다.
• 미국의 경우 당뇨병 성인의 말초신경병증 유병률(prevalence of peripheral neuropathy)은 28%로 추정된다.
• 당뇨병성말초신경병증은 심각한 결과를 가져올 수 있다.
• 당뇨병 환자의 약 50%는 평생 동안 족부궤양(a foot ulcer)이 발생할 수 있다.
• 당뇨병은 하지 절단의 주요 원인(lower limb amputation)이다.
• 신경병성통증과 감각감소는 낙상, 삶의 질 저하, 일상생활 활동의 제한, 우울증세(depressive symptoms) 등의 원인이다.
• 말초신경병증은 당뇨병이 없는 성인에서도 발생할 수 있지만 당뇨병에서 말초신경병증의 예방 및 관리는 주로 혈당 조절에 초점을 맞춘다.
• 당뇨병성신경병증 관리에 중요한 요소로는 통증관리도 중요하지만 체중감소 및 신체활동을 포함한 생활방식의 개선(중재, interventions) 매우 중요하다.

(2) 당뇨병성 말초신경병증의 형태와 존재

▣ 당뇨병성 말초신경병증에는 여러 형태가 존재한다.

- 가장 흔한 유형은 원위부 대칭성 다발성 신경병증(distal symmetric polyneuropathy)이다.
  - 주로 작은 섬유(신경섬유), 주로 큰 섬유질 또는 크고 작은 신경심유의 혼합형으로 분류된다.
  - 모든 당뇨병성 신경병증의 약 75%를 차지한다.
  - 원위부대칭성다발성신경병증(distal symmetric polyneuropathy)은 연구에 따라 차이는 있지만 환자의 약 10~30%에서 신경병증성통증 증상(neuropathic pain symptoms)의 원인이 된다.
  - 통증은 작열감 또는 찌르는 듯한 통증, 무감각, 감각과민 또는 깊은 통증으로 발현(a burning or stabbing pain, numbness, hyperesthesia, or a deep ache)하며 종종 밤에 더 악화되고 일반적으로 다리와 발에 영향을 미치지만 일부 환자에서는 손도 영향을 받을 수 있다.
- 원위부 대칭성 다발성신경병증(distal symmetric polyneuropathy)
  - '원위부'라는 말은 몸의 중심에서 보다 멀리 위치한 부분 즉, 손가락과 발가락을 의미하며 '대칭성'이라는 말은 양측이 동시에 발생한다는 의미이다.
  - '다발성'은 여러 군데에서 문제가 발생할 수 있다.
  - 양쪽 손과 발 끝부분부터 신경병증이 발생한다.
  - 신경병증에서 가장 흔히 발생하는 증상은 감각의 소실이다.
  - 과민하게 감각을 느낄 수 있으며 통증에 가까운 이상감각이 나타날 수 있다.
  - 신경병증 진행 시 저림, 따끔거림, 찌르는 듯함, 화끈거림 등의 증세를 호소한다.
  - 신경병증의 진행은 손끝, 발끝에서 부터 몸통부 위쪽으로 진행한다.
  - 통증이 발생할 수 있는데 주로 하지에 나타난다. 주로 쉬고 있을 때 발생하고 밤에 더 심하다.
  - 신경병증이 진행될수록 통증이 가라앉다가 마침내 사라지지만 하지의 감각소실이 지속된다.
- 당뇨병성 말초신경병증의 비정형적인 형태로는 단일신경병증(즉, **다발성단신경염**, mononeuritis multiplex),(다발, poly) 신경뿌리병증(신경근병, radiculopathies), 치료로 인한 신경병증(treatment−induced neuropathies)이 있다.

  • 다발성단신경염(mononeuritis multiplex) = 다발홑신경염: 몇 개의 말초신경에 동시에 일어나는 질환

  - 당뇨병은 단일신경병(mononeuropathies)의 원인이 되며 정중신경(median nerve), 척골신경(ulnar nerve), 요골신경(radial nerve), 총비골신경(common peroneal nerves)에 영향을 미치는 경향이 있다.
  - 단일신경병증이 뇌신경에 침범한 경우는 매우 드물며 일반적으로 뇌신경(cranial nerves) III, IV, VI 또는 VII에 급성단일신경병증이 나타난다.
- 당뇨병성 신경뿌리병(당뇨성 신경근병, diabetic radiculopathies)은 전형적으로 허리엉치신경총(요천골신경총, lumbosacral plexus)에 잘 발생하며, 주로 일측성 허벅지통증(unilateral thigh pain) 및 체중감소(weight loss)로 나타나며 그로 인한 운동성 약화(motor weakness)가 뒤따른다.

• 치료기로 인한 신경병증(treatment-induced neuropathy) : 극심한 대사조절 장애(예 : 케톤산증) 기간 후 또는 갑작스런 혈당조절(glycemic control)의 변화(예 : 인슐린 신경염) 후 환자에서 발생하는 드문 의인성(의학으로 인한) 문제(iatrogenic event)가 생긴다.

▣ 다른 당뇨병성 신경병증

• 심혈관계, 위장관, 비뇨생식기 계통(cardiovascular gastrointestinal, and urogenital systems)에 영향을 미치는 자율신경병증(autonomic neuropathies)이 해당된다.
• 당뇨병이 있는 성인
  – 땀샘운동 기능장애(sudomotor dysfunction), **저혈당불감증**(hypoglycemia unawareness), 비정상적인 동공기능(abnormal pupillary function)으로 고통 받을 수도 있다.

저혈당불감증(hypoglycemia unawareness) : 저혈당증의 전형적 증세인 떨림(tremor), 땀분비(sweating), 가슴떨림(palpitation) 현상이 나타나지 않는 경우이다.

(3) 당뇨병성 말초신경병(증)의 원인과 위험인자(Etiology and Risk Factors for Diabetic Peripheral Neuropathy)

▣ 당뇨병성 말초신경병증

• **산화스트레스**(oxidative stress)와 염증으로 인한 신경기능 장애와 세포사멸(cell death)로 인해 발생한다.
• 고혈당증(Hyperglycemia), 이상지질혈증(dyslipidemia), 인슐린저항성(insulin resistance) 은 모두 미토콘드리아 산화환원 상태의 불균형(imbalance in the mitochondrial redox state)을 총체적으로 유발하는 대사경로의 조절장애의 원인이며, 미토콘드리아와 세포질에서 활성산소종의 과도한 형성을 초래된다.

• 산화스트레스(oxidative stress) : 인체에 있어 활성산소(활성산소종, reactive oxygen species, ROS)의 생성과 분해의 불균형으로 활성산소종이 과다하게 축적된 상태에 세포가 노출된 상황을 말한다.

  – 활성산소는 비선택적으로 세포구성 물질인 단백질, 지질, DNA를 공격하여 이들로부터 전자를 빼앗아 오고 그로 인해 세포가 비가역적인 손상을 입는 경우, 이것을 소위 '산화스트레스(oxidative stress)'라 한다.

활성산소에 대한 추가 설명

㉠ 정의

• 산소호흡을 하는 생명체는 전자전달계를 통해 유기물 대사(산소가 영양물질을 이용하여 에너지 생산)를 하며 이때 발생하는 전자를 산소로 전달하여 에너지를 생산하고, 전자를 받은 산소는 양성자(H^+)와 함께 안정한 물 분자로 전환한다.

- 상기의 과정에서 극히 일부의 산소분자는 하나의 전자만 받아 활성산소의 한 종류인 초과산화물 라디칼(O_2^-, superoxide radical)로 전환된다.
- 이 활성산소는 홑전자(홀수전자)를 가지고 있어 매우 불안정하고 반응성이 커서 주변에 있는 다른 물질의 전자를 뺏어 오려 한다.
- 본질적으로 활성산소는 세균, 바이러스와 같은 미생물에 감염되었을 경우 미생물의 세포막, 단백질, DNA와 같은 구성물질과 화학반응을 하여 유용한 면역반응을 한다.
- 또한 일부활성산소는 세포의 성장, 사멸, 면역반응 등의 기능을 조절하는 이차신호 전달물질로 작용한다.
- 사이토카인(cytokine), 성장인자(growth factor), 호르몬과 같은 자극에 의하여 일시적으로 생성되는 저농도의 활성산소는 이차신호 전달물질로 작용 후 바로 제거됨으로써 세포에 대한 독성이 방지된다.
- 그러나 에너지 생산이나 신호전달물질로 생성된 활성산소가 체내에서 충분히 제거되지 않을 경우로 활성산소는 자신의 세포구성 성분을 공격하여 세포에 피해(세포손상)를 주거나 세포사멸을 유도할 수 있다.
- 그러므로 산소를 이용하는 생물의 경우 친산화성물질(prooxidants)과 항산화성물질(antioxidants)의 균형이 필수적이다.
- 인간은 이 두 물질의 균형을 이루도록 진화되었다. 그러나 친산화성물질이 우세하게 되어 균형이 무너지게 되면 증가된 활성산소에 의한 세포손상이 발생하며 이 상태를 산화스트레스라 한다.

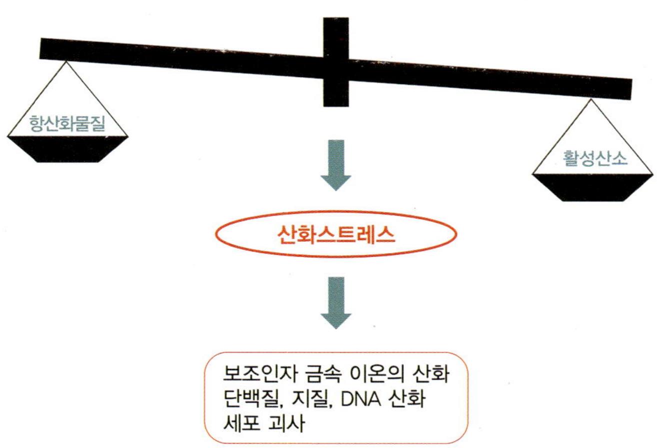

산화스트레스의 발생과 피해

* 항산화효소

① 알파토코페롤(α-tocopherol)과 같은 지용성 비타민 E, 베타카로틴(β-carotene), 수용성 비타민 C, 셀레늄(Se), 녹차, 클로렐라, 녹황색 야채에 많이 포함되어 있다.

② 이들 중 비타민 E는 세포막과 관련이 많기 때문어 인간에게 있어서 가장 중요한 지용성 항산화제 (antioxidant) 이다.

③ β-carotene은 free radical의 반응을 억제하고 그 구조를 파괴하는 항산화제의 역할을 한다.

④ 비타민 C는 수용성 과산화 radical을 제거하고 또 환원된 비타민 E를 재생시키는 역할도 한다.

⑤ 항산화효소의 종류와 기능

- catalase($2H_2O_2 \rightarrow 2H_2O + O_2$)
- superoxide dismutase(SOD)

  $O_2^- + O_2^- + 2H^+ \rightarrow H_2O_2 + O_2$
- glutathione peroxidase

  $H_2O_2 \rightarrow 2H_2O$

  $ROOH \rightarrow ROH + H_2O$

㉡ 활성산소의 종류와 독성

- 산화스트레스의 원인인 활성산소는 산소원자를 포함하는 화학적으로 반응성이 큰 분자이다.
- 일반적인 산소분자는 에너지 준위(level)가 낮은(바닥상태인, 기저상태인) 삼중항산소($3O_2$)로 존재한다.
- 그러나 대사 경로에서 하나의 전자만 산소분자에 전달되는 경우, 불완전하게 산화되어 초과산화물 라디칼(radical)이 생성된다.
- 초과산화물 한 분자를 안정한 물(H_2O)로 전환하기 위해서는 3개의 전자가 더 필요하고, 이러한 무독화 과정에서 과산화수소(H_2O_2, hydrogen peroxide)와 수산화 라디칼(•OH, hydroxyl radical)이 생성된다.
- 이 외에도 유기히드로과산화물(ROOH, organic hydroperoxide), 알콕시 라디칼(RO•, alcoxy radical), 퍼옥시라디칼(ROO•, peroxy radical), 치아염소산(HOCl, hyperchlorous acid), 과산화질산염(NO_3^-, peroxynitrate) 등 다양한 활성산소가 생물체의 대사 과정에서 생성된다.
- 라디칼(radical)은 짝을 짓지 않은 전자(모든 물질은 전자를 쌍으로 가지고 있고 그래야 안정)를 가지고 있는 원자, 분자, 이온을 말하며 반응성이 매우 크다.
- 활성산소 중에서도 라디칼은 생성 부위 근처에 였는 세포나 여러 물질들을 비선택적으로(무차별) 공격하여 그것들로부터 전자를 빼앗으려 하고 그로인해 물질의 구조를 비가역적으로 변화시킨다. 이 가운데 수산화 라디칼은 DNA와 반응하여 DNA 부가물(DNA adduct)을 형성함으로써 DNA와 RNA의 합성을 저해하거나, 지질과 반응하여 지질과산화물을 생성하여 세포괴사(necrosis)를 발생시킨다.

㉢ 활성산소의 생성과 분해

- ATP를 생성하는 전자전달계는 마지막 단계에서 2개의 전자를 전자수용체인 산소분자에 전달한다. 그러나 간혹 전자가 하나만 전달되는 경우가 있고, 이러한 경우 초과산화물 라디칼이 생성(a)된다.
- 또한 에너지 준위가 높은 산소분자의 경우 인접한 ***플라빈**(flavin)으로부터 전자를 빼앗아 오는 경우가 있는데, 이 경우에도 초과산화물라디칼이 생성된다.

* 플라빈(flavin) ; 동식물계에 널리 분포하는 형광의 황적색 수용성 색소 무리의 총칭으로, 동물의 성장을 촉진하는 인자로 흔히 리보플라빈 · FMN · FAD의 형태로 들어있다. 플라빈은 지용성인 리포크롬에 대한 상대어로서 리오크롬이라고도 한다. 7,8-다이메틸아이소알록사진(7,8-dimethy isoalloxazine) 고리를 가진 물질로서 많은 고등 동물 및 식물의 조직 속에는 흔히 리보플라빈(riboflavin) · FMN(flavin mononucleotide) · FAD(flavin adenine dinucleotide)의 형태로 들어 있다. FMN와 FAD는 산화환원효소나 산소첨가효소의 조효소 중 하나인데, 이효소들을 플라빈 효소라고 한다. 플라빈은 각각의 유래에 따라 간플라빈(hepaflavin), 요플라빈(uroflavin), 식물의 녹색플라빈(verdoflavin) 등으로 불리기도 한다.

- 생선된 초과산화물 라디칼은 수소이온과 만나 슈퍼옥사이드디스뮤테이즈(superoxide dismutase, SOD)에 의해 또 다른 활성산소인 과산화수소와 산소분자로 분해(b)된다.
- 과산화수소는 카탈레이스(catalase)에 의해 물분자와 산소분자로 무독화될 수 있다(c).
- 또한 황을 포함하는 글루타티온 과산화효소(glutathione peroxidase)에 의해 물 분자로 전환된다(d).
- 이 과정이 아니더라도 과산화수소에 2개의 수소 이온과 2개의 전자가 결합되면 2개의 물분자를 형성하여 활성산소를 무독화할 수 있다(e).
- 그러나 이러한 과정으로 과산화수소가 충분히 제거되지 않은 상황에서 전자가 하나만 전달되는 경우 수산화 이온과 독성이 매우 큰수산화 라디칼을 생성하기 때문에 세포 구성 물질에 치명적인 영향이 발생할 수 있다(f).

a. $O_2 + e^- \rightarrow \dot{O}_2$(활성산소)

b. $\dot{O}_2^- + \dot{O}_2^- + 2H^+ \rightarrow H_2O_2 + O_2$: 슈퍼옥사이드디스뮤테이즈(superoxide dismutase)

c. $2H_2O_2 \rightarrow 2H_2 + O_2$: 카탈레이즈(catalase)

d. $2GSH + H_2O_2 \rightarrow GS\text{-}SG + 2H_2O$: 글루타치온과산화수소(glutathione peroxidase)

e. $H_2O_2 + 2H^+ + 2e^- \rightarrow 2H_2O$

f. $H_2O_2 + e^- \rightarrow OH^- + \dot{O}H$

활성산소의 생성과 항산화 물질에 의한 제거

- 축삭에너지 저장의 손실과 축삭 손상으로 이어져 말초신경병증을 촉진한다.
  이러한 변화는 당뇨병성 말초신경병증을 정의하는 신경을 따라 원위-근위 과정에서 원위 감각의 점진적인 상실로 이어진다.
- 무작위 임상시험에서 말초신경병증을 포함한 당뇨병에서 혈당의 조절(glucose control)이 미세혈관 질환의 진행을 늦춰 줌이 증명되었다.

- 1형 당뇨병 성인 1,441명을 대상으로 한 연구에서 집중 인슐린요법(기존 요법과 비교)은 6.5년의 추적 조사 후 임상 신경병증의 위험을 60% 감소시켰다.
- 엄격한 혈당 조절은 당뇨병성 말초신경병증의 위험을 감소시킨다(6.5~14년 동안 30%의 상대적 위험 감소)
- 2형 당뇨병 성인연구에서 집중적 혈당조절(intensive glucose control)과 전통적 혈당조절 방식(conventional glucose control)으로 치료받은 환자들이 말초신경병증을 포함한 미세혈관 합병증이 더 적었다.
- 나이, 당뇨병 기간 및 포도당 조절 외에도 당뇨병성 말초신경병증은 심장대사질환(cardiometabolic disease)의 원인이 되며, 중성지방 수치의 증가, 체질량지수 증가, 흡연 및 고혈압 등과 함께 변화 가능한 심혈관 위험인자(modifiable cardiovascular risk factors)이다

(4) 당뇨병성 신경병증

▣ 당뇨병성 신경병증은 미세혈관합병증 중 가장 흔한 만성합병증

- 통증이 있는 증상(positive symptoms)은 통증(아픔), 감각이상(감각이 이상하다), 화끈거림, 시림, 전기가 오는 것같음(찌릿찌릿), 칼로 자르는 듯함, 쥐어짜는 듯함 등의 증세를 호소한다.
- 통증이 없는 증상(negative symptoms)은 저린감(tingling), 무감각(numbness), 쥐가 난다.

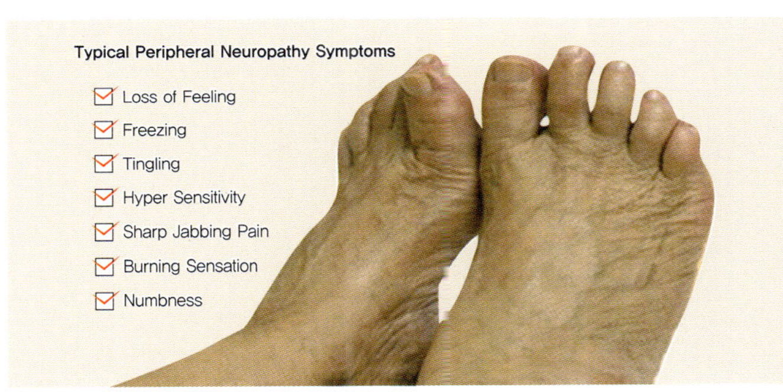

전형적 말초신경병증 증세

▣ 우리나라의 유병률은 여러 연구에서 30~50%를 보고되고 있다.

▣ 당뇨병성 신경병증은 환자의 증상만으로도 진단될 수 있지만 환자들 중에는 통증을 동반하지 않는 경우도 많아 문제(신경섬유가 손상되는 단계에 이르면 통증이 사라지기 때문)이다.

▣ 상기의 증상들은 알코올이나 신경압박, 요독증 같은 다른 원인에 의한 말초신경병증과 반드시 구분되어야 한다.

▣ 신경병증 중 가장 흔한 형태는 만성감각운동성, 원위부대칭성 다발성신경병증과 자율신경병증이다.

▣ 당뇨병성 말초신경병증의 조기진단과 치료는 중요하며, 현재까지 치료는 혈당조절 이외에 근본적인 신경손상에 대한 특별한 치료는 현재 거의 불가능하며, 혈당 조절을 통해 신경 손상의 진행은 늦출 수 있지만 되돌릴 수는 없다.

▣ 혈당조절은 당뇨병성 신경병증의 1차적 예방효과 뿐만 아니라 증세를 완화시키고 진행을 막을 수 있다.

▣ 당뇨병의 4가지 주요 합병증은 신경병증, 망막병증, 신장병증, 혈관병증이다.

▣ 당뇨병 관련 신경병증은 임상적으로 대칭 및 비대칭 형태로 분류한다.

▣ 당뇨병성 신경병증의 병인(Pathogenesis of Diabetic Neuropathy)

- 당뇨병성 신경병증의 병리학적 근거는 많은 연구 노력에도 불구하고 여전히 논쟁의 여지가 많다.
- 당뇨병 질환자의 말초신경병리의 원인은 혈관과 대사 이상이라는 많은 연구고 보고가 존재한다.

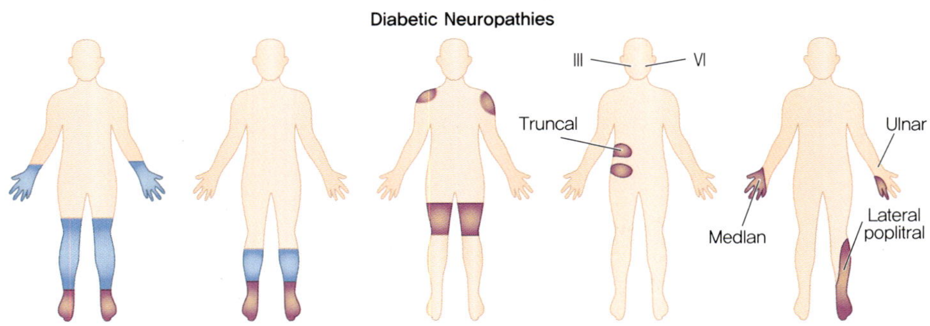

Large-fiber nauropathy	Small-fiber nauropathy	Proximal motor nauropathy	Acute mono nauropathy	Entrapment
Sensory loss: 0-+++ (touch vibration) Pain: +-+++ Tendon reflex: N-↓↓↓ Motor deficit: 0-+++	Sensory loss: 0-+ (toermal allodynia) Pain: +-+++ Tendon reflex: N-↓ Motor deficit: 0	Sensory loss: 0-+ Pain: +-+++ Tendon reflex: ↓↓ Motor deficit: +-+++	Sensory loss: 0-+ (touch vibration) Pain: +-+++ Tendon reflex: N Motor deficit: +-+++	Sensory loss in nerve distribution: +-+++ Pain: +-++ Tendon reflex: N Motor deficit: +-+++

N, normal

당뇨병성신경병증의 유형

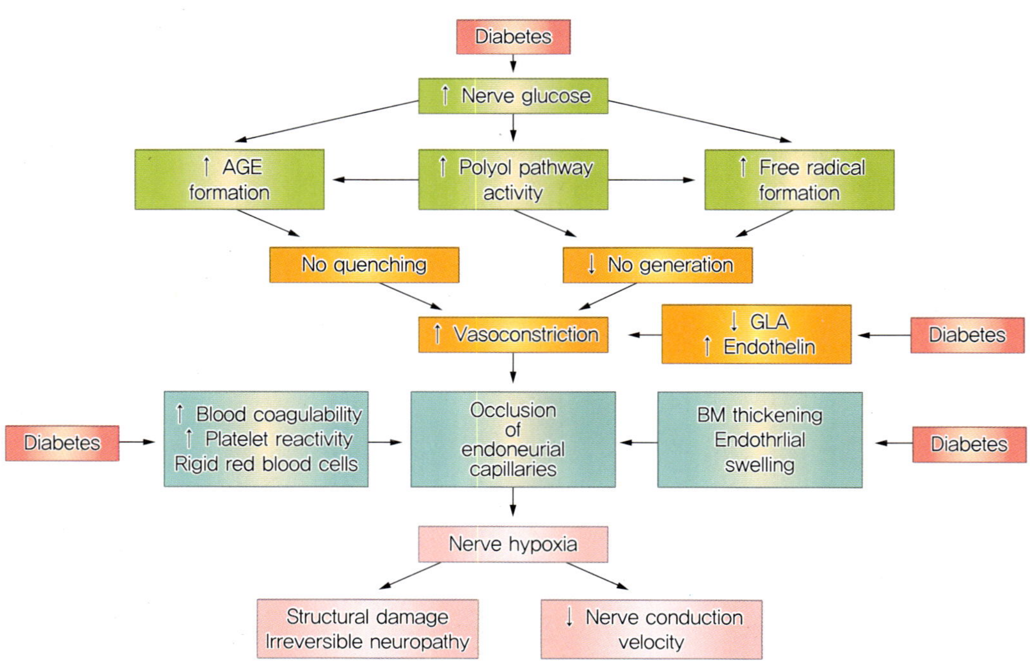

당뇨병으로 인한 말초신경병의 원인

*AGE(최종당화산물, advanced glycation[glycosylation] end products, 최종당화독성물질, 당독소)

- 최종당화산물(Advanced glycation end products(AGEs))는 당이 결합(glycated)된 지방이나 단백질을 합성된다. 이 물질은 노화와 관련된 물질로 당뇨, 동맥경화, 만성신부전, 알츠하이머병 등의 퇴행성 질환을 진행 및 악화시킨다.
- 단백질이나 지방이 혈류에서 당과 결합할 때 형성되는 유해한 화합물들은 이 과정을 당화(glycation = glyosylation)라고 한다.
- 최종당화산물(AGE)은 나이가 들어감에 따라 자연적으로 체내 형성될 수 있으나 식품에서도 형성될 수 있다. 음식이 높은 온도에 노출될 때(즉 조리될 때), 예를 들어 굽거나 튀기거나 토스트하는 동안과 같이 고온에 노출된 식품의 경우 이 화합믈(AGE)이 매우 많이 만들어지는 경향이 있다.
- 다이어트(식사, 식습관)이 AGE 생성의 가장 큰 기여자이다.
- 다행히도 인체에는 이 유해 화합물(AGE)을 제거하는 메커니즘이 존재한다. 항산화 작용 및 효소작용을 포함한 여러 기전들 존재한다.
- 그러나 너무 많은 AGE를 소비(섭취)하거나 저절로 너무 많은 양의 AGE가 생성되면 인체가 미처다 제거하지 못해 체내에 축적된다. 체내 AGE 농도가 낮을 경우엔 일반적으로 걱정할 필요가 없지만 농도다 높아질 경우 산화스트레스와 염증을 유발한다.
- AGE의 체내 과잉축적은 당뇨병(대사질환), 죽상동맥경화증, 만성신장질환 및 알츠하이머병과 같은 많은 퇴행성 질환과 노화의 주요 원인이 되며 이들 질환을 악화에 연루된 바이오 마커(biomarker), NO(nitric oxide, 산화질소)를 파괴시킨다.

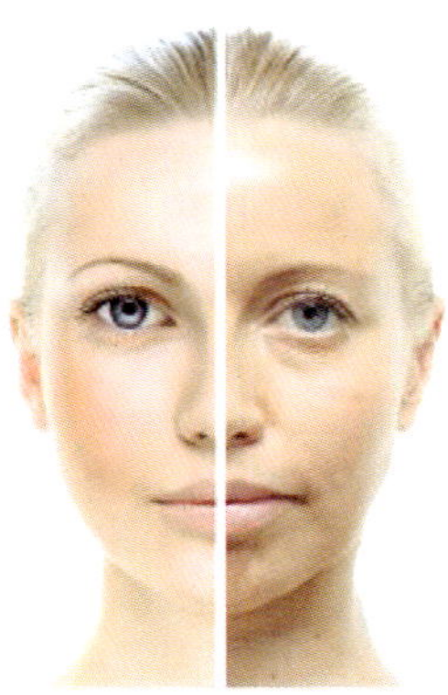

피부노화

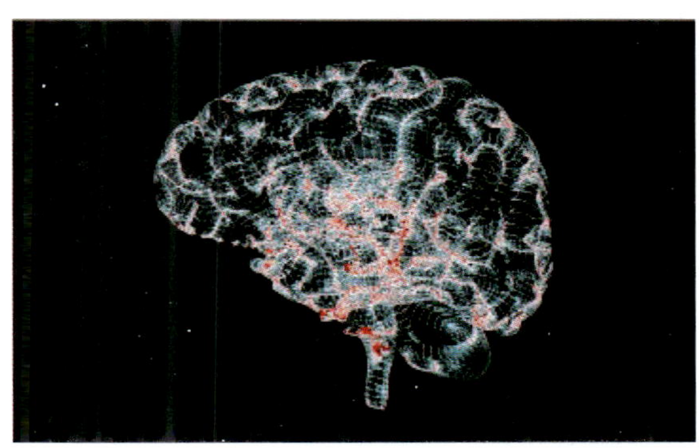

알츠하이머

- 최종당화산물(AGE)의 작용 기전
  - 당독소(AGEs)는 장기와 조직에 무작위적으로 결합하여 기능을 약화시키고, 다양한 세포 신호전달을 방해하고 다양한 질환의 합병증을 유발한다.
  - AGEs는 당뇨병성 혈관(diabetic vasculature)에 보편적으로 널리 존재하며 죽상동맥경화증(atherosclerosis)의 발병에 기여한다.

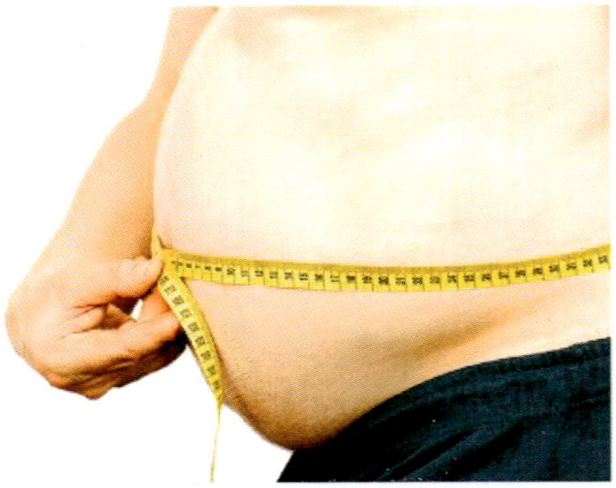

비만

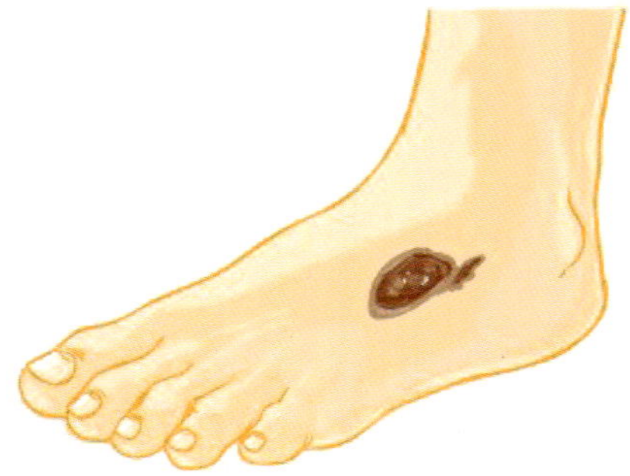

당뇨합병증

- 다양한 종류의 세포에서 AGE의 축적은 세포외 및 세포내 구조와 기능에 영향을 미친다.
- AGE는 미세혈관과 큰혈관의 세포외기질(extracellular matrix)의 기저막(basement membrane)에 있는 분자사이의 가교(cross-links) 형성과 AGE 수용체(receptor for advanced glycation end products(RAGE))를 결합함으로써 다양한 미세혈관 및 대혈관 합병증 발생에 기여한다.
- AGEs에 의한 RAGE의 활성화는 transcription factor nuclear factor-kB(NF-kB)와 그 표적 유전자의 상향조절(upregulation)을 일으킨다.

※ NF-kB(nuclear factor kappa-light-chain-enhancer of activated B cells)

NF-kB는 DNA의 전사와 사이토카인 생산, 세포생존을 제어하는 단백질 복합체이다.

거의 모든 동물세포 유형에 존재하며 스트레스, 사이토카인, 활성산소, 중금속, 자외선 조사, 산화 LDL, 박테리아 또는 바이러스 항원 등의 자극에 대한 세포반응에 관여한다.

NF-kB는 감염에 대한 면역반응을 조절하는데 중요한 역할하며, NF-kB의 잘못된 조절은 암, 염증 및 자가면역질환, 패혈성쇼크, 바이러스감염 및 부적절한 면역 발달에 관여한다.

- 용해성(soluble) AGE는 단핵구(monocyte)를 활성화시킨다.
- 기저막의 AGE는 단핵구 이주(monocyte migration)를 억제한다.
- AGE-bound RAGE는 거대 분자에 대한 내피(혈관내피) 투과성을 증가시킨다. 즉, 큰 분자의 물질들이 혈관 밖으로 잘 빠져 나가도록 한다.
- AGE는 혈관내피에서 산화질소(NO) 활동을 차단하고 활성산소종 생성의 원인이 된다.

* Polyol pathway activity

- 폴리올 경로는 포도당(glucose)을 과당(fructose)으로 전환하는 2단계 과정이다.

- 폴리올 경로에서 포도당은 소르비톨(sorbitol)로 환원되고, 이후 소르비톨은 과당으로 산화된다. 이것을 소르비톨-알도스 환원효소 경로(sorbitol-aldose reductase pathway)라고도 한다.
- 이 경로는 당뇨병 합병증, 특히 망막(retina), 콩팥, 신경 등의 미세혈관 손상의 원인이 된다.
- 소르비톨은 세포막을 통과할 수 없으며, 체내 축적되면 인슐린-비의존성 조직들(insulin-independent tissues)으로 물을 끌어 당겨 세포에 삼투압 스트레스(osmotic stresses)를 일으킨다.
- 세포는 에너지로 포도당을 사용하며, 일반적으로 효소 hexokinase의 인산화에 의해 발생한다. 그러나 다량의 포도당이 존재하는 경우(당뇨병에서와 같이), 헥소키나제는 포화 상태가 되고 알도스 환원효소가 이를 소르비톨로 환원할 때 과잉포도당이 폴리올경로로 들어간다. 이 반응은 NADPH를 NADP+로 산화시킨다. 그런 다음 소르비톨 탈수소 효소(sorbitol dehydrogenase)는 소르비톨을 과당으로 산화시킬 수 있으며, 이는 NAD+로부터 NADH를 생산한다. 헥소키나제는 과당을 인산화하여 과당-6-인산(fructose-6-phosphate)을 형성함으로써분자를 해당 과정으로 되돌릴 수 있다. 그러나 고혈당 상태의 조절되지 않는 당뇨병 환자의 경우(해당 경로가 처리할 수 있는 것보다 더 많이) 반응의 질량 균형은 궁극적으로 소르비톨 생산에 유리하게 된다.
- 폴리올 경로의 활성화는 환원된 NADPH 및 산화된 NAD+의 감소를 초래한다. 이들은 인체 전체의 산화환원 반응(redox reactions)에 필요한 보조인자(co-factor)이며 정상적인 조건(normal conditions)하에서는 상호 교환이 불가능(not interchangeable)하다.
- 이러한 NADPH 농도의 감소는 환원 글루타티온(reduced glutathione), 산화질소, 미오-이노시톨 및 타우린(taurine)의 합성을 감소시킨다. Myo-inositol은 특히 신경의 정상적인 기능에 필요하다.

※ 미오(마이오)이노시톨(myo-inositol) : 이노시톨은 당알코올이며 재구성된 포도당 형태이며 세포막의 주요 구성성분이고 B형 비타민(과거에는 비타민 B8로 분류)과 유사하지만 기술적으로 비타민이 아닌 의사비타민으로 간주된다. 이 천연화합물에는 9가지 유형이 존재하나 가장 일반적인 것이 미오(마이오)이노시톨(myo-inositol)이다. 보통 비타민 B복합체의 구성성분으로 지칭된다. 인체의 막구성 성분임과 동시에 세포벽 다당류 생합성에 사용되고, 생장조절에도 중요한 역할을 하며 세포막의 중요 성분으로 체내에서 인슐린, 갑상선자극호르몬, 난포자극호르몬의 2차메신저 역할을 하고 있는 성분의 전구체, 무엇보다 뉴런의 기능에 기여한다.

- 소르비톨은 또한 콜라겐과 같은 단백질의 질소를 당화시킬 수 있으며 이러한 당화의 산물을 최종당화산물(AGE)이라고 한다.
- 최종당화산물(AGE)은 인체에 질병을 유발하는 것으로 생각된다. 최종당화산물수용체(RAGE)에 의해 매개되고 그에 따른 염증반응이 유도된다.
- hemoglobin A1c는 최종당화산물의 한 종류이다.
- 병리학적 특징
  - 대부분의 세포는 포도당이 세포로 들어가기 위해 인슐린 작용이 필요하지만, 망막, 신장 및 신경 조직의 세포는 인슐린비의존성(insulin-independent)이어서 포도당(glucose)이 인슐린의 작용과 관계없이 이들 세포막을 자유롭게 이동할 수 있다.
  - 세포는 정상적인 에너지로 포도당을 사용하고 에너지로 사용되지 않는 포도당은 폴리올 경로로

들어간다.

- 혈당이 정상일 때(약 100 mg/dL 또는 5.5 mmol/L), 알도스환원효소(aldose reductase)는 정상 농도에서 포도당에 대한 친화성이 낮기 때문에 이 교환(interchange)은 문제를 일으키지 않는다.
- 고혈당 상태에서는 포도당에 대한 알도스환원효소의 친화성이 증가하며 많은 소르비톨이 축적되고 훨씬 더 많은 NADPH를 사용하여 세포대사의 다른 과정을 위한 NADPH(nicotinamide adenine dinucleotide phosphate(reduced form))가 보다 적게 남게 된다.

  ※ NADPH : 니코틴아마이드 아데닌 디뉴클레오티드 인산(NADP)의 환원형. NAD와 함께 많은 산화환원효소반응이고 전자전달체로서 작용하는 보조효소의 일종. NAD가 일반적으로 생체물질의 산화 · 분해에 관여하고 있는 것에 비해 NADP는 환원 · 합성반응에 관계하고 있다.

- 이러한 친화성의 변화는 경로의 활성화를 의미한다. 그러나 축적되는 소르비톨의 양은 물의 삼투유입을 유발하기에 충분하지 않을 수 있다.
- NADPH는 산화질소 생성과 글루타티온 감소(glutathione reduction)를 촉진하는 작용을 하며, 결핍은 글루타티온 결핍을 유발할 수 있다.
- 선천적이든 후천적이든 글루타티온 결핍은 산화스트레스로 인한 용혈을 유도할 수 있다.
- 산화질소(nitric oxide)는 혈관에서 중요한 혈관확장제(vasodilator) 중 하나이다. 따라서 NADPH는 활성산소종이 축적되어 세포를 손상시키는 것을 방지해 준다.
- 폴리올 경로(polyol pathway)의 과도한 활성화는 세포내 및 세포외 소르비톨 농도를 증가시키고 활성산소종의 농도를 증가시키며 산화질소 및 글루타티온의 농도를 감소시킨다. 이러한 불균형의 각각은 세포를 손상시킬 수 있다. 당뇨병의 경우 여러가지가 함께 작용한다.
- 폴리올 경로의 활성화가 미세혈관계를 손상시킨다는 연구는 일관된 결과를 내놓지 못하고 있다.

* NO quenching은 nitric oxide에 대한 혈관 이완반응의 감소로 나타난다.

• NO은 혈관내피세포인 endothelium으로부터 분비된다.

- NO의 작용은 포유동물세포에서 산화질소는 다양한 생리적 병리적 반응에 매우 중요한 역할을 하는 신호전달 분자이다. 산화질소의 작용은 매우 광범위하여 인슐린분비, 기도확장, 혈압조절, 조혈작용과 신경발달 등에도 기여할 수있다. 과량이 분비되면 세포의 자멸사(apoptosis)를 유발하기도 한다.
- 혈관이완 작용은 특히 산화질소는 혈관의 확장을 통한 혈류의 공급을 원활하게 하며 혈압을 낮춘다. 산화질소는 혈관 평활근 수축을 억제하고 혈소판 응집과 백혈구의 혈관부착 등을 감소시킴으로써 혈관의 항상성 유지에 기여한다. 동맥경화증, 당뇨병, 고혈압 환자들은 산화질소 경로가 손상되어 있다는 보고가 있다. 한편 산화질소는 낮은 혈류공급에 의한 손상으로부터 조직을 보호하기도 한다.
- 신경전달물질로서의 산화질소는 소화기계통과 발기조직의 평활근 질소활성 뉴론(nitrergic neurons)에서 중요한 신경전달물질로도 기능한다.

– 면역방어작용으로서의 산화질소는 면역계에서도 매우 중요한 방어기작에 기능하며 면역세포의 다양한 활성을 매개한다. 대식세포는 미생물 침입이나 외부자극에 노출되면 방어기작으로 산화질소를 합성하는 효소(iNOS)를 활성화하여 산화질소 분비를 촉진한다. 이때 산화질소 생성을 위해서는 인터페론–γ(IFN–γ)와 종양괴사인자(TNF, tumor necrosis factor) 등의 협력이 필요하다. 분비된 산화질소는 자유라디칼로 작용하여 대식세포나 호중구(neutrophil) 내 감염된 세균이나 숙주세포내 기생충 특히 레쉬마니아(Leishmania)와 말라리아 등에도 방어작용을 나타낸다. 산화질소는 감염된 미생물뿐 아니라 암세포까지 사멸시킬수 있다고 보고되었다.

* 감마리놀렌산(GLA)은 불포화지방산

– 오메가–6 지방산의 혈청 농도가 높으면 제2형 당뇨병 위험이 낮아진다.

– 오메가–6 지방산은 염증을 유발하기 때문에 많이 섭취하면 만성 질환 위험이 증가할 수 있는것으로 알려져 왔지만, 여러 연구에 따르면 오메가–6 지방산의 일종인 리놀레산(linoleic–acid)과 아라키돈산(arachidonic acid), 감마리놀렌산(gamma linolenic acid), 다이호모–감마–리놀렌산(dihomo–γ–linolenic acid) 중에 리놀레산이 심혈관 질환과 제2형 당뇨병 발생 위험을 줄여 준다고 한다.

– 그와 관련해서 이스턴 핀란드 대학(University of Eastern Finland)에서 당뇨병이 없는 42~60세의 남성 2,189명을 대상으로 지방산의 혈청 농도를 측정하고 19년간 건강 상태를 추적 관찰한 결과, 417명이 제2형 당뇨병 진단을 받았고 오메가–6 지방산의 혈청 농도가 높은 사람은 제2형 당뇨병 위험이 46% 감소하였다.

– 리놀레산과 아라키돈산의 혈청 농도가 높은 사람은 제2형 당뇨병 위험이 비슷한 수준으로 감소했지만 감마리놀렌산과 다이호모–감마–리놀렌산의 혈청농도가 높은 사람은 제2형 당뇨병 위험이 증가했으며 리놀레산에 비해 감마리놀렌산과 다이호모–감마–리놀렌산의 혈청 농도는 매우 낮고 감마리놀렌산과 다이호모–감마–리놀렌산의 혈청 농도가 높으면 제2형 당뇨병 위험이 증가하는 정확한 이유는 밝혀지지 않았다.

* 엔도텔린(endothelin)로 많은 신체 기관에서 수용체 및 효과를 갖는 펩티드

– 혈관을 수축시키고 혈압을 상승시킨다.

– 엔도텔린은 일반적으로 다른 메커니즘에 의해 균형을 유지하지만 과발현되면 고혈압, 심장병 및 잠재적으로 다른 질병발생에 관여한다.

(5) 당뇨병성 신경병증의 대사성 병인론

▣ 급성, 중증의 고혈당의 실험모델 연구에서 신경전도속도의 감소와 축삭수축을 보였다.

▣ 포도당과 myo–inositol은 구조적 유사성을 공유하고, 고혈당은 당뇨병 신경에서 myo–inositol 섭

취를 감소시킬 수 있다. 이것은 2차적으로 전달속도의 변화를 가져오는 membrane bound sodium/potassium ATPase의 기능을 손상시킬 수 있다.

▣ 또 다른 메커니즘은 polyol 대사의 변화이다. 지속적인 고혈당은 aldose reductase를 활성화시켜서 포도당을 polyol, sorbitol 최종적으로 fructose로 전환시킨다. 상대적으로 불투과성 화합물인 sorbitol은 신경 내에서 축적된다.

▣ sorbitol과 fructose의 축적은 모세혈관 사이의 거리를 증가시켜 신경통증과 산화스트레스를 유발한다.

- 동물모델 연구에서 aldose reductase억제제는 좌골신경의 sorbitol 농도를 감소시키고 신경전도속도를 정상으로 회복시켰다.
- aldose reductase억제제를 사용한 당뇨병 실험에서 sorbitol농도 상승을 억제한 결과 신경에서 myo-inositol의 손실을 막아 두 가지 가능한 병원성 기전을 묶어둘 수 있었다.
- 지방산 대사의 변화가 만성 고혈당증에서 유래할 수 있다. 실험적인 당뇨병연구에서는 감마 리놀렌산이 결핍되어 있어 아라키돈산과 프로스타글란딘의 2차결핍을 통해 신경내막혈류(endoneurial blood flow) 이상을 유발할 수 있다.
- 만성 고혈당은 단백질의 당화를 증가시킨다. Glycation products는 내피 세포막에 직접 침착되거나 또는 산화 스트레스를 유발하는 반응성 산소종의 생성에 의해 미세혈관 질환을 일으키는 조직에 축적될 수 있다.

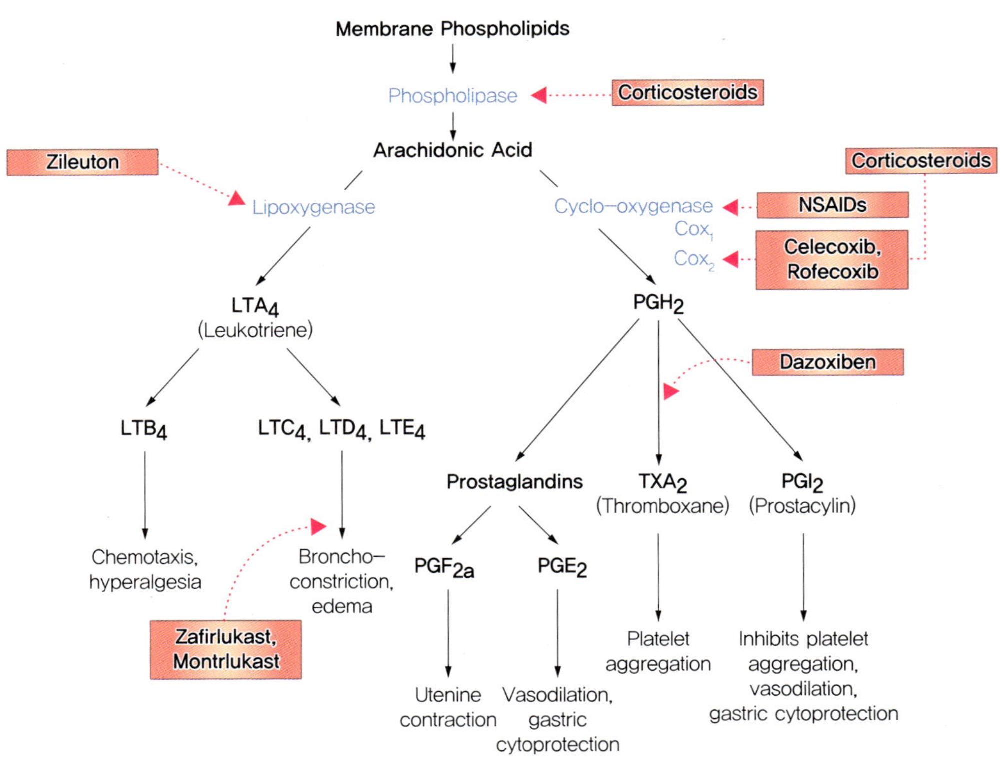

아라키돈산 대사 경로

(6) 혈관병인(Vascular pathogenesis)

▣ 저산소증 또는 허혈은 당뇨병성 다발성 신경병증과 관련이 있다고 가정한다.

- Dyck 등의 연구에서 기저막과 내피세포 변성의 증가가 다발성 신경병증의 중증도와 관련이 있음을 입증되었다. 더 거시적인 수준에서, 당뇨병 신경에서의 섬유손실분포에 대한 연구는 또한 혈관병리를 제시하였다. 섬유손실의 다발성 패턴은 장딴지신경(sural nerve, 비복신경)에서 확인되었다.
- Johnson 등은 말초신경 혈관염에서 볼 수 있는 것과 유사한 신경주위막(perineurium)과 신경외막(surrounding epineurium)의 변화를 확인했다. 이 초미세구조의 혈관변화가 허혈성 특징을 설명하기도 하지만, 만성고혈당이 저산소증이나 허혈을 유발할 수 있다는 증거가 되기도 하였다.
- 당뇨병성 제 3 뇌신경마비(cranial third nerve palsy) 환자의 부검자료는 허혈을 시사하는 중추신경 손상을 보여주었다.
- 3번 신경마비를 경험한 적이 없는 당뇨병 환자조차도 대조군과 비교했을 때 부검에서 미세신경섬유다발 수축(microfasciculation)을 보인다.

(7) 면역매개 병인

▣ 면역매개 병인 역시 당뇨병성 신경병증의 발생에 관여한다.

- 비대칭성 신경섬유손실을 보인 근위부 비대칭 신경병증의 연구에서, 추가적인 특징은 혈관염과 유사한 림프구성 신경외막염증을 보였다.
- Krendel 등은 비대칭 요천추신경병증 환자 10명 중 7명에서 유사한 혈관주위염을 확인했다.
- 당뇨병성 근위신경병증에 대한 Mayo 클리닉 견구팀은 비복근(sural nerve) 생검조직에서 혈관주위 단핵구염증 침윤을 확인했다.
- 당뇨병성 방사중풍(방사신경총, radiculoplexus neuropathy) 신경병증 환자의 생검 결과 시행한 33명의 환자 모두에서 혈관주의 단핵세포(perivascular mononuclear cells)가 확인되었으며, 대부분이 허혈의 변화를 보였다.

(8) 당뇨병성 말초신경병증

▣ 축삭변성과 분절탈수초

- 당뇨병성 신경병증의 주요 병변이 축삭인지 수완세포/마엘린(Schwann cell/myelin)인지 그 원인에 대해 논란 중이다.
- Dyck은 축삭변성과 재생의 변화가 분절탈수초와 재수초형성보다 더 빈번하다는 것을 보여주었고, 축삭의 재생성이 주요 과정이라고 했다.
- Said의 연구에 따르면 현저한 소신경섬유 감각상실을 가진 환자의 장딴지신경에서 축삭변성과 일차 및 이차 분절탈수초의 병리학적 증거를 제시하였다.
- 여러 연구들은 축삭변성과 일차 및 이차 분절탈수초의 병리학적 증거를 입증하였다.

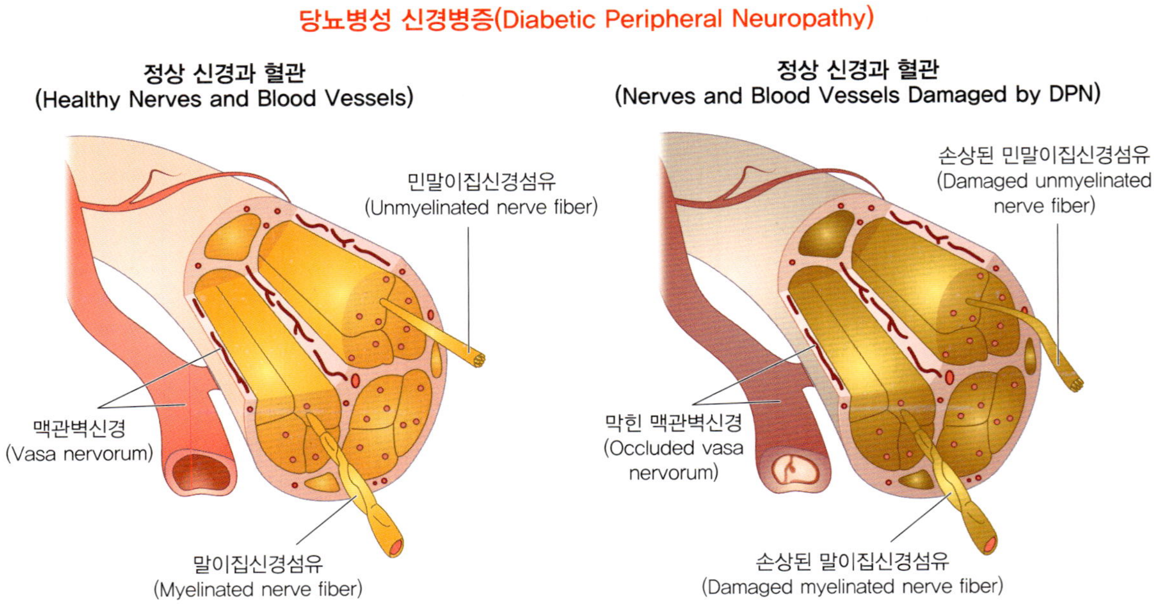

당뇨병성 말초혈관과 당뇨성 말초신경병 : DPN, diabetic peripheral neuropathy

▣ 전기생리학적 연구는 축삭 변성과 탈수초화의 증거를 보여주었다.

- 당뇨병성 신경병증의 초기 특징은 연장된 원위 잠복기와 F파, 전도속도가 느리고 잠복기 진폭이 감소하였다.

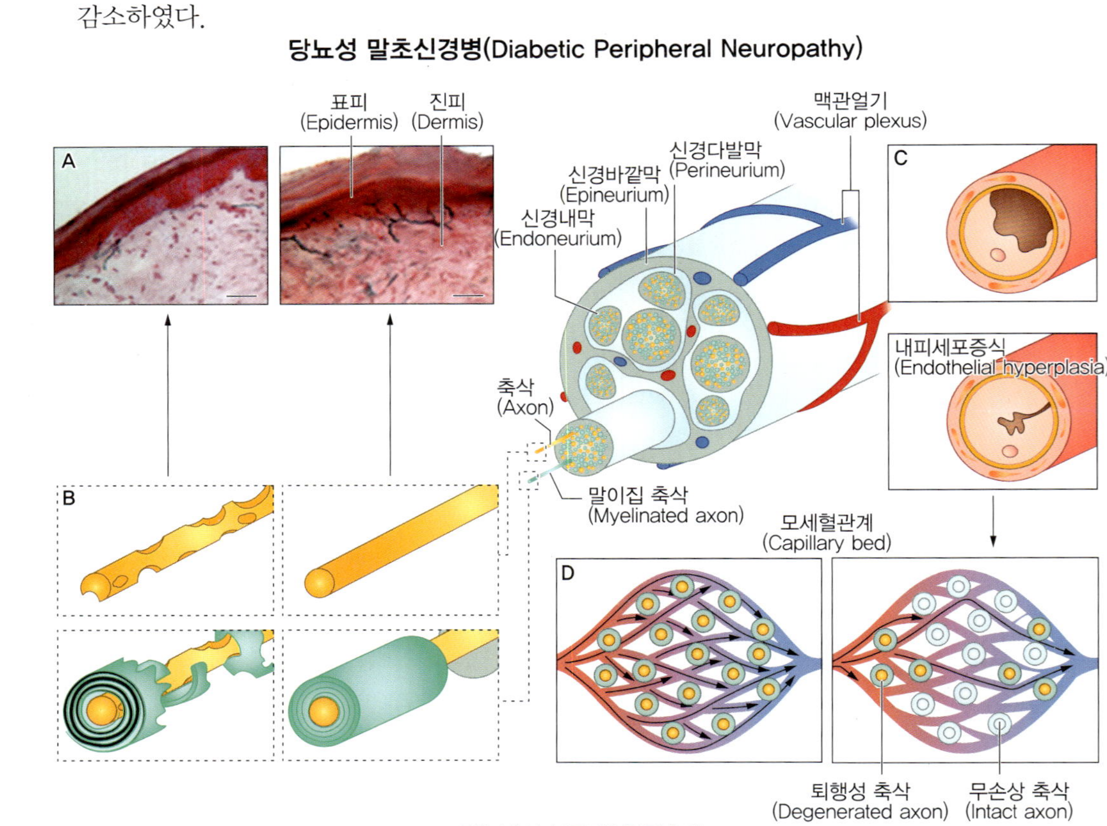

당뇨병성 신경 및 혈관손상

- Behse와 Buchthal은 전도속도가 느려지는 것이 큰섬유(large fibers)의 손실로 인한 것이라고 생각하였다.
- 그러나 느린 전도속도의 또 다른 이유로 란비엘결절(Ranvier nodes)의 기능적인 변화일 수도 있다.
- 당뇨병성 신경병증에서는 전도차단과 일시적인 분산이 보통 발견되지 않지만 잠복기와 속도의 이상이 심해서 소위 탈수초성 전기생리학적 기준을 충족시킬 수 있다.
- Krendel은 근위적 당뇨병성 신경증 환자 21명 중 6명에서 탈수초성 전기생리학적 기준이 충족됨을 발견하였다.
- Mayo 클리닉의 Pascoe는 근위적 당뇨병성 신경증 환자 42명 중 28명은 축삭으로 분류되었고 14명은 탈수초화로 분류되었다. 그러나, 이러한 탈수초성 소견을 보인 환자는 항상 축삭기능을 가지고 있었다.

(9) 대칭적 결손신경병증

▣ 원위부 대칭성 다발성신경병증

- 원위부 대칭성 다발성신경병증은 당뇨병성 신경병증의 가장 흔한 형태이다.
- 임상적으로 이것은 주로 감각신경병증이며, 중요한 원위부 약화는 흔하지 않다.
- 그러나 원인불명의 말단 감각신경병증과 마찬가지로, 무증상 운동관련에 대한 신경생리학적 증거가 있다.
- 사실, 원인불명 및 당뇨병성 근거리감각과 감각운동성 신경병증의 모두에서 임상 및 전기생리학적 결과는 매우 유사하다. 당뇨병환자 신경병증의 가장 초기증상은 원위 진동, 감각, 핀 감각의 감소와 발목반사 손실이다.
  - 첫 증상은 보통 발가락의 기분저하 또는 따끔거림이다.
  - 말초감각 신경병증을 가진 당뇨병 환자의 대다수가 심각한 불편함을 호소하지 않더라도, 일반적으로 타는듯한 통증을 보이는 감각과민 장애(cysesthesias)가 발생할 수 있다. 신경병증성 통증이나 혼합 통증은 삶의 질에 심각한 부정적 영향을 미친다.
  - 감각 증상은 결국 발목과 무릎, 손가락, 손, 전완까지 진행될 수 있다.
  - 발가락 신근과 굴곡근의 위축과 약화가 있을 수 있지만, 중요한 원위 발목 약화는 흔하지 않다.
    - √ 원위부 대칭성 다발성 신경병증의 진행은 일반적으로 매우 느리다.
    - √ 통증섬유의 선택적 손실로 피부감각 및 심부통각 및 온도감각이 약화된다.

(10) 당뇨로 인한 자율신경계병증

▣ 자율신경증상은 심혈관, 비뇨생식기 또는 위장관계통에 영향을 주어 환자는 기립성저혈압, 빈맥, 빈박성부정맥, 위장마비, 발기부전, 방광무력증이 생길 수 있다.

▣ 다른 자율증상으로는 야행성 또는 식후 땀과 비정상적인 동공 불빛반응이 포함되며, 발한을 중재하는 신경섬유는 원위손상을 받는다.

▣ 당뇨성 설사와 요실금은 드물지만 일상을 망가뜨린다.

▣ 발기부전은 자율신경병증의 가장 흔한 임상양상으로 당뇨병 남성의 50% 이상에서 나타난다.

▣ 자율신경병증의 증상과 진단

- 자율신경계는 전신의 장기를 조절하므로 침범정도와 형태에 따라 자율신경기능 장애가 무증상이거나 또는 다양한 형태의 임상증상으로 나타날 수 있다. 기립성 저혈압은 가장 흔한 전형적인 증상이고 그 외에 심혈관계, 위장관, 비뇨기계, 체온조절, 저혈당 무감지증 그리고 동공기능 장애 증상들이 있다.

- 심혈관계 자율신경병증
  - 심혈관계 자율신경병증은 자율신경병증의 가장 흔한 형태이며 제2형당뇨병 환자에서 심혈관 질환에 의한 사망과 깊은 관련이 있어 조기에 발견하여 적절한 치료를 해야 한다.
  - 증상으로는 첫째, 심호흡 또는 운동 중 심박동수 변화소실이 발생, 둘째, 휴식기에 분당 심박수가 100회 이상으로 휴식기 빈맥이 발생, 셋째, 기립 시 30 mmHg 이상 수축기 혈압이 감소하는 기립성저혈압이 발생, 넷째, 운동 시 교감신경 및 부교감신경의 반응 장애로 인해 운동 적응 능력에 제한을 받게 된다. 다섯째, 혈압이 밤에 상승하고 새벽에 하강하여 혈압의 비정상적인 일과성 변이가 발생하여 새벽에 기립성 저혈압 증상을 유발한다. 여섯째 관상동맥질환의 증상이 둔감하여 무통성 허혈이나 심근경색이 발생할 수 있다.

- 위장관계 자율신경병증
  - 위장관 어느 부분에서도 발생할 수 있으며 변비, 설사 등의 위장관 증상이 가장 흔한 증상이며 그 외에 식도운동기능 장애, 위장 및 담낭 긴장감퇴증, 영양실조, 잘 조절되지 않는 혈당조절 그리고 경구 투여 약물의 흡수지연 등이 발생한다.
  - 식도는 연하운동 장애로 인한 작열감, 연하곤란, 흉통, 점막궤양 등이 발생한다.
  - 위는 아무런 증상이 없는 경우부터 구역, 구토, 조기포만감, 식후포만감 등의 증상까지 다양하게 발생한다. 미주신경장애로 위산분비 저하는 소화성 궤양보다 위축성 위염이 흔히 발생한다. 위 배출시간이 지연되어 혈당 변동치가 심해질 수 있다.
  - 하부 위장관계는 소장과 대장의 흡수, 분비, 운동기능 이상으로 하부 위장관계의 증상이 발생한다. 변비가 가장 흔한 증상이며 설사가 동반되어 나타나기도 한다. 이외에도 불완전한 배변감, 복통, 변절박증과 변실금 등의 증상이 나타날 수도 있다.
  - 당뇨병은 담석과 담낭염 증가와 관련이 있으며 당뇨병환자에서 공복 시 담낭부피가 증가하며 지방과 *CCK 자극에 대한 담낭의 수축능력이 저하되어 있다.

    * CCK(cholesystokinin) : 샘창자(작은창자)에서 분비하여 쓸개즙 분비를 위해 쓸개자극 이자에서 효소분비, 음식소화 촉진, 가스트린에 의한 HCl 분비는 억제.

- 비뇨생식계 자율신경병증
  - 방광기능 이상은 부교감 신경의 손상으로 인한 방광의 감각기능 이상으로 배뇨장애, 방광의 팽

창및 요저류 현상, 절박뇨, 잔뇨감, 요실금 등의 증상이 나타난다. 방광기능이상으로 반복되는 요로계 감염, 신우신염, 요실금 등이 동반되기도 한다.

– 성기능 장애는 남자환자에서는 발기부전과 역행성 사정이 발생하고 여자환자의 경우는 30%에서 성기능 장애가 발생하며 질액분비의 장애로 성욕감퇴 및 성교통 등을 호소한다.

• 호흡기계

– 당뇨병성 자율신경병증은 기관지 긴장도, 기도 반응성, 수면 중 호흡조절 등에 영향을 주어 호흡장애를 일으킬 수 있다. 당뇨병성 자율신경병증 환자에서는 폐쇄성수면무호흡증이 자주 관찰된다.

• 땀샘 분비

– 땀샘 분비검사에는 교감신경 축삭 반사를 이용한 정량적 발한성 축삭반사 검사(quantitative sudomotor axon reflex test, QSART) 및 인체 심부온도를 상승시켜 자연적 발한을 측정하는 체온조절 발한 검사가 있다.

• 동공 기능

– 동공 반사는 오래 전부터 당뇨병환자의 자율신경계 이상을 연구하는데 많이 사용되어 왔다. 동공기능은 동공주기 측정검사나 교감 및 부교감성 약물을 점안하여 탈신경성초 과민반응을 관찰하는 약물 반응 검사로 측정한다. 이외에 누선분비검사는 안구의 자율신경기능장애를 측정하는데 도움이 된다.

• 저혈당 무감지증(Hypoglycemia unawareness)

– 저혈당이 발생하면 자율신경계 반응으로 아드레날린과 글루카곤 등이 분비되어 혈당을 올리고 발한이나 빈맥의 증상 등이 나타나는데 자율신경계 손상으로 증상 및 징후가 나타나지 않게 되고 이러한 현상은 혈당조절을 어렵게 한다.

3) 당뇨성 신질환(당뇨성콩팥질환, diabetic nephropathy)

(1) 정의

• 당뇨병이 있는 경우 신체 내의 작은 혈관들이 손상을 받으며 이 과정에서 신장, 눈, 피부, 신경, 근육, 위장관, 심장 등의 장기들이 영향을 받으며, 고혈압과 동맥이 굳어지는 등 동맥 경화 현상이 나타나게 된다.

• 신장(콩팥) 혈관이 손상받을 경우 신장은 혈액을 깨끗이 씻어내지 못하게 된다. 따라서 신체는 정상보다 많은 양의 물과 염분을 보유하게 되어 체중이 증가하고 부종이 발생한다.

• 소변에 단백질이 빠져나올 수 있으며 혈액 속에는 노폐물이 축적된다.

• 당뇨병으로 인해 생긴 콩팥질환을 '당뇨 신질환'이라고 한다.

• 제1형 당뇨병 환자의 약 30%, 제2형 당뇨병 환자의 10~30%가 결국 신부전(콩팥기능 부전증)에 빠지게 된다.

- 당뇨병에 의한 만성신부전은 혈액투석(인공신장 가동)이나 신장이식 환자에게서 가장 흔한 원인 질환이다. 신장투석을 받는 국내 말기 신부전 환자의 50% 이상이 당뇨병이 원인이며, 매년 4천 명 이상의 중증 환자가 발생하고 있는 것으로 추정된다.

(2) 원인

- 피할 수 없는 위험인자
  - 당뇨병 유병 기간 : 5년 이상
  - 유전적인 요인 : 인종(African American, Mexican, Pima indian), 당뇨병성 신증, 고혈압, 고지혈증의 가족력
- 예방할 수 있는 위험인자
  - 고혈당 : 공복혈당 〉 140 mg/DL, 당화혈색소 〉 7.5%
  - 고혈압
  - 고지혈증
  - 과도한 염분과 단백질 섭취
  - 빈번한 요로감염 및 요로 폐쇄
  - 과체중(특히 복부비만)
  - 흡연
  - 신독성 약물 사용(항생제, 조영제, 금속제, 일부 진통제, 일부 항암제)

(3) 증상

- 당뇨병으로 인해 생기는 신장합병증은 매우 서서히 진행되며, 이로 인한 불편감은 수 년 동안 전혀 느끼지 못할 수도 있다.
- 정상적인 신장기능의 반 밖에 활동하지 못해도 증상은 느끼지 못할 수 있으며, 신장의 기능이 거의 멈출 때까지도 어떤 증상도 느끼지 못할 수 있다.
- 신장 기능이 계속 악화되어 정상 기능의 20~30% 이하가 되면 신장기능 손상에 따른 증상이 나타나며, 증상이 없으므로 주기적인 스크리닝 검사가 중요하다.

(4) 진단 및 검사

- 5년 이상된 제 1형 당뇨병 환자, 제 2형 당뇨병 환자, 임신성 당뇨 환자에서 신질환을 조기진단을 하기 위해 스크리닝 검사를 권고하고 있으며, 소변을 통해 미세알부민뇨 검사와 혈액 검사를 통한 신기능 검사를 매년 확인해야 하며, 이상 소견이 있는 경우 전문의와 반드시 상담해야 한다.

(5) 치료

- 만성신부전으로 진행되는 것을 예방하기 위해서는 자각증상이 없다고 관리를 소홀히 하지 말고, 신장합병증이 시작되었다는 말을 들은 순간부터 철저히 치료 및 관리하는 것이 필요하다.
- 당뇨 합병증의 예방과 진행을 막기 위해서 무엇보다 건강한 생활습관을 유지하는 것이 중요하다.

건강한 신장	건강하지 못한 신장
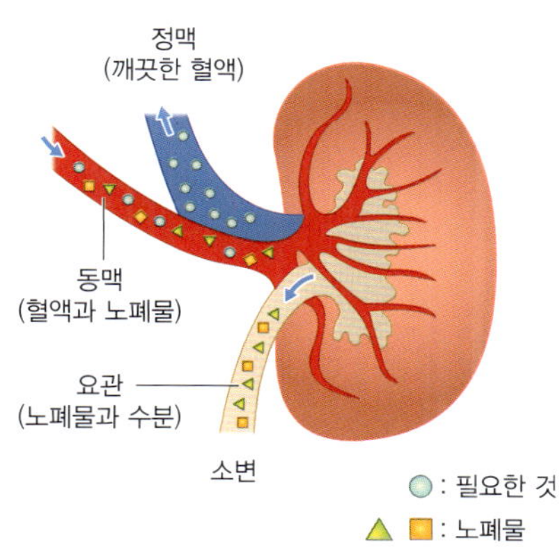	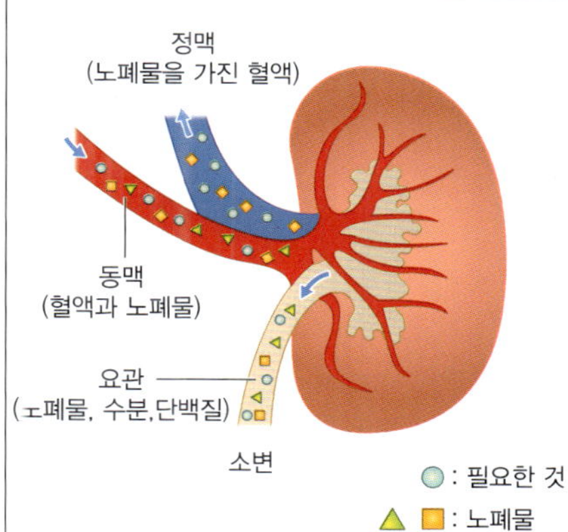
건강한 신장에서는 소변으로 단백질이 빠져 나가지 않는다.	신장에 손상을 입으면 소변으로 단백질이 빠져 나간다.

- 염분 섭취량을 줄여야 하며 흡연중이라면 금연을 해야 한다.
- 과체중의 경우 체중감량이 도움이 될 수 있다. 또한 당뇨병 조절을 잘 하는 것이 심각한 신질환이 발생할 위험성을 낮출 수 있다.
- 개개인에 따라 목표 혈당의 차이가 있겠으나, 일반적으로 공복 혈당은 80~120 mg/dL 사이를 유지하도록 하고 당화혈색소는 7% 이하를 목표로 한다.
- 대부분의 당뇨 환자들은 고혈압에 함께 이환된 경우가 많은데, 혈압을 자주 측정하고 혈압이 높을 경우 처방받은 약물을 잘 복용하며 140/90 mmHg 미만을 목표로 조절하도록 한다.
- 혈압약 중에서는 안지오텐신 전환효소저해제(ACE 저해제), 안지오텐신 수용체 차단제(ARB 제제)를 우선적으로 사용하여 볼 수 있겠고, 일부 칼슘통로차단제와 이뇨제도 도움이 될 수 있다. 그러나 혈압약에 따른 부작용이 생길 수도 있어 이에 대하여 주기적 혈액검사를 받고 담당 의사와 상의하여 약물을 조절을 받아야 한다.

(6) 경과 및 합병증

- 당뇨 신질환은 일반적으로 별다른 증상이 없다. 따라서 주기적으로 소변과 혈액검사를 시행하여 조기에 콩팥의 이상을 발견하는 것이 중요하다.
- 초기에는 소량의 단백뇨가 소변검사에서 확인될 수 있다.
- 이후 점차 질병이 진행하면서 단백뇨의 양이 늘고, 신장기능이 떨어질 수 있다.
- 특히 단백뇨의 양은 신장기능이 나빠지는 속도와 밀접한 관계가 있다.
- 미세단백뇨 단계에서는 적절한 치료를 통해 신장질환의 조절이 가능하지만, 단백뇨가 많이 나오는 경우에는 더 빨리 신장기능이 나빠지므로, 단백뇨를 줄이기 위한 노력이 중요하다.
- 단백뇨를 줄이기 위해서는 건강한 생활습관을 유지하며, 혈압과 혈당 조절을 잘 되도록 한다.

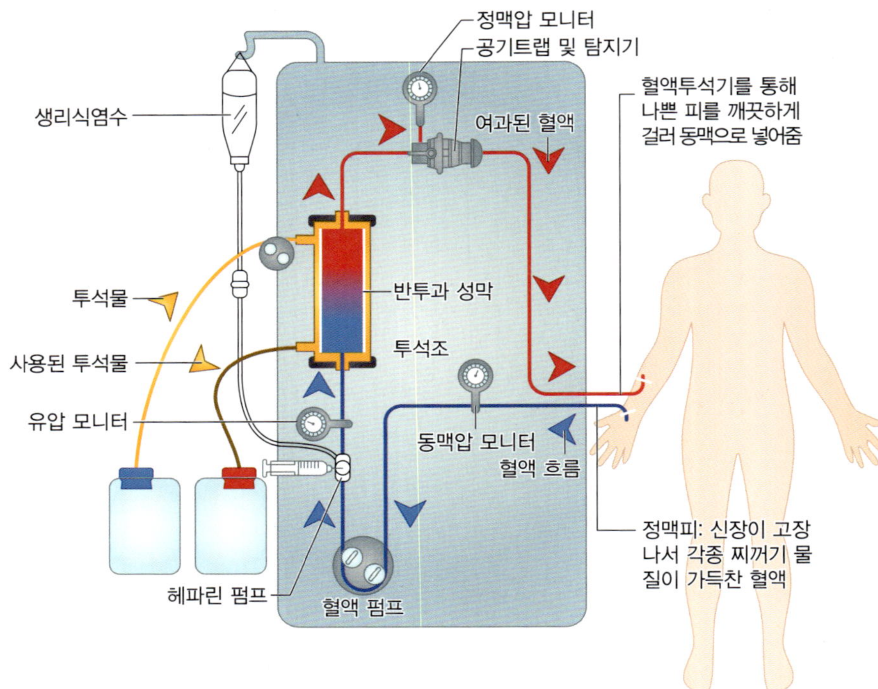

- 제 1형 당뇨병(소아 당뇨병)의 경우 약 20~40%, 제 2형 당뇨병의 경우 인종에 따라 15~60%까지 당뇨병성 신장병증이 발생하며 이들 신장병 환자의 10~20%는 말기신부전으로 진행한다.
- 말기신부전으로 진행하면 투석이나 신장이식과 같은 신장대체요법이 필요하게 된다.
- 당뇨 신질환이 있는 당뇨환자는 그렇지 않은 경우보다 심혈관계 질환의 발생 가능성이 월등히 높아진다. 각종 동맥경화 관련 질병(뇌경색, 관상동맥질환 등)이 잘 발생하므로 이에 대한 적절한 예방요법이 필요하다.

만성질환별 신장이식 환자 추이

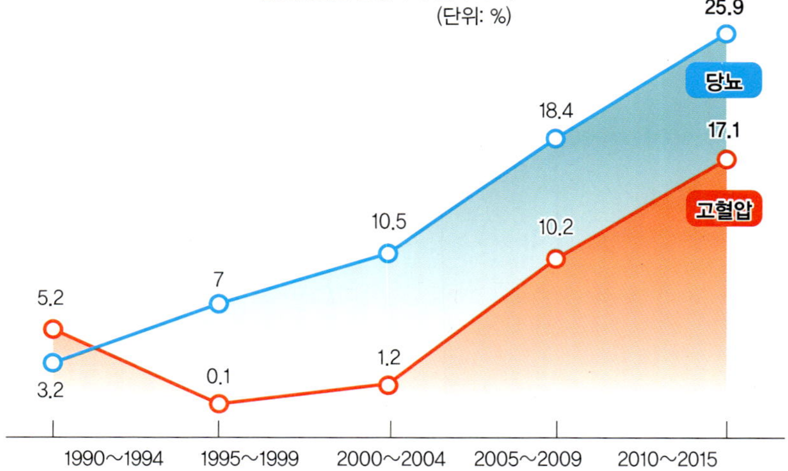

자료: 서울아산병원 신장이식 4천례

4) 당뇨병과 혈관성질환

▣ 우리 몸의 혈관 안에서 혈액의 흐름은 산소, 당, 영양분 등 몸에서 필요로 하는 많은 물질들이 혈액을 타고 이동하며 이를 통해 우리 몸의 기관 및 세포들이 기능을 하고 살아 갈 수 있게 된다.

- 어떤 원인이나 질환에 의해 혈관벽이 두꺼워지고 딱딱해지면 혈관내부는 좁아지게 되고 심하면 혈관이 완전히 막히게 된다. 이것을 '동맥경화증'이라고 하며 좁아지거나 막힌 혈관이 분포하고 있는 기관과 세포들은 혈액이 공급되지 못하여 손상을 입거나 죽게 된다.

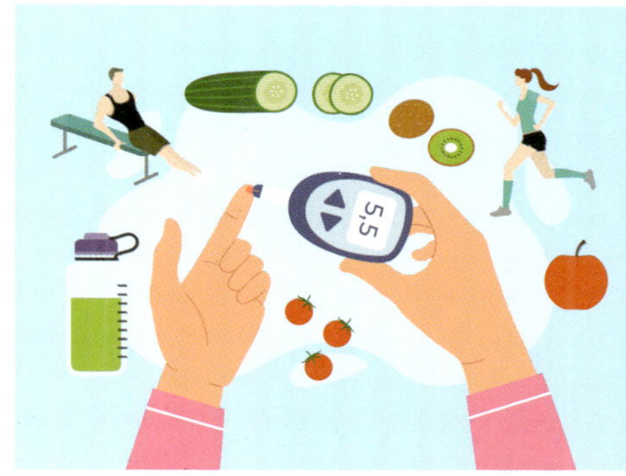

당뇨병 환자는 지속적 혈당관리 필요

- 심장에 혈관이 손상될 경우에는 협심증, 심근경색이 나타난다.
- 뇌에 혈액을 공급하는 혈관이 손상될 경우에는 뇌졸중이 발생하며 팔, 다리, 발 등으로 연결된 혈관에서 발생하면 통증, 궤양, 간헐성 파행이 나타난다.

▣ 당뇨병에서는 고혈당 자체가 심혈관 질환의 원인이 되는 동맥경화증을 야기하고 악화시키게 된다.

- 당뇨병 환자들은 전통적인 심혈관 질환의 위험 요소로 알려진 고혈압, 이상지질혈증, 비만 등이 동반하고 있다.
- 심혈관질환은 당뇨병환자의 가장 흔한 사망 원인이다. 당뇨병이 없는 사람에 비해 남자는 2~3배, 여자는 3~5배 위험도가 높다.
- 당뇨병 환자는 혈당조절뿐 아니라 여러 심혈관 질환 위험인자에 대한 평가 및 조절이 반드시 필요하다.
- 당뇨인에서 흔히 발생하는 심혈관계 합병증으로는 관상동맥질환, 말초동맥질환, 심근증, 심부전 등이 있다.

(1) 당뇨병의 대혈관 합병증

- 당뇨병의 대혈관 합병증은 중간 크기 이상의 혈관(동맥 및 정맥)에 동맥경화나 죽상경화증으로 인한 변화로 생기는 질환이다.
- 관상동맥, 뇌혈관 및 말초혈관에 주로 발생하며 제1형 및 제2형 당뇨병 환자의 주된 사망 원인이 되기에 매우 중요하다.
- 당뇨병 환자에서 죽상경화증은 당뇨병이 없는 사람보다 2~5배 발생률이 높고 조기에 나타나며 진행도 빠르고 범위도 더 광범위하다.
- 혈관질환은 중간단계의 당대사 이상 즉 공복혈당장애나 내당능장애를 보이는 사람에서도 증가하기 때문에 관리가 필요하다.

- 당뇨병 환자는 죽상경화증의 위험인자인 고지혈증, 고혈압, 비만 등이 높은 빈도로 관찰되며 당뇨병 자체 혹은 고혈당, 고인슐린혈증, 혈소판기능 이상, 혈액응고이상 등으로 죽상경화증이 더 잘 생기게 된다.

① 관상동맥질환

- 관상동맥은 심장에 산소와 영양소가 풍부한 혈액을 공급하는 중요한 혈관이다.
- 콜레스테롤과 같은 지방성분들이 쌓여서 혈관벽이 두꺼워지고 혈관내에 혈전이 생기게 되면, 혈관 내부가 좁아지거나 심할경우 아예 막히게 된다.
- 심장이 충분한 혈액을 제대로 공급받지 못하면 가슴의 통증을 느끼게 되고, 심장근육이 손상될 수 있다.
- 협심증과 심근경색이 바로 이러한 대표적인 관상동맥질환이다.
- 당뇨병을 지속적으로 앓고있는 사람은 반드시 전문의사에게 적절한 치료를 받으면서 이러한 심혈관질환 발병에 유의해야 한다.

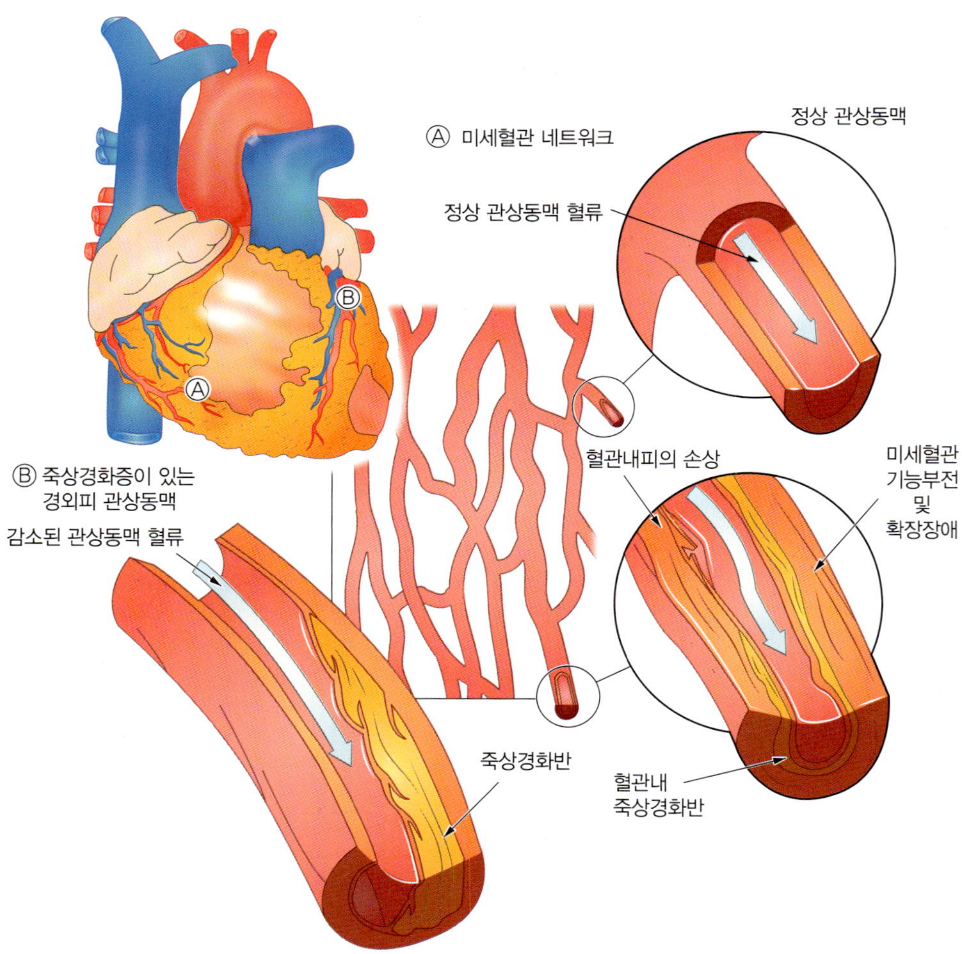

• 당뇨병 환자의 사망은 대부분 대혈관 합병증과 관련이 있고 이 중에서도 관상동맥질환으로 인한 사망이 50~60%를 차지한다. 당뇨병이 없는 사람에 비해 당뇨병 환자는 심혈관질환으로 사망하는 상대적 위험도는 남자에서 2.1배, 여자에서는 4.9배로 매우 높은 것으로 알려져 있다.
• 급성 관상동맥질환이 생기면 흉통, 발한, 불안 등의 증상들을 호소하지만 당뇨병 환자, 특히 당뇨병의 유병 기간이 오래된 환자는 아무 증상이 없는 무증상 심근경색이 2~3배 더 흔한 것으로 보고되고 있다. 이 경우 심근경색에 대한 응급치료나 관리를 제대로 받지 못하게 되어 문제가 된다.

② 당뇨병성 뇌경색

• 당뇨병 환자는 비당뇨병 환자에 비해 뇌혈관질환으로 인한 사망률이 3~5배로 높고 성별에 따른 차이는 없는 것으로 되어 있다. 뇌졸중으로 입원 시 혈당조절의 정도와 뇌졸중으로 인한 사망률이 연관이 있는 것으로 알려져 있다.

당뇨병성 뇌경색

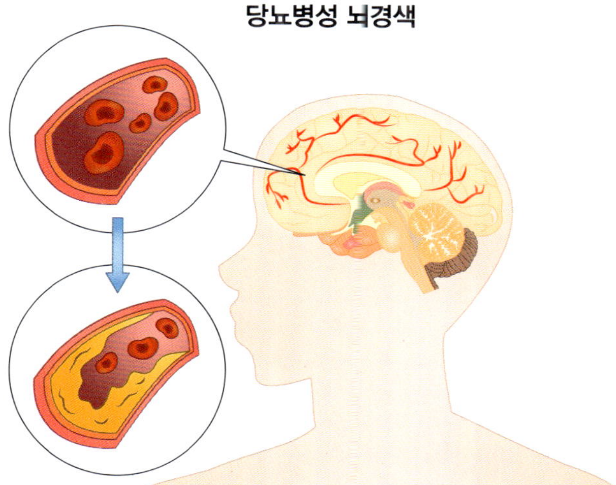

당뇨병성 뇌경색으로 뇌혈류가 정상 순환이 안 되던 뇌세포의 손상이 와서 의식장애, 운동마비, 감각장애, 언어장애, 보행이상, 현기증, 시야장애 등의 다양한 증상들이 나타날 수 있고 자칫 혈관성 치매도 유발할 수 있음

③ 당뇨병성 말초동맥질환

• 당뇨병의 대표적 합병증인 하지 대혈관 또는 소혈관 질환은 통증, 괴저(조직이 썩는 것), 피부궤양, 간헐성 파행 등을 유발된다.
• 당뇨병은 비외상성 하지절단의 가장 흔한 원인이다.
• 말초혈관질환의 빈도는 연령증가, 당뇨병의 이환기간, 신경병증 동반 등에 따라 증가하게 된다.
• 특히 당뇨인에서는 무증상 말초혈관질환의 비율이 정상에 비하여 3~4배 이상 높으므로 당뇨병환자에서 말초혈관질환의 조기진단을 위해 무증상 환자에게도 병력청취, 시진 및 촉진을 주의깊게 시행해야 한다. 만일 이상소견이 의심될 때는 필요에 따라 추가검사가 필요할 수 있다.

- 미국의 자료에 따르면 비외상성 하지절단의 50%가 당뇨병 환자의 신경병증 또는 말초혈관 질환에 의해 발생하며 당뇨병 환자는 같은 연령에 비당뇨병인에 비해 하지절단의 위험이 15배 증가한다. 따라서 당뇨병 환자는 발에 대한 예방적 교육을 철저히 받아야 하며 특별한 관리가 필요하다.
- 심혈관 질환의 임상적 증상은 다양하게 나타날 수 있다. 관상동맥질환의 증상으로 흉통, 호흡곤란 등이 있을 수 있고, 뇌혈관 질환의 증상으로는 어지러움, 일시적 쇠약 등이 말초혈관질환의 증상으로 걸을 때 장딴지에 통증이 생기는 파행, 족부궤양 등이 생길 수 있다.

- 말초동맥질환의 이해
- 정의
  - 말초동맥질환(peripheral arterial disease: PAD)은 죽상경화증과 혈전색전 병태생리의 과정에 의해 대동맥과 대동맥의 내장 동맥분지, 하지동맥 등의 정상적인 기능과 구조에 이상을 초래하는 모든 혈관질환을 총칭한다.
  - 과거엔, 대동맥과 관상동맥을 제외한 대동맥의 분지 동맥의 협착성, 폐색성, 동맥류성 질환으로 불리던 것이 현재는 임상적으로 말초동맥질환이라는 용어로 사용되고 있다.
  - 죽상경화증에 의해 혈관의 내경이 좁아져 있으며, 이에 따른 동맥관류의 결손으로 정도에 따라 무증상, 운동시 파행, 안정시 통증, 궤양, 혹은 괴저 등의 증상을 나타낸다.

- 당뇨병의 말초동맥질환 진료지침
- 분류

– 급성과 만성의 분류

말초동맥질환은 만성적으로 경과하지만 급성으로 악화되는 경우가 있다. 이것은 원래 협착되어 있던 말초동맥이 갑자기 막히거나, 혈전증(thrombosis)이 생긴 경우이다. 그 원인은 탈수나 다혈증 등으로 혈액 점도가 항진되거나 쇼크 등의 혈류지연을 생각할 수 있다.

보행 시 하지통을 자각하고 있다가 갑자기 하지 통증, 창백함, 감각 이상과 맥박소실이 있으면 진단할 수 있다. 또 다른 원인으로 색전증(embolism)이 있으며, 심장 등에 생긴 혈전이 말초에 흘러가 말초동맥을 급성으로 폐색시킨 병태를 말한다. 이 양자를 합쳐 '급성 동맥폐색'이라고 총칭한다. 급성 동맥폐색은 절단 등의 응급치료가 필요한 치명적인 질환이다.

- 중증도
  - 임상 증상 분류를 이용하여 중증도를 나눌 수 있다. 가장 잘 알려진 분류는 Fontaine 분류와 Rutherford 분류이다.
  - I에서 IV로 갈수록 중증화를 의미한다.

Fontaine 분류		Rutherford 분류		
단계	임상적 증상	등급	범주	임상적 증상
I	무증상	0	0	무증상
IIa	경도의 파행	I	1	경도의 파행
IIb	중등도-중증 파행	[illegible]	2	중등도의 파행
III	허혈성 안정시 통증	[illegible]	3	중증의 파행
IV	궤양 혹은 괴저	II	4	허혈성 안정 시 통증
		III	5	작은 조직 결손
		IV	6	궤양 혹은 괴저

• 당뇨병의 말초동맥질환의 유병률

– 국내에서는 전체인구를 대상으로 한 유병률에 대한 역학조사는 아직까지 없으며, 14개 대학 병원에서 약 1,400명의 위험요소를 가지고 있는 50세 이상의 당뇨병 환자를 대상으로 한 연구가 있다. 이 연구에서는 대상 당뇨병 환자 중 11.9%가 말초동맥질환(PAD)을 가지고 있었으며, 고령, 비만, 흡연, 당뇨병의 유병기간, 이전의 심혈관계 질환 등이 말초동맥질환의 독립적인 위험인자로 나타났다.

– 서구의 유병률을 살펴보면, 역학조사에서 북미와 유럽에서 2천700만명이 말초동맥질환을 가지고 있으며, 이는 55세 이상 전체 인구 중 16%에 해당한다. 이 중 1천만 명 정도가 증상이 있으며, 1천7백만 명 정도는 증상이 없는 것으로 나타났다. 한 연구에서는 무증상의 말초동맥질환이 무려 성인 인구의 20%에서 존재하는 것으로 보고되었다.

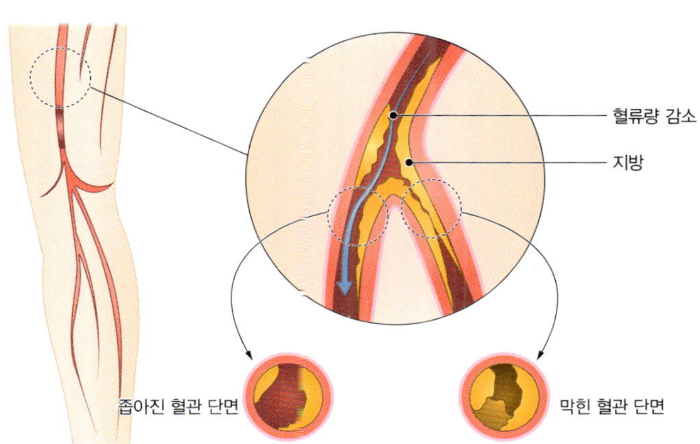

당뇨성말초혈관질환

– 당뇨병 환자에서 말초동맥질환의 유병률은 명확하지 않으나, 미국의 Framingham Heart Study에서는 증상이 있는 말초동맥질환 환자의 20%가 당뇨병이 있는 것으로 보고되었다. 그러나 말초동맥질환 환자의 절반 이상이 증상이 없는 것을 고려한다면 훨씬 많은 수의 당뇨병 환자가 말초동맥질환을 가지고 있을 것으로 추측된다. 현재 미국에서 진행 중인 당뇨병 환자를 대상으로 하는 연구에 따르면, 말초동맥질환의 증상이 없는 40세 이상 당뇨병 환자의 20.1%가 말초동맥질환을 가지고 있는 것으로 나타났다.

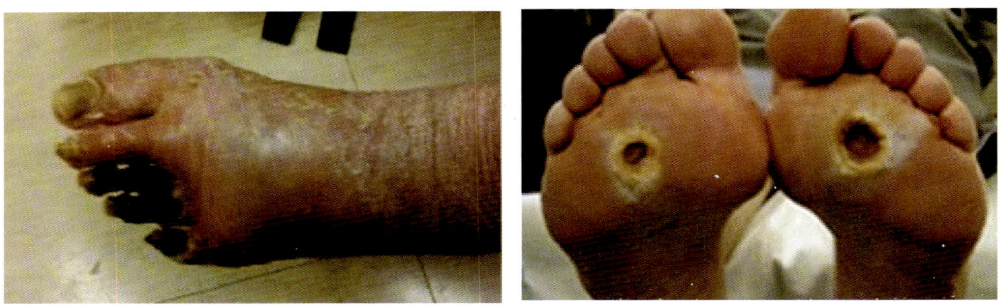

당뇨성 족부질환

- 모든 당뇨인에서 심혈관질환 위험요소는 해마다 평가되어야 한다. 이들 위험요소에는 이상 지질혈증, 고혈압, 흡연, 조기관상동맥질환 가족력, 단백뇨 등이 포함된다.
  – 비정상적인 위험인자는 진료지침에 따라 치료되어야 한다.
  – 관상동맥질환 위험요소가 증가된 경우(10년 위험도 〉10%)는 일차 예방을 위해 특별한 금기가 없다면 아스피린을 포함한 항혈소판제 사용을 고려할 수 있고, 고지혈증이 있다면 스타틴 복용, 고혈압이 있다면 안지오텐신전환효소 억제제나 안지오텐신II수용체 차단제 등을 복용해야 한다.
- 금연, 혈압의 엄격한 조절, 혈액응고 경향의 감소, 고지혈증의 치료 및 혈당의 적극적인 조절 등이 필요하다.
- 고혈압(〉 140/90mmHg)은 당뇨병 환자에서 흔히 동반되는 질환으로 나이, 비만정도, 인종에 따라 차이가 있으나 당뇨병 환자의 20~60%의 유병률을 보인다.
- 고혈압은 심혈관질환의 주된 위험인자일 뿐 아니라 망막증이나 신증과 같은 미세혈관 합병증의 주요한 위험인자는 비당뇨병인에 비해 약간의 혈압상승이 있어도 약물치료를 시작해야 하며 더욱 철저한 혈압조절을 필요하다.

④ 당뇨병성 망막병증

- 정의 : 당뇨망막병증은 망막의 미세혈관이 손상되는 질환으로 당뇨병의 합병증 중에서 가장 무서운 질환이다. 이는 세계 각국의 실명 원인 중에서 높은 비중을 차지하고 있다.
- 당뇨망막병증이란 당뇨병에 의해 우리 눈에 있는 망막의 혈관이 손상된 상태이다.

- 당뇨병은 우리 몸의 모든 혈관의 이상을 일으킬 수 있는 질환으로 눈을 포함한 전신 조직에 광범위한 장애를 가져온다. 당뇨병 환자의 60% 정도에서 눈에 이상이 발견되었다는 보고가 있으며, 이들 중 시력저하의 주요 원인은 당뇨망막병증, 백내장, 녹내장 등의 빈도 순이다.
- 당뇨병 경력이 30년 또는 그 이상인 환자의 약 90% 발생하며, 15년 전후일 경우에는 발병률이 약 60~70%에 이른다.
- 혈당 조절이 잘 안 되는 경우 더욱 잘 발생한다.
- 초기에는 망막병증이 있으면서도 별다른 증상이 없는 경우가 많기 때문에 정기적인 안과진찰이 중요하다.
- 원인
  - 당뇨망막병증의 원인은 당뇨병이다.
  - 당뇨병은 미세혈관계에 병변을 일으키는 대사성 질환으로, 눈을 포함한 전신 조직에 광범위한 장애를 일으킨다. 백내장과 녹내장의 원인이 되기도 한다.
  - 당뇨병으로 인해 특유한 망막 순환 장애가 생기는 것을 당뇨망막병증이라고 한다.
  - 이는 당뇨병성 신경병증, 당뇨병성 신증과 함께 3대 미세혈관 합병증 중의 하나이다.

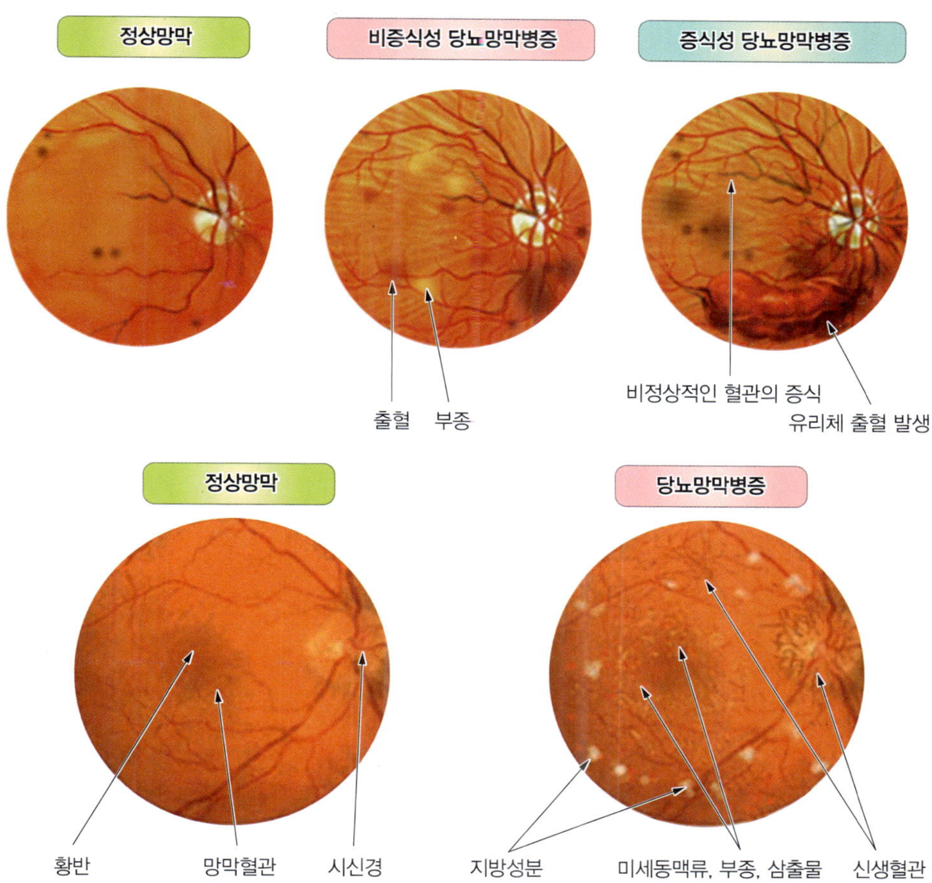

당뇨망막병증에 걸린 눈의 해부도

• 증상

– 당뇨망막병증은 크게 비증식성 망막병증과 증식성 망막병증으로 분류된다.

– 비증식성 망막병증은 망막의 작은 혈관들이 약해져서 혈장이 새거나 혈관이 막혀서 영양 공급이 중단되는 상태이며 서서히 발생하며, 시력이 점진적으로 감퇴하는 당뇨망막병증의 초기 소견이다.

– 증식성 망막병증은 혈액순환이 나쁜 곳에 신생 혈관이 생김으로써 적절한 치료를 받지 않으면 신생혈관에서 발생하는 출혈에 의해 5년 이내에 실명하게 되는 무서운 합병증이다.

• 초기 당뇨망막병증의 경우 증상이 없는 경우도 있다. 그러나 비문증(눈앞에 먼지나 벌레같은 것들이 떠다니는 것처럼 느끼는 증상), 광시증, 변시증(사물이 비뚤어져 보이는 증상), 시야흐림, 야간 시력저하, 독서장애 등이 나타날 수 있다.

• 혈관 투과성이 증가하여 황반부 망막이 붓는 황반부종은 심각한 시력저하를 야기한다.

• 당뇨망막병증이 많이 진행되더라도 황반부에 장애가 없다면 좋은 시력을 유지할 수 있다.

• 가벼운 당뇨망막병증에서도 황반부종이 발생하면 시력저하가 발생된다.

• 시력은 당뇨망막병증의 정도를 파악하는 지표로 삼을 수 없다.

• 당뇨병을 진단받은 경우 증상 유무에 상관없이 안과의 정기 검진과 추적 관찰이 중요하다.

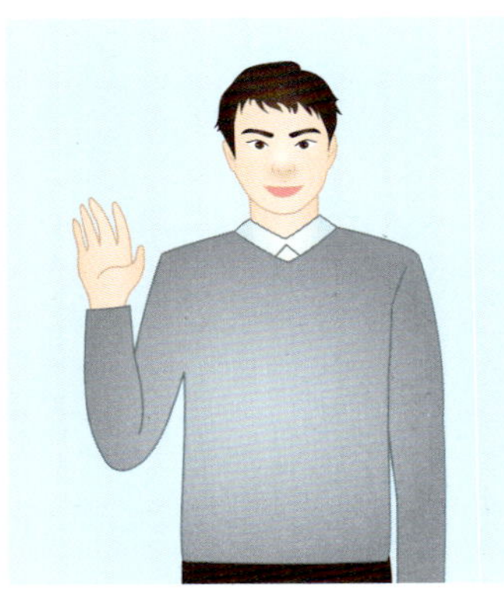

정상 시야

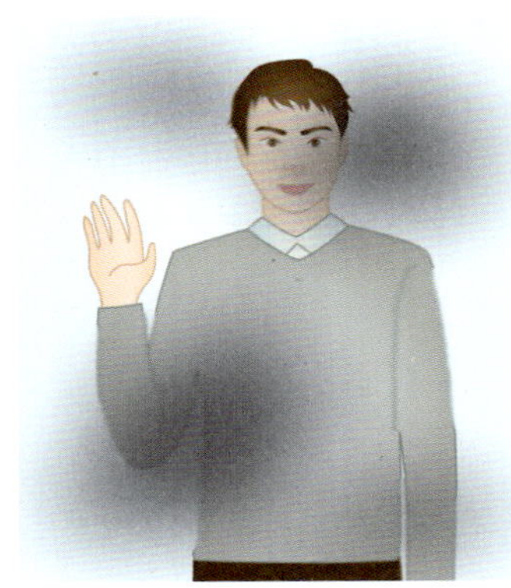

당뇨망막병증

• 진단

① 안저 검사

• 당뇨망막병증을 진단하는 가장 중요한 검사이다. 모든 환자를 대상으로 한 산동검사가 원칙이며, 렌즈를 이용한 세극등 현미경 안저검사 또는 도상검안경 검사를 시행한다.

• 렌즈를 이용한 세극등 현미경 안저검사는 고배율의 입체시가 가능하기 때문에 후극부의 이상, 즉 유두혈관 신생이나 황반부종, 망막내 미세혈관 이상 등을 관찰하는 데 적합하다.

• 도상 검안경 검사는 넓은 시야를 얻을 수 있기 때문에 전반적인 출혈이나 삼출물의 정도를 파악할 수 있으며 주변부의 이상을 검사하는데 용이하다.

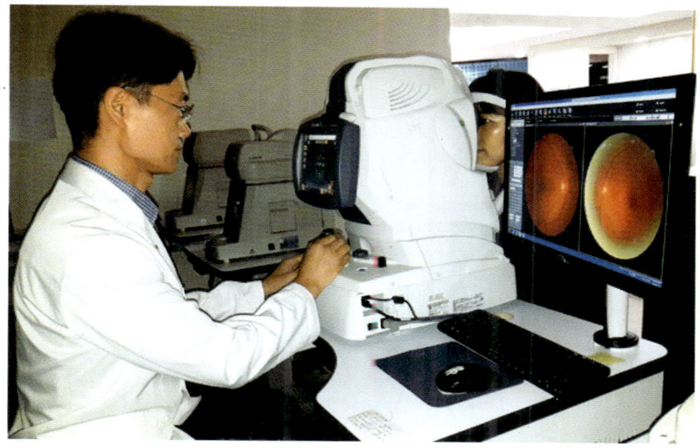

안저검사

② 형광 안저혈관 조영

- 형광 안저혈관 조영검사를 통해 당뇨망막병증의 직접적 원인이 되는 혈관의 누출과 혈관 폐쇄를 확인할 수 있다.
- 안저검사를 시행한 뒤 보완적으로 이 검사를 시행하여 당뇨망막병증의 정도를 파악해야 한다.
- 안저검사를 하지 않고 단독으로 이 검사를 시행하는 것은 바람직하지 않다.
- 안저검사소견은 별다른 이상이 없지만 형광 안저 혈관 촬영에서 심한 혈관 비관류가 나타나는 경우도 있으므로, 안저검사소견이 의심스러운 경우에 이 검사가 진단에 도움된다.

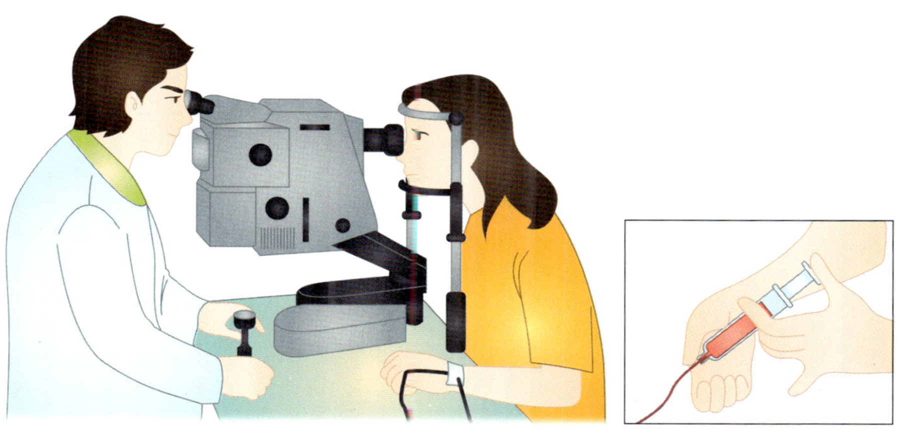

혈광안저촬영

③ 초음파 검사

- 매체 혼탁에 의해 안저를 관찰할 수 없을 때는 초음파검사를 이용하며 당뇨망막병증에서는 주로 유리체 출혈, 뒤유리체면과 증식막의 상태, 견인 망막박리 등의 형태 진단을 위해 초음파를 이용된다.

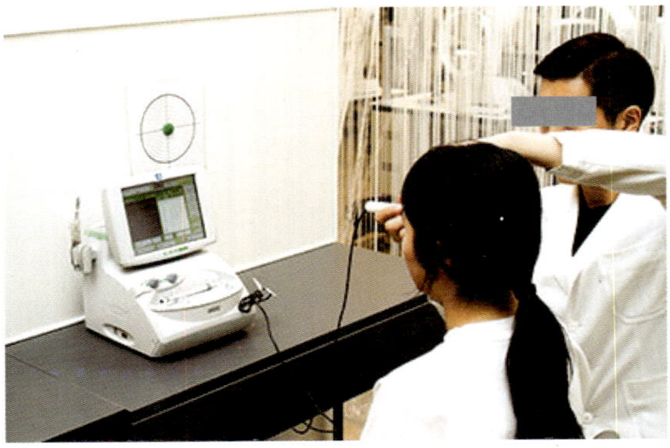
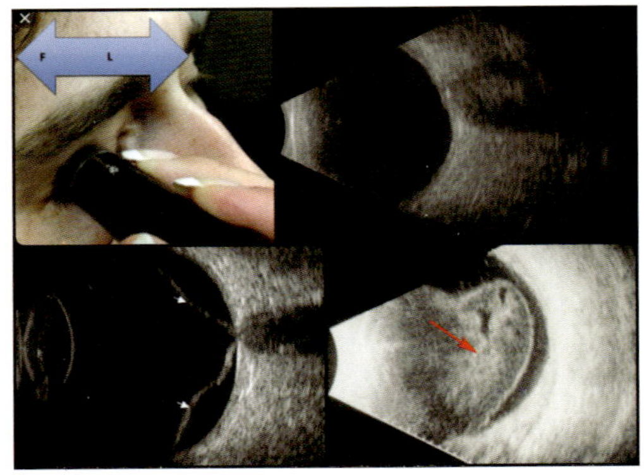

④ 빛 간섭 단층촬영

- 빛 간섭 단층촬영을 통해 황반 부종의 정량적 측정을 객관적으로 시행할 수 있다.

• 치료 전후의 효과 판단에 많은 도움을 준다.

- 이 밖에도 망막과 뒤유리체막의 상태를 관찰할 수 있기 때문에 황반 주름, 견인 등의 유무를 진단할 수 있다.

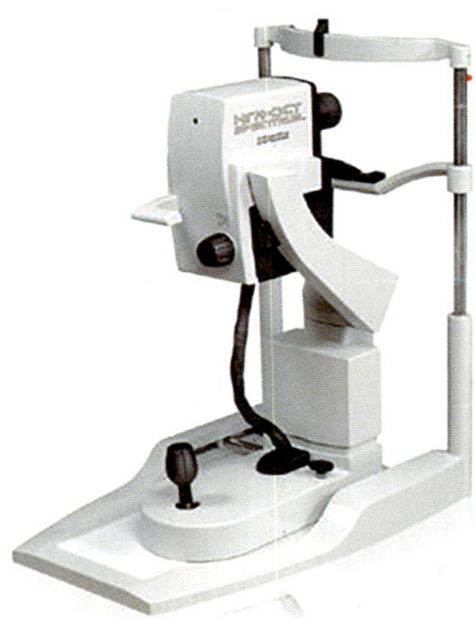

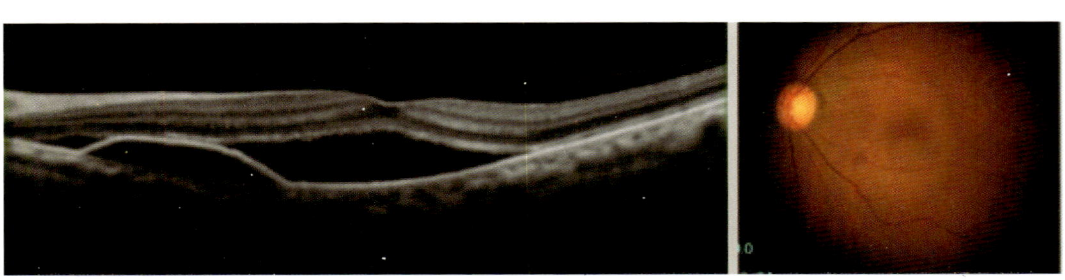

왼쪽눈의 안저검사(오른쪽)에서 황반부종 소견을 보이며, 빛간섭단층촬영(왼쪽)에서 망막색소피박리 및 망막하액 소견이 관찰

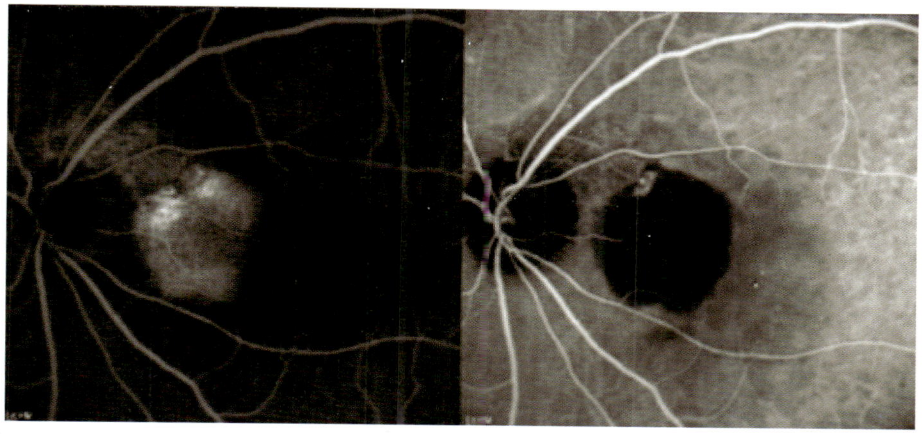

황반변성이 강하게 의심되는 상황으로 형광안저촬영을 추가로 시행했더니 맥락막신생혈관이 관찰

⑤ 망막 전위도 검사

- 임상적으로 가장 의미 있는 소견은 진동소파전위진폭(Summed oscillatory potential amplitude)의 감소가 나타난다.
- 진동소파전위는 강한 빛을 자극할 때 b파에 중첩되어 나타나는 일련의 파형으로, 망막내층의 기능을 보여준다.
- 진동소파전위의 진폭 감소는 임상적으로 망막병증이 나타나지 않을 때도 확인할 수 있다.
- 형광 안저 촬영 소견 중 비관류나 누출, 망막병증의 심한 정도에 비례하여 감소한다.
- 비증식 당뇨망막병증에서 진동소파전위가 정상일 때는 15년이 경과한 후 증식당뇨망막병증으로 이행할 가능성이 20%인데 비해, 이것이 감소했을 때는 무려 62%로 높아진다.
- 이 검사는 예후를 예측하는 데 의의가 있다.

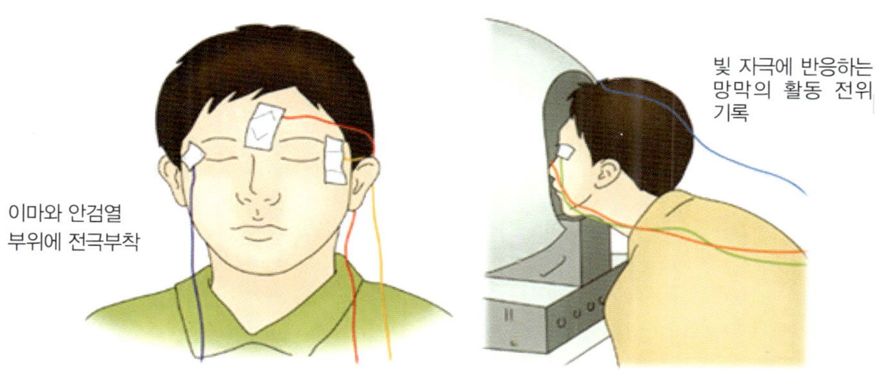

망막전위도 검사
미관과 관자놀이에 전파측정기를 붙이고 망막전위도 검사를 받고 있는 남성

- 치료
  - 당뇨망막병증을 치료하기 위해서는 원인 질환 치료가 동반되어야 한다.
  - 당뇨망막병증의 발생은 혈당치보다 당뇨병을 앓았던 기간에 비례한다.
  - 많은 연구에서 혈당을 엄격하게 조절할 경우 당뇨망막병증의 발생을 예방하거나 지연시킬 수 있고, 그 정도도 감소시킬 수 있다는 것이 밝혀졌다.
  - 당뇨병의 초기에 혈당을 조절하는 것이 당뇨망막병증의 빈도를 줄이는데 가장 효과적인 방법이다.
  - 당뇨병 환자는 혈청 지질이 증가된 경우가 많다. 이러한 지질 이상은 혈관 내피세포의 손상을 조장하여 당뇨망막병증의 미세혈관 변화를 악화시킬 수 있다. 따라서 반드시 혈청(혈장) 지질을 조절해야 한다.
  - 혈압을 조절하거나 흡연을 하는 경우에는 금연을 하는 것이 좋다.
  - 일단 발생한 망막병증, 특히 증식성 망막병증에 대해서는 레이저 광선을 이용한 '광응고 요법'을 시행할 수 있다. 적절한 시기에 이를 잘 치료하면 실명 확률을 현저히 낮출 수 있다.
  - 초자체의 출혈이나 망막의 박리 등으로 시력이 더욱 저하된 경우에는 초자체 제거술과 같은 외과적 수술을 고려할 수 있다.
  - 광응고요법의 부작용으로는 치료시 통증, 각막미란, 일시적인 안압상승, 시야장애, 조기 시력저하, 황반부종, 황반응고, 맥락막박리, 맥락막출혈, 삼출망막박리, 견인망막박리 증가, 유리체출혈 등을 들 수 있다.

II. 당뇨병의 유병률과 관리

1. 당뇨병의 유병률

1) 전 세계 현황

▣ 전 세계는 비만과 함께 당뇨와의 전쟁 중! 이라고 해도 과언이 아니다.

▣ 전 세계 성인 '11명 중 1명' 당뇨병 환자로 2045년 '7억명' 예상된다.

- 국제당뇨병연맹 발표에 따르면 다음과 같다.
  - 65세 이상 5명 중 1명 당뇨병 환자이며 지역 간 당뇨병 증가율 차이가 보인다.
- 국제당뇨병연맹(IDF)이 2년마다 발표하는 당뇨병 백서에 의하면, 2019년 전 세계 20~79세 당뇨병 환자는 4억 6,300만명(9.3%)이었다. 2017년에 보고한 4억 2,500만명과 비교하면 3,900만 명이 증가한 상황이다.

- 2019년 기준 65세 이상의 당뇨병 환자는 1억 3600만명으로 고령자 5명 중 1명은 당뇨병을 앓고 있었다.
- 당뇨병 유병률이 매년 빠르게 증가하고 있고, 현재 추세로 비춰본다면, 2030년 전 세계 당뇨병 환자는 5억 7,800만명(10.2%), 2045년에는 2019년 대비 51% 늘어난 7억명(10.9%)에 육박할 것으로 예상하였다.
- 2045년 예측되는 당뇨병 환자 증가율은 지역에 따라 극명한 차이를 보인다. 특히 아프리카 지역, 중동 · 북아프리카 지역의 당뇨병 환자가 상당히 늘어날 것으로 예상되어, 저소득과 중소득 지역의 당뇨병 부담은 더 커질 전망하고 있다.
- 국제당뇨병연맹이 예상한 2019년 대비 2045년 당뇨병 환자 증가율은 △아프리카: 143%↑(1,900만명→4,700만명) △중동 · 북아프리카: 96%↑(5,500만명→1억 800만명) △남아시아 · 동아시아: 74%↑(8,800만명→1억 5,300만명) △남 · 중앙아메리카: 55%↑(3200 만명→4,900만명) △북아메리카 · 카리브해 지역: 33%↑(4,800만명→6,300만명) △서태평양 지역: 31%↑(1억 6,300만명→2억 1,200만명) △유럽: 15%↑(5,900만명→ 6,800만명) 순으로 높았다.
- 2명 중 1명 '숨어있는' 당뇨병 환자이다.
  - 당뇨병 환자 2명중 1명은 당뇨병이 진단되지 않은 이른바 숨어있는 당뇨병 환자로 파악됐다. 당뇨병 환자 4억 6,300만명중 2억 3,190만명(50.1%)은 본인이 당뇨병 환자임을 인지하지 못했다.
- 당뇨병 미진단율이 50% 이상인 지역은 △아프리카 59.7% △남아시아 · 동아시아 56.7% △서태평양 지역 55.8% 등 세 곳이었고 △중동 · 북아프리카44.7% △남 · 중 앙아메리카 41.9% △유럽 40.7% △북아메리카 · 카리브해 지역 37.8% 등으로 뒤를 이었다.

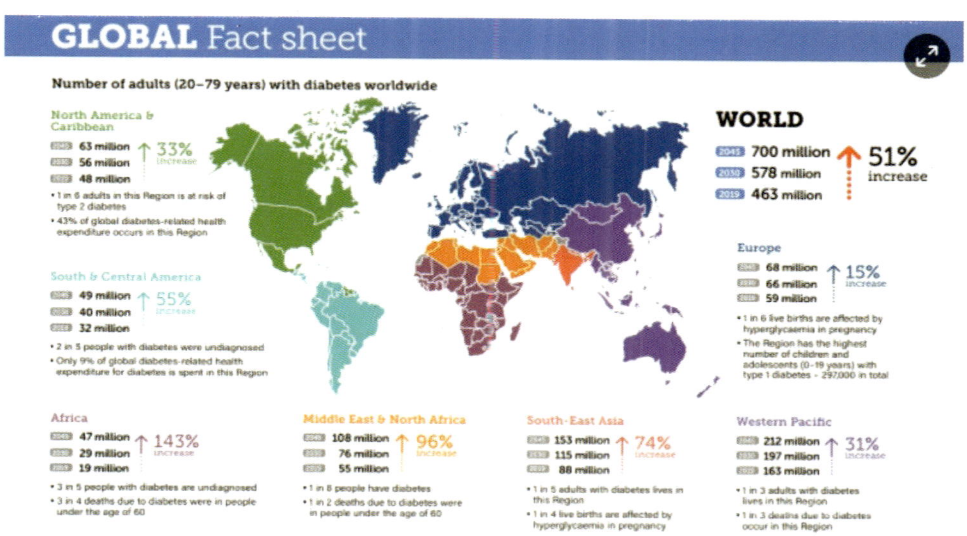

▲'IDF DIABETES ATLAS 제9판' 요약본 캡쳐.

• 소득 수준에 따른 당뇨병 미진단율은 고소득 지역이 38.3%였으나, 중소득 지역은 52.6%, 저소득 지역은 66.8%로 소득 수준이 낮을수록 미진단율이 높아졌다.

• 당뇨병 위험이 높은 '내당능장애'는 성인 13명 중 1명이다.

– 당뇨병 전단계인 내당능장애(IGT)로 진단된 성인은 3억 7,400만명으로, 성인 13명 중 1명이 해당되는 것으로 분석되었다.

– 지역에 따른 내당능장애 유병률은 △북아메리카 · 카리브해 지역 12.3% △서태평양 지역 10.4% △아프리카 10.1% △남 · 중앙아메리카 9.7% △중동 · 북아프리카 9.2% △남아시아 · 동아시아 7.7% △유럽 4.4% 순으로 높았다.

• 아울러 20~49세 여성은 6명 중 1명이 임신 기간에 고혈당을 경험했고, 이 중 84%는 임신성 당뇨병으로 진단되었다.

– 임신 기간에 고혈당을 경험한 여성의 유병률은 나이가 많을수록 높아져, 20~24세는 약 10%였지만 45~49세는 37%로 가장 높게 조사되었다. 다만 45~49세의 임신부가 많지 않고 이 연령에서 일반적으로 당뇨병 유병률이 높기에 해석에 주의가 필요하다.

• 당뇨병 관련 사망자 420만명이며 60세 미만 46.2%이다.

– 이와 함께 당뇨병 관련 사망자는 420만명으로 전체 사망자 중 11.3%를 차지했다. 성별에 따라서는 여성이 230만명, 남성이 190만명으로 조사되었다.

– 당뇨병 관련 사망자 중 경제활동이 가능한 60세 미만의 성인은 46.2%였고, 이 결과에서도 지역간 차이가 분명하게 나타났다.

– 당뇨병 관련 사망자 중 60세 미만이 차지하는 비율은 아프리카가 73.1%로 전체 평균보다 17% 가량 높았지만, 유럽은 31.4%로 전체 평균보다 15% 가량 낮았던 것으로 조사되었다.

2) 미국

▣ 미국인구 3분의 1, 당뇨병 또는 당뇨병 전 단계(2015년 자료)로 나타났다.

• 미국은 인구의 3분의 1에 가까운 1억 명 이상이 당뇨병이거나 당뇨병 전 단계인 것으로 밝혀졌다.

• 2015년 현재 당뇨병 환자는 총 3천30만 명(인구의 9.4%), 당뇨병 전 단계에 있는 사람은 8천410만 명이다.

• 당뇨병 전 단계란 혈당이 정상 수치를 넘어섰으나 당뇨병 진단 한계점에는 이르지 않은 경우를 말한다. 그러나 이 단계에서는 심장, 혈관, 신장 손상이 이미 시작됐을 수 있다.

• 2015년 한 해에만 150만 명의 당뇨병 환자가 발생하였다.

• 당뇨병 유병률 증가 추세는 이전 몇 년 동안처럼 빠른 속도는 아니지만, 꾸준히 이어지고 있다.

• 문제는 당뇨병 환자의 경우 4명 중 거의 1명이 자신이 당뇨병인 것을 모르고 있다는 사실이다.

• 당뇨병 전 단계인 사람은 무려 88%가 이 사실을 모르고 있는 것으로 나타났다.

• 연령층별 당뇨병 유병률은 65세 이상이 25%로 가장 높고 45~64세가 17%, 18~44세가 6%였다.

• 성별로는 남성이 37%로 여성의 29%보다 높았다.
• 학력 수준별로는 고졸 미만이 13%로 가장 높았고 고졸 이상이 7%로 가장 낮았다.
• 인종별로는 인디언과 알래스카 원주민이 15%로 가장 높고 이어 흑인 13%, 히스패닉(중남미계 미국인) 12%, 아시아계 8%, 백인 7.4% 순이다.
• 전체적으로 당뇨병과 당뇨병 전 단계유병률은 소득과 교육 수준이 낮고 지방에 거주하는 사람들이 가장 높게 나타났다.

3) 한국, 중국, 일본의 현황

• 한 · 중 · 일 당뇨병 고령환자는 서양과 다른 심혈관질환(CVD) 위험을 고려해야 한다.
  - 국제당뇨병연맹 학술대회(IDF 2019)에서는 아시아 태평양 지역 주요 국가인 한국, 중국, 일본의 당뇨병 현황은 각 국의 당뇨병 역학 자료를 근거로 집중해야 할 당뇨병 관리전략을 선별해야 한다고 강조했고, 아시아 환자의 심혈관질환 위험이 서양환자와는 다른점을 지적하며 아시아인에 초점을 맞춘 위험과 관리방향도 구성해야 한다고 말했다.
  - 중국은 '자전거의 왕국(Kingdom of bicycles)'에서 '당뇨병의 왕국(Kingdom of diabetes)'으로 변이 중"이라며 적극적인 당뇨병 관리의 필요성을 강조했다.
  - 2000~2007년의 유병률을 평가한 연구에서 당뇨병은 9.7%, 당뇨병전단계는 15.5%로 나타났고, 2010년에 평가한 연구에서 당뇨병 유병률은 11.6%까지 높아졌다.
  - 증가하는 당뇨병유병률은 의료부담으로 직결됐다. 비당뇨병 환자와 당뇨병 환자를 비교한 연구에서는 입원일수는 1.93배, 외래방문횟수는 2.4배, 약물복용횟수는 3.35배, 이외 의료관련 자원의 소요율은 3.38배로 당뇨병 환자에서 높았다.
  - 높은 부담률에 비해 관리율은 저조하다. 중국인들의 당뇨병에 대한 인지도는 30.1%, 치료율은 25.8%, 치료받는 환자 중 혈당이 적절하게 조절되는 비율은 39.7%에 불과했다.
  - 이환기간이 길수록 미세혈관 및 거대혈관합병증 발생률이 증가했고, 제2형 당뇨병 단독이환, 이상지질혈증 동반, 고혈압 동반, 고혈압 + 이상지질혈증 동반 환자 순으로 위험도가 높았다. 그리고 위험도가 높은 만큼 환자들의 당화혈색소(A1C) 6.5% 이하 혹은 7.0% 이하로 조절되는 비율이 낮았다. 특히 혈압, 혈당, 지질 3가지 인자가 다 강력하게 조절되는 환자 비율은 10%에 미치지 못했다.

• 중국은 20~40대의 연령대에서 미진단율이 가장 높고 서양과 비교했을 때 체질량지수(BMI)가 가장 높은 연령대가 유럽에서는 30~40대였지만 중국에서는 20~30대로 나타나는 가운데 젊은 연령대에 당뇨병이 발생할 위험이 높다는 것이다.
  - 초기에 당뇨병이 발병할 경우 거대혈관 · 미세혈관 합병증 발병도 앞당겨지고, 가파르게 증가하는 것으로 나타나고 있다.
  - 중국에서 2011년을 기점으로 사구체신염으로 인한 심혈관질환보다 당뇨병으로 인한 심혈관질환

유병률이 더 높게 나타났다. 이에 관련해 서양에서는 당뇨병 환자의 심혈관질환 아웃컴에 초점을 맞추고 있지만, 중국 임상현장에서는 당뇨병으로 인한 심혈관질환 위험이 높고, 점차 증가하는 경향을 보이며 '당뇨병의 왕국'에 '신장투석의 왕국(kingdom of renal dialysis)' 칭호를 더하지 않기 위해 노력이 필요하다.

• 고령 일본 당뇨병 환자A1C(당화혈색소) 8.5%까지 나타났다.
  – 현재 일본의 평균 기대수명이 여성 87.32세, 남성 82.25세인 가운데, 당뇨병 환자 중 3분의 2, 많게는 4분의 3이 노인으로 나타나고 있다.
  – 고령으로 인해 신체기능이 감소하고 관련 질환들을 이환하고 있는 당뇨병 환자를 어떻게 관리에 집중하고 있다.
  – 일본의 당뇨병 전단계 환자 비율은 높은 수준으로 유지되면서 소폭 증가하는 경향을 보이고 있다.
  – 1997년 대비 2016년 당뇨병 환자수는 690만명에서 1000만명으로 늘었고, 당뇨병 전단계 환자는 680만명에서 1,000만명으로 늘었다. 당뇨병 환자들의 평균 A1C는 2002년 7.46%에서 2018년 7.7%로 낮아졌다.
  – 일본 당뇨병 환자 치료전략에서 노인 환자에 대한 완화된 혈당목표치를 구체화했다는 점도 눈에 띈다. 전반적인 목표치로는 정상수치를 목표할 때는 A1C 6.0%, 합병증 예방을 위해서는 7.0%, 고강도 치료전략을 적용하기 힘들 때는 8.0% 미만을 제시하고 있다.
  – 하지만 노인 환자에서는 1) 정상 인지기능 · 일상생활수행(ADL)이 독립적인 환자군 2) 경도 인지장애~경도치매 또는 감소된 ADL 환자군 3) 중등도~중증 치매 또는 기본 ADL 감소 또는 동반질환 및 기능이상 환자군에 따라 완화된 수치를 제시하고 있다.
    ① 환자군의 경우 65~75세인 경우에는 6.57.5%, 75세 이상인 경우는 7.0~8.0%로 목표치를 제시했고,
    ② 환자군은 7.0~8.0%, 3)환자군의 경우는 7.5~8.5%로 제시하고 있다.

• 우리나라는 서양과 다른 심혈관 위험 고려해야 한다
  – 한국인 당뇨병 환자가 중국, 일본과 유사한 특징을 가지고 있고 동시에 서양과 심혈관질환 위험이 다르다.
  – 국내 당뇨병 유병률도 지난 10년간 증가하는 경향을 보이고 있다. 2006년 8.1%에서 2015년에는 10.5%로 증가했다. 이는 대부분 고령에서 기인하는 것이다. 국내 당뇨병 발생률을 보면 2006년 1,000명당 9.1명에서 6.9명으로 역으로 감소하는 경향을 보이고 있고 대부분의 연령대에서 감소경향을 보이고 있다. 실제 60세 이상 환자에서 유병률은 증가하는 경향을 보여 2016년에는 29.8% 수준으로 나타났다. 세계 전체의 수치는 25% 미만이었다.
  – 단 국내 30~39세 환자에서는 발생률이 서서히 증가하는 경향을 보여 국내에서도 젊은 성인들 관리에 관심을 기울일 필요가 있다. 국내 당뇨병 정의를 당뇨병 진단 +/− 혈당강하제 +/− A1C 6.5% 이상을 기준으로 했을 때는 남녀 모두에서 유병률이 높아진 것으로 나타났다.

- 공복혈당장애 유병률은 25.3%로 연령이 증가할수록 높아져 60~69세에서 가장 높은 것으로 나타났다.
- 2030년에는 2010년 대비 190% 증가할 것으로 예상하고 있다. 조절률은 전반적으로 개선이 필요한 상황이다.
- A1C 8.0% 이상인 환자의 비율은 33.6%에서 22.5%로 줄었고, A1C 6.5% 미만인 환자는 25.1%, 6.5~6.9% 환자는 27.5%였다.
- 혈압 140/85 mmHg 미만 조절률은 72.8%, LDL-C 100 mg/dL 미만 조절률은 58.0%였지만, 혈압, LDL-C와 함께 A1C 7.0% 미만으로 조절되는 비율은 19.7%, A1C 6.5% 미만으로 조절되는 비율은 10.3%였다. 인지율은 65세 이상에서는 85.2%, 30세 이상에서는 70.7%였다.
- 이와 함께 위험인자로는 30대 이상, 남성, 흡연, 알코올 섭취로 나타났고, 지속적 치료율은 54%에 정체되어 있는 것으로 나타났다. 이는 지속적 치료율과도 연관되어 있었는데 당뇨병 교육을 경험한 비율은 19%로 나타났다. 미국의 57.4%와 비교했을 때 현저하게 낮은 수치다.
- 합병증 발생률에서 신경병증은 감소하는 경향을 보였지만(2006년 24.9%, 2015년 20.8%), 망막병증(13.7%, 16.2%)과 신장병증(8.4%, 12.4%)은 증가하는 것으로 나타났다. 특히 말기신장질환은 관련 연구에서는 멕시코, 대만, 싱가포르, 미국, 말레이시아 다음으로 높은 수치로 나타났다.
- 당뇨병 환자에서는 심혈관질환 위험이 높은 것으로 나타나고 국내에서는 허혈성 심질환, 허혈성 뇌졸중, 심부전, 심근경색증, 출혈성 뇌졸중, 말초혈관질환 순으로 발생률이 높은 것으로 나타나 서양과 다른 경향을 보인다. 특히 미국의 20세 이상 환자에서는 급성 심근경색증, 뇌졸중, 절단, 말기신장질환 환자와 다르게 뇌졸중 위험이 높은 것으로 나타났다. 심부전의 경우 30세 이상 한국인 환자에서는 증가 추세를 보였지만, 35세 이상 미국 환자에서는 감소경향을 보였다.
- 또 최초로 발생하는 심혈관사건의 종류도 한국인 환자에서는 허혈성 뇌졸중, 불안정 협심증, 심근경색증, 말초동맥질환, 출혈성 뇌졸중순으로 나타났지만, 미국에서는 말초동맥질환, 심부전, 불안정협심증, 비치명적심근경색증, 전체 뇌졸중 순으로 나타났다.

4) 최근의 우리나라상황

▣ 한국 성인 7명 중 1명 '당뇨병'이다.

- 질환 인지율 65%, 치료율 60%이고 당화혈색소 6.5% 미만 조절률 28.3%로 나타났다.
- 우리나라 30세 이상 성인 7명 중 1명이 당뇨병을 앓고 있는 것으로 조사됐다. 1/3은 자신이 당뇨병인지 모르고 있는 것으로 파악됐다. 당뇨병을 앓고 있으면서도 제대로 관리하고 있는 환자는 30%에도 못 미쳤다.
- 대한당뇨병학회는 〈Diabetes Fact Sheet in Korea, 2020〉(DFS 2020)을 통해 우리나라 30세 이상 성인 당뇨병 환자의 규모와 관리실태를 보고했다.
  - 당뇨병 유병률은 13.8%로, 추계 인구를 적용할 경우 494만명에 달한다는 조사결과가 나왔다

(2018년 기준).

- Diabetes Fact Sheet 2020 주요 결과
  - 우리나라 30세 이상 성인에서 당뇨병 유병률(2018년 기준)은 13.8%로, 같은 해 추계 인구를 적용할 경우 494만명으로 조사됐다.

당뇨병 인구 (2018년)

30세 이상 성인 중 당뇨병을 가진 사람은 494만명으로 추정되었다.
30대 24만 명, 40대 71만 명이 당뇨병이 있었다.

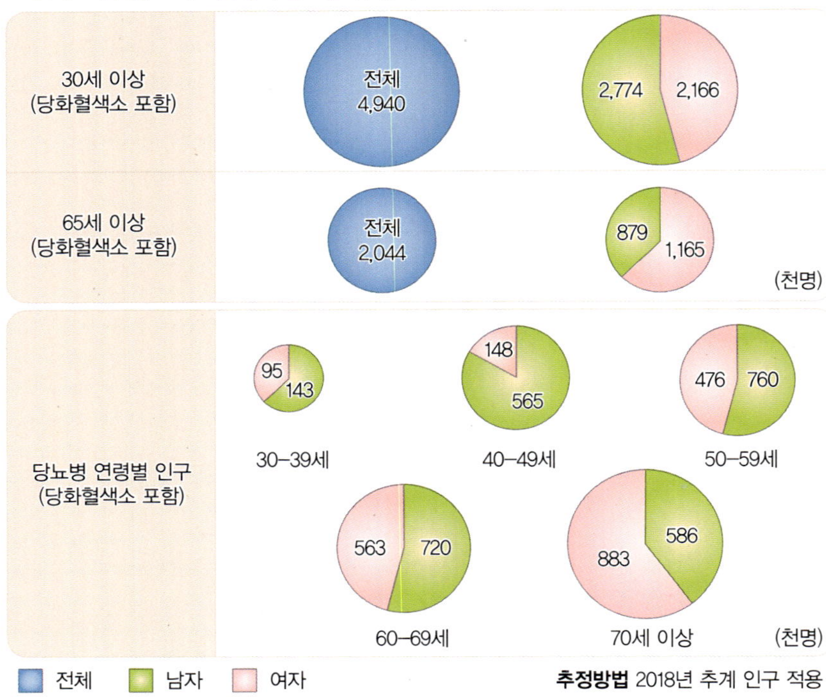

- 국민건강영양조사에서 당화혈색소를 당뇨병 진단기준에 적용하기 시작한 2012년부터 7년간의 당뇨병 유병률을 보면, 2012년 11.8%, 2013년 14.5%, 2014년 13%, 2015년 11.4%, 2016년 14.4%, 2017년 13.4%, 2018년 13.8%를 보이고 있다.
- 공복혈당장애는 26.9%의 유병률을 기록, 추계 인구를 적용하면 948만여명에 달해 Fact Sheet 2018의 25.3%(870만명)를 훌쩍 넘어섰다.
- 당뇨병 관리는 여전히 미흡한 것으로 파악됐다. 당뇨병 인지율은 65%였으며, 치료율은 60%에 불과했다. 당화혈색소 6.5% 미만 조절률은 28.3%로 더 낮았다.
- 지난 Fact Sheet 2016년과 2018년의 당화혈색소 조절률(24.8%, 25.1%)에 비해 조금 상승했지만 여전히 낮은 실정이다.
  - 동반질환을 살펴보면 당뇨병 유병자(공복혈당 126 mg/dL 이상, 의사 진단, 혈당강하제 복용 또는 인슐린 주사 사용, 당화혈색소 6.5% 이상) 중 53.2%의 환자가 비만(25.0~29.9 kg/m^2)에 해당했다. 체질량지수 30(비만 2단계) 이상도 11.7%에 달했다.

당뇨병 관리 수준 (2016–2018년 통합)

당뇨병을 가진 성인 10명 중 6~7명만이 당뇨병을 가진 것을 알고 있었고, 치료를 받고 있는 경우는 10명 중 6명이었으며, 10명 중 3명만이 당화혈색소 6.5% 미만이었다.

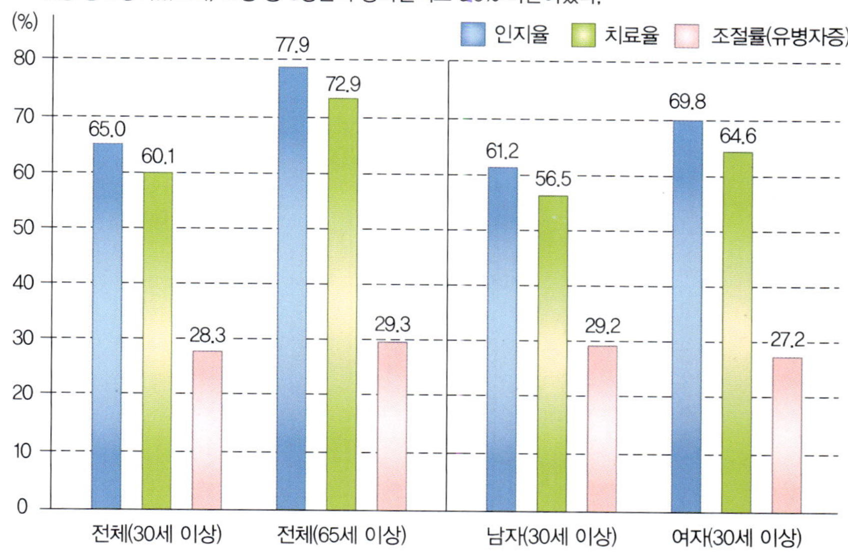

· **당뇨병 유병률(당화혈색소 기준)** 공복혈당이 126mg/dL이상이거나 의사진단을 받았거나 혈당강하제복용 또는 인슐린 주사를 이용하거나, 당화혈색소 6.5% 이상인 분율
· **당뇨병 인지율** 당뇨병 유병자(당화혈색소 기준) 중 의사로부터 당뇨병 진단을 받은 분율
· **당뇨병 치료율** 당뇨병 유병자(당화혈색소 기준) 중 현재 혈당강하제를 복용 또는 인슐린 주사를 사용하는 분율
· **당뇨병 조절률(유병자기준)** 당뇨병 유병자(당화혈색소 기준) 중 당화혈색소가 6.5%미만인 분율

– 당뇨병 유병자의 54%가 복부비만을 동반하고 있는 것으로 파악됐다.
– 당뇨병 유병자의 61.3%에서 고혈압을 동반했으며, 54.4%가 혈압조절 목표를 달성하고 있는 것으로 조사됐다.
– 고콜레스테롤혈증의 경우 기존 Fact Sheets는 총 콜레스테롤 농도가 240 mg/dL 이상을 기준으로 하여 조사했으나, Fact Sheet 2020년에서는 저밀도지단백콜레스테롤 농도를 기준으로 100 mg/dL 이상을 고콜레스테롤혈증이 있다고 정의했다.
– 당뇨병 유병자 중 72%가 고콜레스테롤혈증을 동반했으며, 혈중 저밀도지단백콜레스테롤이 100 mg/dL 미만으로 조절되는 분율은 53.3%로 조사됐다. 당뇨병 유병자에서 고혈압과 고콜레스테롤혈증을 모두 동반한 유병률은 43.7%였다.

• 당뇨병 유병자 중 당화혈색소(6.5% 이하) · 혈압(140/85 mmHg 이하) · 저밀도지단백콜레스테롤(100 mg/dL 이하) 등 3가지를 목표치 내조절한 비율은 11.5%에 불과했다.
• 당뇨병학회는 당뇨병 유병자, 기진단자, 당뇨병 유병자가 아닌 성인으로 나누어, 국민건강 영양조사에서 사용된 24시간 식사 회상 데이터를 이용, 에너지 섭취와 탄수화물, 단백질, 지방 섭취분율을 조사했다.
  – 탄수화물에너지 섭취분율은 당뇨병 유병자 63.3%, 기진단자 69.9%로 당뇨병 유병자가 아닌 성인(64.7%)에 비해 높았다.

당뇨병과 비만 (2016-2018년 통합)

당뇨병 유병자 중 절반(53.2%)의 환자에서 체질량지수 25 kg/m² 이상이었고, 체질량지수 30 kg/m² 이상에 해당하는 경우는 11.7%이었다.

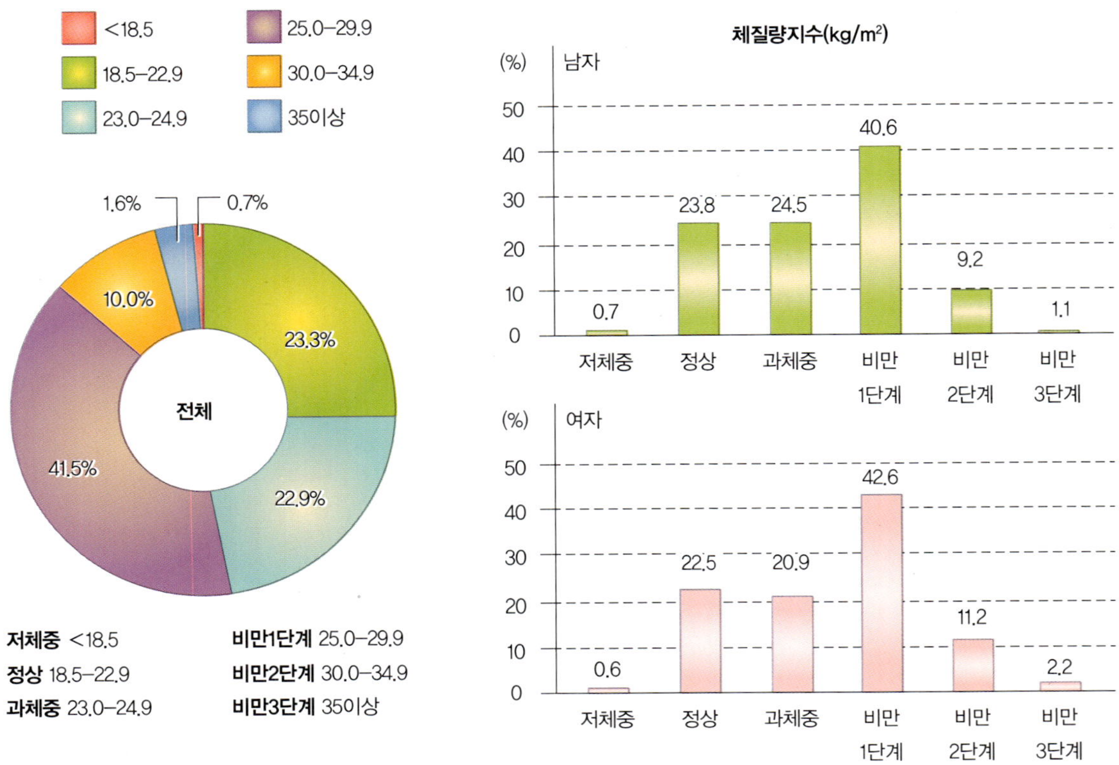

· **당뇨병 유병자** 공복혈당이 126mg/dL이상이거나 의사진단을 받았거나 혈당강하제복용 또는 인슐린 주사를 이용하거나, 당화혈색소 6.5% 이상인 경우

- 단백질 섭취분율은 당뇨병 유병자 14.5%, 기진단자 14.1%로 당뇨병 유병자가 아닌 성인(15.2%)에 비해 낮았다.
- 지방 섭취분율은 당뇨병 유병자 17.1%, 기진단자 16%로 당뇨병 유병자가 아닌 성인(20.1%)에 비해 낮은것으로 조사됐다.

• 당뇨병 치료방법은 유병자의 56.0%(기진단자 86.1%)가 경구혈당강하제 단독투여, 인슐린 +경구혈당강하제(유병자 4.1%, 기진단자 6.4%), 비약물치료(유병자 0.4%, 기진단자 0.6%) 등으로 파악됐다. 특히 치료를 받지 않는 유병자는 39.5%(기진단자 6.9%)에 달해 적극적인 치료와 관리를 위한 교육과 홍보가 필요한 것으로 드러났다.

당뇨병 치료방법

	유병자		기진단자	
	DFS 2018	DFS 2020	DFS 2018	DFS 2020
경구혈당강하제 단독	51.5%	56.0%	8.2%	86.1%
인슐린+경구혈당강하제	5.2%	4.1%	8.3%	6.4%
치료받지 않음	43.1%	39.5%	9.2%	6.9%
비약물치료	0.2%	0.4%	0.4%	0.6

▣ 당뇨로 인한 사회경제적 비용

• 최근 성인인구 뿐만 아니라 청소년층의 당뇨병발병률의 증가로 사회적 비용이 크게 증가하고 있다.

2. 당뇨병의 예방 관리

숫자로 본 당뇨병

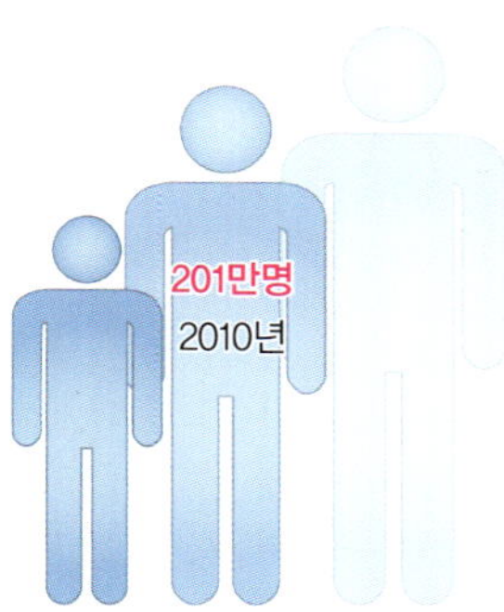

당뇨로 치료받고 있는 사람
2018년 303만명

최근 8년간 증가한 환자 수
102만명

30세 이상 국민 7명에 1명이 당뇨
14.4%

당뇨 환자 남녀 성비
55:45

당뇨 환자가 쓴 연간 진료비(2018년기준)
8605억원

당뇨로 인한 사회경제적 비용(2012년 기준)
2조 7700억원

자료 건강보험심사평가원 · 질병관리본부 · 대한당뇨병학회

30세 이상 당뇨 유병률, 세계 평균 2배

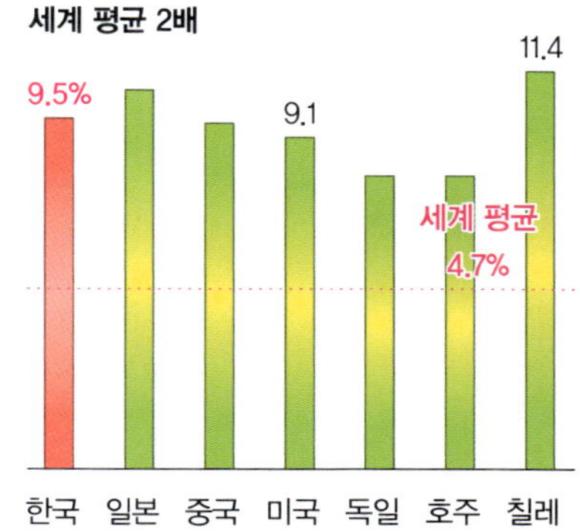

자료 세계보건기구(WHO · 2014년 기준)

급증하는 당뇨병 환자와 진료비

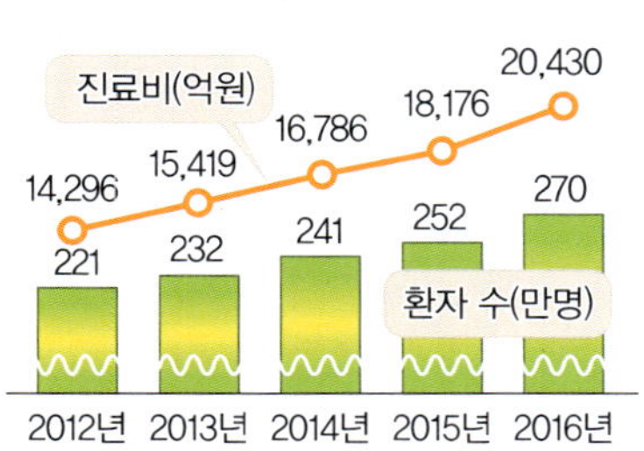

자료 국민건강보험공단 · 기동민의원실

주요 당뇨 합병중 진료 인원 현황
(단위=만명 · %)

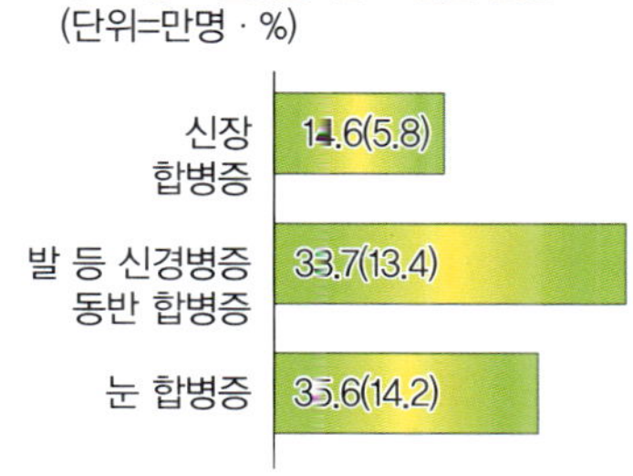

· 괄호 안은 전체 환자 중 합병증 환자 비율, 2015년 기준, **자료** 보건복지부

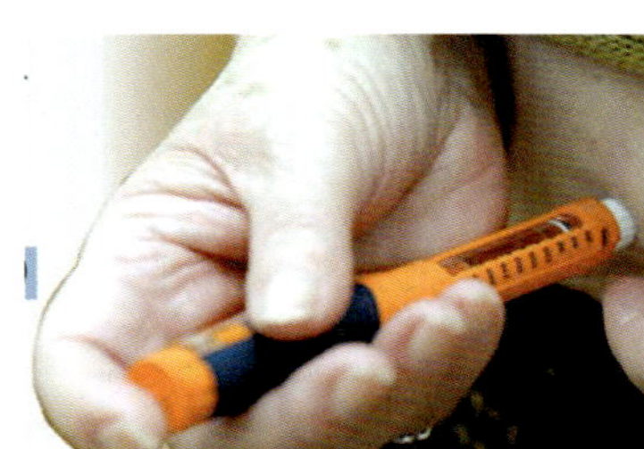

최근 6년 당뇨병 유병률 변화

당뇨병은 최근 6년간 약간 증가한 양상이며, 여자에서 더 뚜렷하였다.

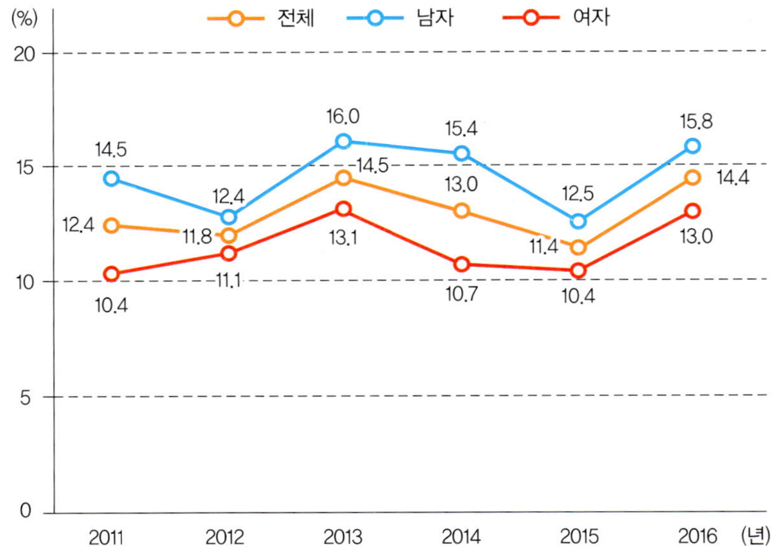

· 국민건강영양조사에서 2011년부터 검진자 전체에 대해 당화혈색소를 측정하였다.

연도별 당뇨환자수 및 진료비 증가 추이

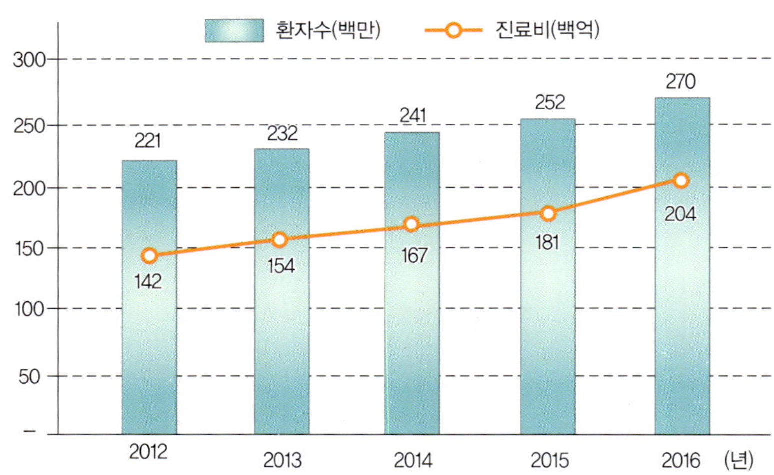

출처 국민건강보험공단

여름철 당뇨 관리법

- 맨발 대신 양말, 슬리퍼 대신 편한 운동화
- 단 음식 피하기(수박보다 오이와 토마토)
- 낮 시간에 선글라스 착용하기
- 저녁식사 후에 운동하기
- 항상 몸을 청결히 해 피부염 예방

당뇨병 예방 · 관리 5대 생활수칙

1. 적정 체중과 허리둘레 유지하기
· 일주일에 한 번 체중과 허리둘레 확인하기
· 꾸준히 식사 조절하고 운동하기

2. 규칙적인 운동으로 신체 활동 늘리기
· 규칙적으로 운동하기
· 평소 활동량 늘리기

3. 균형 잡힌 식단으로 골고루 제깨 식사하기
· 식사 골고루 제시간에 하기
· 균형 잡힌 식단 생활화하기

4. 좋은 생활습관 기르기
· 적당한 시간동안 자고, 숙면하기
· 스트레스 줄이고, 즐겁게 생활하기
· 금연 실천하기
· 과도한 음주는 피하기

5. 정기적인 검진 통해 위험 인자 확인하기
· 국가 검진 반드시 받기
· 암 검진도 적극적으로 받기
· 고위험군인 경우 검진 더 자주 받기

당뇨병 예방을 위한 관리 01. 올바른 식생활

다양한 식품을 과식하지 않도록 섭취하기
[곡류]+[살코기, 생선, 두부, 계란 중 한 종류 이상]+[채소, 과일, 유제품]이 갖추어진 식사

혈압 상승을 지연시키는 섬유소 충분히 섭취하기
잡곡, 야채(쌈, 나물, 샐러드, 국건더기), 해조류(김, 미역, 다시마)등

혈당을 갑자기 많이 올리는 단순당 피하기
설탕, 물엿, 꿀, 사탕, 시럽, 초콜릿, 아이스크림 등

포화지방산과 콜레스테롤 섭취 줄이기
포화지방산이 많은 갈비, 삼겹살, 버터 등과 콜레스테롤이 많은 계란 노른자, 젓갈, 곱창 등

당뇨병 예방을 위한 관리 02. 알맞은 운동

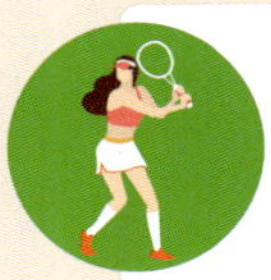

운동의 효과를 높일 수 있는 중강도 운동하기
대화를 나눌 수 있지만 호흡이 짧아지며 약 10분 정도 운동을 하면 땀이 날 정도

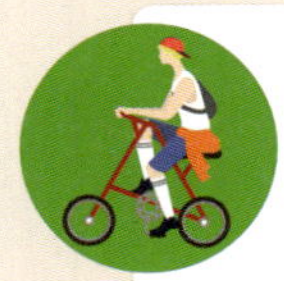

지방과 탄수화물을 소비하는 유산소 운동하기
빠른 걷기, 수영, 자전거 타기 등 전신을 움직이는 운동 하루 30분 이상, 주 5회

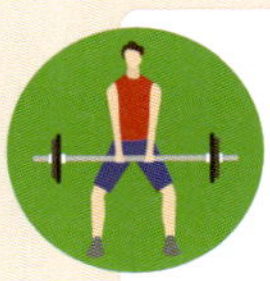

근육의 양과 힘을 키워주는 근력 운동하기
아령(0.5~3kg)이나 밴드운동 주 3회

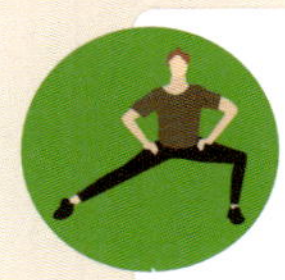

긴장을 완화시켜주는 스트레칭하기
운동 전 준비운동으로 부상 위험을 줄이고 운동 후에는 마무리 운동

4장 비만(Obesity)

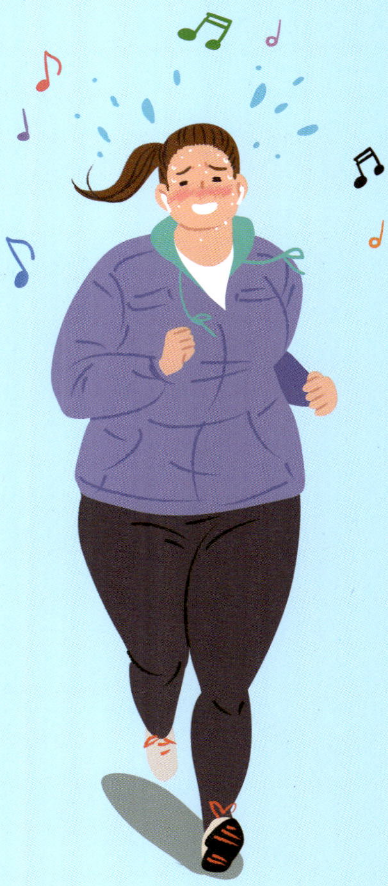

비만(Obesity)

I. 비만의 정의와 원인

1. 비만

1) 정의

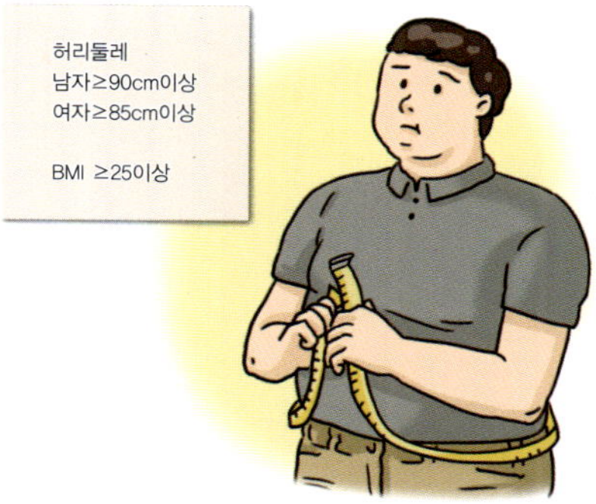

허리둘레
남자≥90cm이상
여자≥85cm이상
BMI ≥25이상

▣ 비만은 단순히 체중이 많이 나가는 것보다는 '체내에 과다하게 많은 양의 체지방이 쌓인 상태'를 의미이다.

- 근육량이 많고 체지방 증가가 없는 드문 경우에는 체중이 많이 나가더라도 비만이라고 할 수 없다.
- 최근에는 전신의 체지방 축적보다 '복부 비만'이 중요하다는 사실이 알려졌다.
- 또한 피하지방보다 복강 내 내장지방의 축적이 중요하다는 연구가 제기되어 '내장지방형 비만'이라는 용어가 사용되고 있다.
- 1996년 세계보건기구는 '비만은 장기 치료가 필요한 질병'으로 규정하였고, 그 이후 비만은 현 인류가 극복해야 할 중요한 질병 중 하나로 인식되고 있다.
- 비만은 동맥경화증, 고혈압, 당뇨병 등의 만성질환에 대한 유병률을 증가시키고 생리적 기능을 저하시킬 뿐 아니라 일상생활을 위축시킬 수 있어 중대한 공중보건상의 문제로 여겨지고 있다.

2) 비만의 판정과 분류

비만을 평가하는 방법에는 물속에서 체중을 재어 몸의 비중을 계산한 뒤에 산출하는 비중법, 동위원소를 이용하여 산출하는 중수소이용법, 몸 안의 칼륨을 재어서 구하는 총 칼륨법 등과 같은 직접적이고 전문적인 방법들도 있으나, 흔히 의학적 편리성까지 고려하여 사용하는 방법들과 기준은 다음과 같다.

(1) 표준체중과의 비교

신장 160 cm 이상 : 표준체중(kg)= [신장(cm)−100] ×0.9

신장 150~159 cm : 표준체중(kg)= [신장(cm)−150]×0.5 + 50

신장 150 cm 이하 : 표준체중(kg)= 신장(cm)−100

남자의 표준 체중(kg) = 키(m) × 키(m) × 22

여자의 표준 체중(kg) = 키(m) × 키(m) × 21

$$\text{비만도} = \frac{\text{실제체중} - \text{신장별 표준체중}}{\text{신장별 표준체중}} \times 100\%$$

10 ~ 20% 과체중

20 ~ 30% 경도 비만

30 ~ 50% 중등도 비만

50% 이상 고도 비만

(2) 체질량지수(BMI, Body mass index, kg/m^2)

- 체질량지수는 환자의 건강위험을 평가하기 위해 사용하는 체중과 신장의 관계를 말한다. 성인에서 체지방과 상관관계가 있는 수학공식이며, 체중(kg)을 신장(meter)의 제곱으로 나눈다. WHO(Asia−Pacific Region)와 대한비만학회에서 과체중의 기준을 체질량 지수 23 kg/m^2 이상, 비만의 기준은 체질량지수 25 kg/m^2 이상으로 정의하였다.

(3) 허리둘레

- 허리둘레는 지방분포를 평가하는 방법이다. 허리/엉덩이 둘레비에 대한 자료가 많지만, 최근 허리둘레가 복부내장 지방의 적절한 지표가 됨이 확인되어 지금은 허리둘레만으로 복부비만을 진단하고 있다.
- WHO 아시아 − 태평양 지역의 진단기준은 남자 90 cm 이상, 여자 80 cm 이상을 복부비만의 기준치로 삼고 있다.
- 2006년 대한비만학회에서는 남자의 경우 90 cm 이상, 여자의 경우 85 cm 이상을 기준치로 하였다.

• 한국인의 체질량지수와허리둘레에 따른 동반질환 위험도

	체질량지수	동반질환의 위험도	
		허리둘레	
		〈90cm(남성)	〉90cm(남성)
		〈85cm(여자)	≥85cm(여자)
저체중	〈18.5	낮다	보통
정상	〈18.5–22.9	보통	증가
과체중	≥23.0		
위험체중	23.0–24.9	증가	중등도
1단계 비만	25.0–29.9	중등도	고도
2단계 비만	〉30.0	고도	매우고도

2. 원인

▣ 비만은 만성적으로 섭취하는 영양분에 비해 에너지 소비가 적어 여분의 에너지가 체지방의 형태로 축적되는 현상이다. 즉, 섭취한 음식량에 비해 활동량이 부족할 때 생기는 것이다.

• 단순한 개념에도 불구하고, 비만은 다양한 신경내분비학적 물질과 에너지 대사에 관련된 여러 요소의 이상이 유전적 또는 현상적으로 아주 복잡하게 연관되어 발생된다.

• 불규칙한 식습관, 과다한 음식 섭취, 운동 부족, 내분비계통 질환, 유전적 요인, 정신적 요인 및 약물 등이 비만의 현실적 원인으로 알려져 있다.

▣ 비만의 원인을 좀 더 세분화하면 다음과 같다.

1) 열량 불균형

• 비만은 일반적으로 열량소비량보다 더 많은 열량을 섭취하거나, 혹은 열량소모가 감소된 결과로 초래될 수 있다.

• 비만은 음식의 섭취와 함께 체내의 열량 소비량과 관계가 있는데, 음식으로 섭취되는 열량이 소모되는 열량보다 많아질 때 남은 열량은 지방조직에 중성지방의 형태로 저장된다.

• 그 결과 체내의 지방조직의 크기가 증가되고, 이에 따라 체중이 증가되게 된다.

• 과다한 식품 섭취(과식) 과식은 비만의 원인이 되는 중요한 요소이다.

• 음식물 섭취를 조절하는 뇌의 신경조직 중 특히 포만감을 느끼게 하는 신경이상은 과식을 일으켜 비만을 초래한다.

• 실제로 비만한 사람은 비만하지 않은 사람보다 음식의 맛이나 냄새에 민감하여 음식을 많이 섭취한다고 한다.

- 체내 열량소비가 감소되는 요인에는 육체적 활동의 감소를 들 수 있는데 비만한 사람은 비만하지 않은 사람에 비해 덜 활동적인 경향이 있다.
- 식욕과 포만감은 어떻게 느끼는 걸까?
  - 사람이 음식을 보면 식욕이 생긴다.
  - 또한 음식을 먹고 나면 포만감을 느낀다.
  - 적절한 식욕 조절과 포만감이 들 때 음식 섭취를 멈추는 것은 비만과 매우 밀접한 관련이 있다.
  - 우리 뇌의 시상하부에는 배고픔을 느끼게 하는 곳과 포만감을 느끼게 하는 곳이 있다.
- 배고픔을 느끼게 하는 시상하부 부위를 파괴한 쥐는 먹기를 거부하며, 포만감을 느끼게 하는 시상하부 부위를 파괴한 쥐는 과식을 하며 금방 비만이 된다.
- 뇌의 시상하부에 어떤 신호가 오면 배고픔을 느끼는 부위가 활성화되거나, 포만감을 느끼는 부위가 활성화되면서 음식물 섭취를 조절하게 된다.

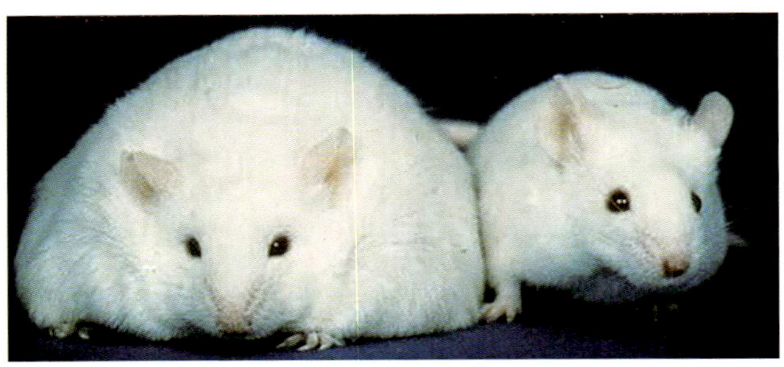

포만감을 느끼게 하는 시상하부 부위를 파괴한 쥐(왼쪽)와 정상쥐(오른쪽)

* 시상하부 : 시상하부(Hypothalamus)는 뚜렷한 핵(nuclei)과 더불어 더 적은 해부학상으로 분명한 지역으로 구성된 뇌 구조를 가지고 있다. 이것은 모든 척추동물의 신경계에서 발견할 수 있다. 시상하부는 시상(thalamus)의 바로 밑에 있으며, 제3뇌실의 벽을 따라서 존재한다. 이는 누두경(infundibulum)을 통해 뇌하수체의 줄기와 연결되며, 뇌하수체는 입천장 바로 위, 즉 뇌의 바닥 및 두개골의 경계 영역인 뇌하수체 오목에 감싸여 있다. 시상하부는 뇌 전체 질량의 1%에 불과한 덩어리임에도 불구하고 신체의 생리작용에 커다란 영향을 미친다.

♣ 시상하부의 주요 기능

① 자율신경 조절(Autonomic Control): 시상하부는 모든 내장활성과 몇 가지 몸기능을 조절하는 주된 겉질 아래중추이며, 일차적으로 뇌줄기와 척수의 자율중추의 조절자로서의 역할을 한다. 앞시상하부(anterior hypothalamus : 시각로앞과 시각로위 영역)는 부교감신경을 흥분(혹은 교감신경의 억제) 시키는 역할을 한다. 뒤시상하부(posterior hypothalamus)는 교감신경을 흥분시키는 역할을 한다.

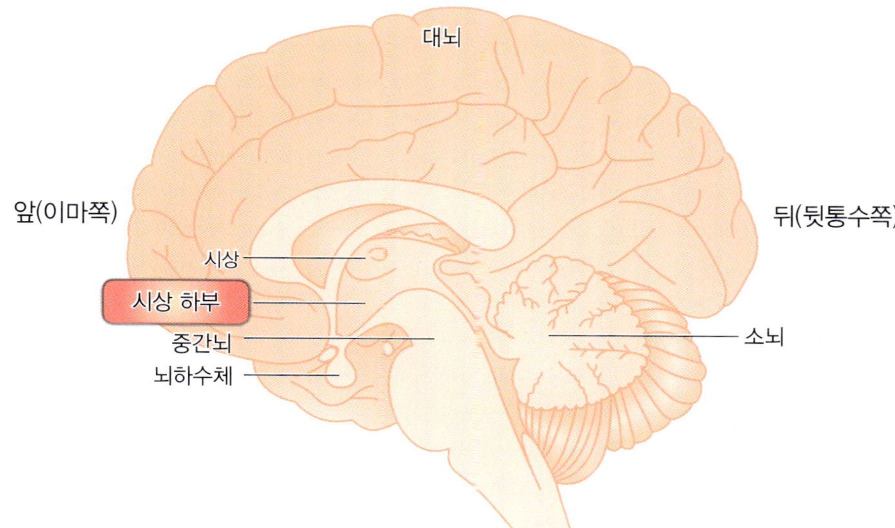

사람 뇌(Brain)의 옆모습 : 시상하부(빨간색 네모)는 뇌의 한 부분으로 자율신경계를 조절하며, 호르몬 분비를 조절

② 신경뇌하수체 호르몬(neurohypophysis hormone) : 시상하부에서 합성되고, 뇌하수체 앞엽의 호르몬 생산은 시상하부에서 생산된 호르몬들에 의하여 조절된다. 앞엽의 호르몬 중 일부는 다른 내분비기관에 작용하거나 이 기관과 상호작용한다. 따라서 시상하부 신경 세포의 신경분비(neurosecretion) 기능을 통해 뇌가 내분비계통의 대부분을 조절할 수 있다.

③ 체온조절은 온열중추(시상하부의 앞에 위치) : 자극하면 말초혈관 확장, 땀, 호흡촉진, 심박수 감소, 혈압강하 등의 체열방산 활동이 활발해 진다. 한랭중추(시상하부의 뒤에 위치)를 자극하면 말초혈관 수축, 심박수 증가, 털세움(소름돋기), 떨림, 혈당치 상승 등의 체열생산과 보존활동이 나타난다.

④ 음식물섭취와 수분대사의 조절(Regulation of Food and Water Intake) : 시상하부 복내측핵을 손상하면 음식물의 섭취량이 극단적으로 증가하지만(폭식, hyperphagia), 시상하부 외측부를 손상하면 음식물의 섭취량이 현저히 감소한다(절식, hypophagia). 이와 같은 현상에는 상호 연락하는 2개의 중추(복내측핵–섭식중추 satiety center와 시상하부 외측부–섭식중추 feeding center)가 관여하고 있다(food thermostat). 시삭상핵 뇌하수체로 또는 시삭상핵을 손상하면 요붕증(diabetes insipidus)이 일어난다. 요붕증에는 ADH(항이뇨호르몬, antidiuretic hormone) 부족으로 극히 밀도가 낮은 오줌의 대량 배출되는 것이 특징이다. ADH는 주로 세뇨관 원위부에 작용해서 수분흡수를 조절하고 혈액의 수분수준의 변동을 좁은 범위에서 갖게 된다. 시삭상핵 신경원은 동맥혈 삼투압의 변화에 반응하는 삼투압 수용기(osmoreceptor)이다.

시상하부에서 규제되는 호르몬	뇌하수체 전엽호르몬	기능적 결과
성장호르몬-방출호르몬 Growth hormone-releasing hormone(GHRH)	성장호르몬(GH)	뼈끝연골에서 수직 성장을 자극
성장호르몬-억제호르몬 Growth hormone-inhibiting hormone(GNIH)	성장호르몬(생산감소)	뼈끝연골에서 수직 성장을 감소
프로락틴 방출 호르몬 Prolactin-releasing hormone(PRH)	프로락틴(Prolactin)	젖 분비 자극
프로락틴 억제 호르몬 Prolactin-inhibiting hormone(PIH)	프로락틴(생산감소)	젖 분비 감소
코르티코트로핀 방출호르몬 Corticotripin-releasing hormone(CRH)	부신피질자극호르몬 Adrenocorticotropic hormone(ACTH)	코르티코스테로이드와 성호르몬 생성을 위한 부신 자극
갑상선 자극 호르몬 방출호르몬 Thyrotropin-releasing hormone(TRH)	갑상선자극호르몬 Thyroid-stimulating hormone(TSH)	티록신(thyroxine)을 생산하는 갑상선 자극
황체형성호르몬 방출호르몬 Luteinizing hormone-releasing hormone(LHRH)	황체형성호르몬 (Luteinizing hormone, LH), 여포자극호르몬 Follicle-stimulating hormone, FSH)	난소의 여포를 자극하고 에스트로겐과 프로게스테론을 생산한다.
여포자극호르몬 방출호르몬 Follicle-stimulating releasing hormone(FRH)	여포자극호르몬 Follicle-stimulating hormone, FSH)	

⑤ 정서적 경험과 관련된 행동양식에는 크게 주관적인 느낌과 객관적인 육체적 표현이란 두 가지의 일반적 유형이 있다. 이중 특히 우울감에서 도취감까지 정서의 주관적인 면은 대뇌 겉질과 직접적으로 연관되어 있고, 많은 객관적 육체적 표현은 대부분 시상하부에 의해 매개되고 자율신경계통의 활성이 항진됨으로써 인지된다. 이러한 반응으로는 혈압과 심장박동의 변화, 얼굴의 홍조와 창백, 입안의 건조, 동공의 확대, 차가운 발한, 행복 혹은 슬픔에 의한 눈물 및 혈당치의 변화 등이 있다. 사람의 경우 시상하부를 자극하면 어떤 정신적인 변화 없이 혈압과 심장박동의 변화를 야기시킬 수 있다고 알려져 있다.

⑥ 감정표출 유쾌, 불쾌, 공포, 분노 등 표출, 식욕, 성욕 등의 본능을 담당한다.

⑦ 음수조절 및 음수중추(갈증중추) : 시상하부의 가쪽에 존재하며 목이 마르면 여기가 자극되어 물을 마시게 한다.

⑧ 음식물섭취 조절 포만중추(안쪽 시상하부에 위치) : 과도한 음식물 섭취를 억제하며 이 부위를 파괴하면 무한정으로 먹는 과식을 유도하여 비만을 일으킨다.

⑨ 순환기와 소화기에 대한 작용 혈압의 상승과 하강은 각각 심장박동수의 증가와 감소를 수반하는데 시상하부 뒤를 자극하면 혈압이 올라가고 시상하부 앞을 자극하면 혈압이 내려간다. 또 앞시상하부를 자극하면 위액이 분비되고, 이곳을 파괴하면 소화기에 궤양과 출혈이 일어난다.

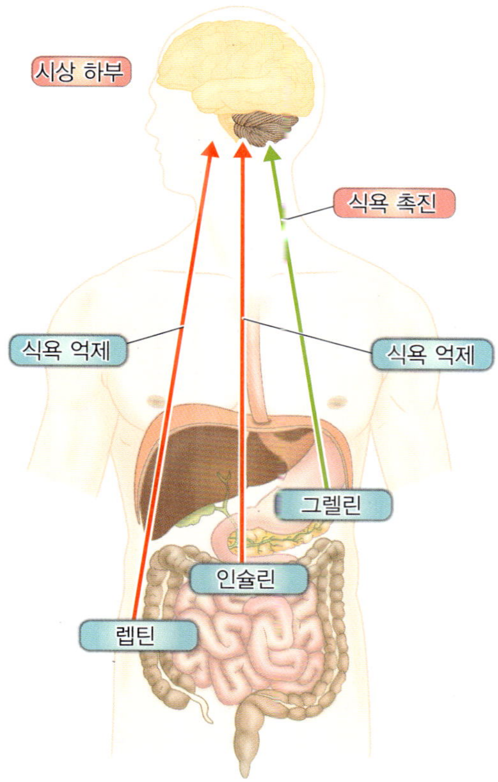

식욕과 포만감을 조절하는 호르몬

– 뇌의 시상하부를 자극하는 신호는 어디에서 오는 걸까?

* 식사 시간이 되면 비어 있는 위에서 그렐린(Ghrelin)이라는 호르몬을 분비된다. 이 호르몬은 뇌의 시상하부의 배고픔을 느끼는 부위를 자극하여 식욕을 느끼게 한다. 음식을 섭취하지 않으면, 더 많은 그렐린이 분비되어 더 배고픔을 느끼게 된다. 이후 식사를 하게 되면, 혈액 속에 포도당이 많아지면서 인슐린이라는 호르몬이 만들어진다. 인슐린 호르몬은 시상하부의 포만감을 느끼는 부위를 자극하여, 포만감을 느끼게 한다. 또한 음식을 많이 먹을수록 지방이 늘어나는데 지방에서 만들어지는 렙틴(Leptin)이라는 호르몬도 시상하부의 포만감을 느끼는 부위를 자극되어 더 이상 음식을 먹지 않도록 한다.

* 즉, 그렐린 호르몬은 식욕 촉진제이며, 인슐린과 렙틴 호르몬은 식욕 억제제로 이러한 호르몬들의 상호작용으로 우리는 적절히 음식을 섭취할 수 있는 것이다.

비만과 렙틴(Leptin)

• 과학자들은 오래전부터 포만감과 비만의 과학에 도전했다. 1950년대와 1960년대 Jackson과 Douglas Coleman 등은 생쥐를 대상으로 실험을 한 결과 배고픔과 에너지 소비를 조절하는 호르몬 유전자에 돌연변이가 생기면 게걸스럽게 먹고 뚱뚱해진다는 것을 관찰했다. 1990년대에는 Rudolph

Leibel과 Jeffrey M. Friedman이 비만 유전자 지도를 작성하는데 성공했다.

- 생쥐(마우스)는 몸에서 렙틴을 만들어내지 못해 뚱뚱해짐을 규명하였다. 하지만 사람은 달랐다. 1995년 Jose F. Caro 연구팀은 생쥐에서 나타난 것과 같은 비만 유전자 돌연변이는 사람에게서는 나타나지 않는다는 증거를 제시했다
- 인체 비만에서는 비만유전자 발현이 줄어드는 것이 아니라 오히려 증가했다. Roger Guillemin과 Friedman은 이 새로운 호르몬에 렙틴(leptin)이란 이름을 붙였다.
- 렙틴은 얇다(thin)라는 뜻의 그리스어 λεπτός(leptos)에서 유래한 말로 포만 호르몬을 말한다. 이 호르몬은 배고픔을 억제함으로써 인체 에너지 균형을 조절하는 것을 도우며 지방 세포에 의해 만들어진다.
- 그렐린(ghrelin)은 렙틴과 반대되는 작용을 하는 배고픔 호르몬으로 식욕자극 호르몬이다.
- 이 두 호르몬 모두 에너지 항상성(homeostasis)을 얻기 위한 것으로 시상하부의 활모양 핵에 있는 수용체에서 작용한다.
- 렙틴은 지방 저장을 조절하는 일차적 기능을 수행한다.
- 이와 함께 지방세포 이외의 장소에서도 렙틴 합성이 이루어지는 것으로 미루어 다른 생리적 과정에서도 역할을 하는 것으로 보인다.
- 시상하부 세포 외 다양한 세포 형태들도 렙틴 수용체를 가지고 있다는 것이 그 증거이다.
- 하지만 렙틴의 다른 부가적 기능은 아직 밝혀지지 않았다.
- 비만 유전자와 렙틴 유전자는 우리의 7번 염색체 상에 자리 잡고 있다. 사람 렙틴은 167개의 아미노산으로 이루어진 16킬로달톤(kDa)의 질량을 지닌 단백질이다.

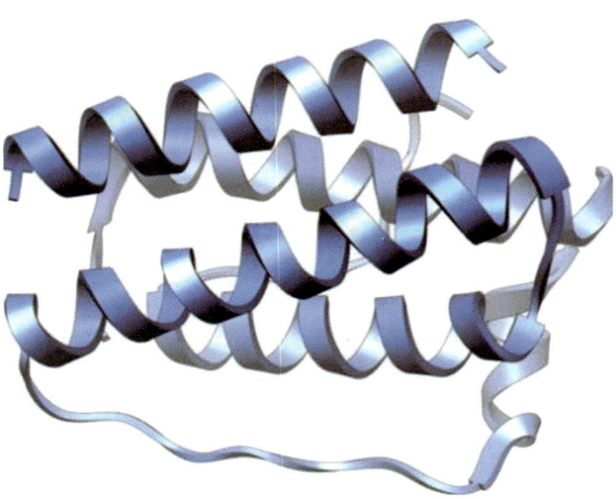

렙틴단백질을 3차원 입체 구조

- 렙틴은 지방 세포량에 선형적으로 비례하는 것이 아니라 기하급수적으로 변화한다.
- 혈액 속의 렙틴 농도는 한밤중과 이른 아침 사이에 가장 높다. 한밤중에 식욕을 억제하기 위한 것으로 보인다. 인간은 오랫동안 낮에 먹고 저녁에는 잠자는 생활을 해 왔는데 핏속 렙틴 농도의 주간 리듬은 이 때문에 생긴 것으로 보고 있다.
- 렙틴에 대한 과학적 연구는 비만을 퇴치하기 위한 과학적 전략을 제시하는 근거가 되고 있다. '과식을 부르는 음식'으로는 술, 흰파스타, 프렌치프라이, 피자, 흰빵, 인공 감미료 정제탄수화물 등을 꼽고 있다. 특히 술은 3잔만 마셔도 렙틴이 30%나 줄어드는 것으로 나타났다. 술은 뇌에 직접적 지장을 줌으로써 고칼로리 음식에 대한 욕구를 증가시키기도 한다. 흔히들 '술살 똥배'란 말을 하는데 나름의 과학적 근거가 있는 것이다.
- 렙틴의 분비가 줄면 식욕이 올라 과식하게 되고, 과잉 섭취된 열량이 지방으로 누적될수록 지방조직세포로부터 렙틴 분비량이 증가해 렙틴 저항성이 생긴다. 이렇게 되면 포만감을 느끼지 못하고 계속 먹게 된다. 고도비만자에게서 비만이 멈추지 않고 심지어는 200~300 킬로그램까지 몸무게가 느는 까닭이 여기에 있다.
- 천천히 오래 씹어 먹어야 살이 찌지 않는다는 것도 렙틴 과학을 활용한 다이어트 지혜이다.
- 렙틴은 식사한 지 20분이 지나야 분비되기 시작해 포만감을 느끼게 해준다.
- 다이어트에서 삼시세끼를 제때 먹는 것의 중요성을 이야기하는 것도 과학적 근거를 지니고 있다. 아침 식사를 거르면 식욕을 자극하는 그렐린이 증가해 섭취칼로리가 증가하게 되기 때문이다.
- 렙틴은 잠(수면)과도 밀접한 관련이 있다. 잠이 모자랄수록 렙틴의 분비가 줄어들게 돼 식욕 증가로 이어지므로 하루 7~8시간 숙면하는 것은 적당한 몸매를 유지하는데 큰 도움을 준다. 한창 공부하는 청소년들과 젊은이들의 비만 원인 바로 '수면부족!'이다.

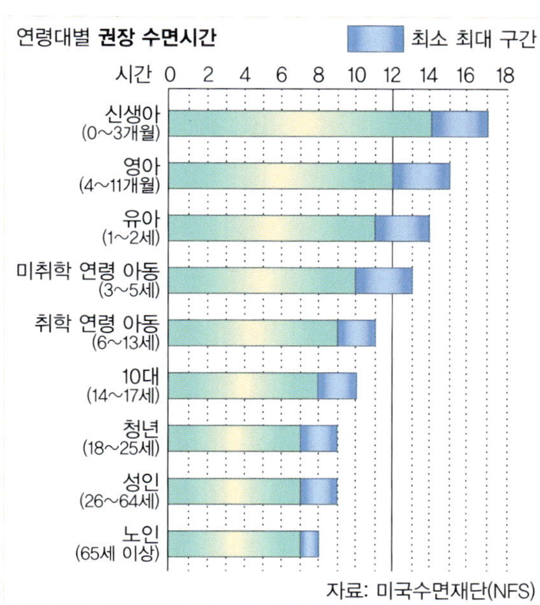

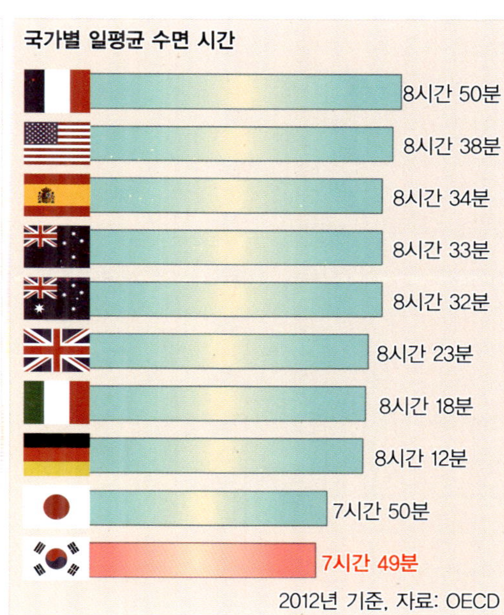

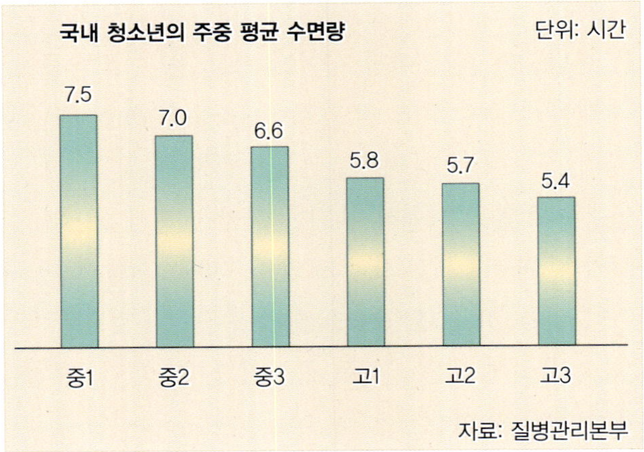

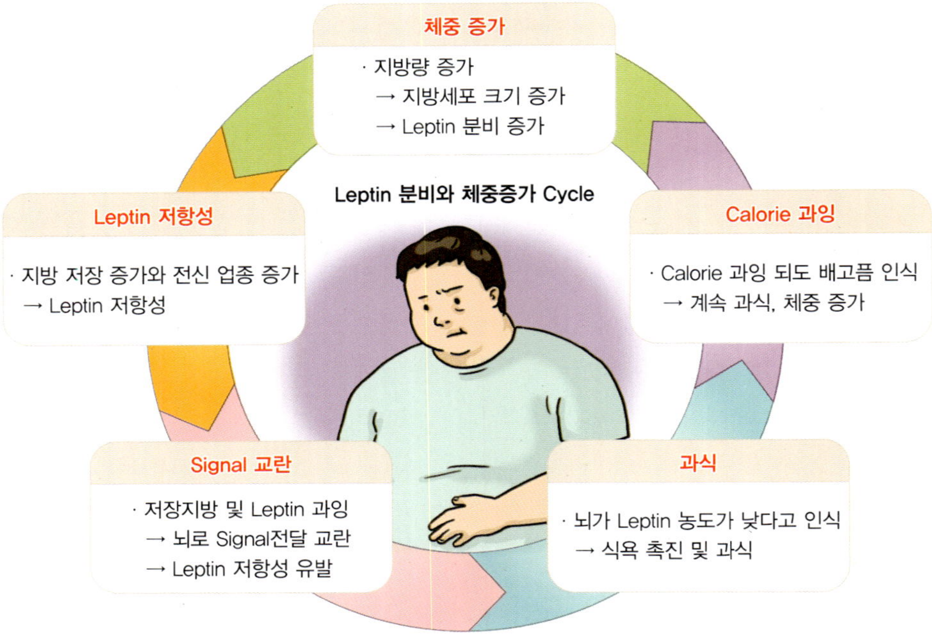

비만과 그렐린(Ghrelin)

- Kojima 등(1999)은 쥐의 위점막세포에서 분비되어 시상하부에 작용하여 성장호르몬(Growth hormone, 이하 GH) 분비 촉진제로 작용하는 ghrelin을 발견하였다.
- Ghrelin은 GH 분비기전에서 성장호르몬 분비촉진제–성장 호르몬 분비촉진제 수용체 신호 체계(Growth hormone Secretagogue(이하 GHS)–GHS receptor signaling system)의 존재를 설명할 수 있게 되었고, GH 분비를 위해 GHRH, somatostatin 및 ghrelin도 관여하고 있음을 알게 되었다.
- 또한 ghrelin은 음식섭취와 체내 영양분 상태에 대한 신호를 시상하부에 전달하는데 중요한 역할을 한다고 알려져 있다.

- 서구 비만환자에서 혈중 ghrelin치는 같은 나이의 비만하지 않는 사람보다 낮은 혈중치를 보이며, 피마 인디언에서 더 낮은 혈중치를 보이는 것으로 보고되었다
- 이는 비만환자에서의 혈중 ghrelin이 하향조절(down-regulation)된 것으로 추정되며, 혈중 인슐린과 leptin치는 반비례하는 하는 것으로 생각되고 있다.
- 따라서 비만환자에서 혈중 GHS의 내인성 리간드(endogenous ligand)인 ghrelin이 낮아 혈중 GH치의 감소를 일으켜 비만해진다고 할 수도 있다.

2) 유전적 요인

- 부모 중 어느 한 사람이 비만증이면 그 자손은 비만증인 경향이 있다. 한 연구보고서에 의하면 부모가 정상체중일 때 9%, 한쪽 부모가 비만일 경우 41%, 양쪽 부모가 비만일 경우 73%로 자손의 비만확률이 증가된다.

비만 유전자 변이

- 비만으로 체중이 늘어나지만, 근육이 많은 사람 역시 무거울 수 있다. 그래서 일반적으로 비만을 체내에 지방조직이 과다한 상태라고 정의하는 경우가 많다.
- 혈장으로부터 지방세포로 유입된 지방산과 포도당이 에스테르화하여 주로 중성비만의 형태로 축적되기 때문이다.
- 이미 비만과 관련된 연구가 수 없이 진행되었다. 음식 섭취에 따라 비만이 생기는 원인에 대해서도 잘 알려져 있으며, 비만으로 인해 다양한 질병이 생긴다는 연구도 많이 진행되었다. 그렇기 때문에 사람들은 이제 비만에 대해 더 이상 알 수 있는 것이 많이 없다고 생각한다.
- 하지만 최근 새로운 연구들이 발표되고 있다.
  - 새로운 연구결과에 따르면 항상 배가 고프고 살을 빼는 일이 남보다 어렵게 느껴진다면 그것은 단순히 잘못된 식습관이나 운동량 때문이 아니다. 어쩌면 '유전자 이상' 때문에 일어나는 현상일 수도 있다.
  - 연구팀은 중증 비만 환자 2,101명을 대상으로 유전자 염기 서열을 분석하였다. 그 결과, 이들에게서 'KSR2'라고 하는 유전자 변이를 발견하였다. 조사 결과 'KSR2' 유전자 변이를 갖고 있는 사람은 정상인 사람에 비해서 배고픔을 더 잘 느끼고, 더 낮은 기초대사량을 가지고 있는 것으로 나타났다. 더 많이 먹고, 살이 덜 빠지는 체질이 있다는 것이다.
  - 물론 최근 증가한 비만의 원인은 식습관 변화 및 운동량 감소 때문이다. 하지만 일부 사람의 경우에는 다른 사람보다 쉽게 살이 찌게되는데, 이것은 사람마다 유전적인 요소에 따라 영향을 받는 정도가 다르기 때문이라는 설명이다.
  - 연구는 변이된 비만 유전자인 'KSR2'의 새로운 발견으로 인해 유전자가 기초대사량을 늦춰 비만을 초래할 수 있다는 과학적 증거가 발견된 연구라고 볼 수 있다. 더 나아가 아동 비만이 어떻게 발생하는지에 대한 연구의 단서를 제공했으며, 비만과 연결되는 제 2형 당뇨병 치료에도

도움이 될 수 있을 것으로 보인다.

- 중심체 단백질 'CEP 19'의 변형도 영향을 끼친다.
  - 유전자 변이로 인해 비만이 나타나는 것은 이 뿐만이 아니다. 미국 아이칸 약학대학 연구팀은 미국유전의학회지를 통해 중심체 단백질인 'CEP19'로 알려진 유전자가 손상될 경우, 비만과 당뇨병을 초래할 수 있다는 연구결과를 발표하였다. 체내의 특정 유전자가 손상되면 비만이 유발되는 또 다른 경우이다.
  - 연구팀은 상염색체 열성질환을 앓고 있는 이스라엘의 한 비만 집안을 비롯하여 실험용 쥐를 상대로 실험을 진행하였다.
  - 연구팀은 이스라엘의 한 집안 사람들 중 비만인 사람 13명과 비만이 아닌 사람 31명의 혈액을 채취하였다. 이 혈액에서 DNA를 분석하였는데, 그 결과 체질량 지수를 나타내는 BMI 수치가 48.7로 매우 높게 나타났다. BMI가 높으면 높을수록 당뇨병에 걸릴 위험이 크다. 이는 이 집안 사람들이 비만의 여부와는 상관없이 당뇨병에 걸릴 확률이 높다는 것을 뜻한다.
  - 아울러 연구팀은 실험용 쥐를 상대로 CEP19 유전자를 제거하였는데, 그 결과 쥐들은 식욕이 늘어나는 반응을 보였다. 반면 에너지 소비는 줄어들면서 유전자를 제거하기 전보다 두배로 뚱뚱해지고 당뇨 현상을 보였다.
  - 결과적으로는 유전자가 영양 상태를 정하는데 결정적이라는 결론을 얻을 수 있었으며, 비만으로 고통을 앓고 있는 사람들의 CEP19 유전자를 되살리는 것이 비만과 당뇨병에 도움을 줄 수 있을 것이라는 주장을 펼 수 있게 되었다.

- **FTO 유전자가 어떻게 비만을 유발할까**
  - 비만은 가족력과 연관이 있으며, 각 개인의 유전자 코드도 과체중이 될 위험이 높은 지에 대한 여부를 결정하는데 주요한 역할을 하게 된다.
  - 부모로부터 하나씩 물려받은 두 개의 FTO 유전자는 각각 높은 수준과 낮은 수준의 위험도를 나타낸다. 이 때 두 개의 유전자가 모두 높은 위험도를 가질 경우, 아버지와 어머니로부터 낮은 위험도의 FTO 유전자 2개를 물려받은 사람보다 비만일 확률이 70%나 더 높은 것으로 나타났다.
  - 그동안 이 FTO라는 비만 유전자는 복부 지방과 밀접한 연관이 있는 것으로 알려져 있었지만, 이 유전자가 어떻게 비만을 유발하는지에 대한 이유는 밝혀지지 않았었다.
  - 하지만 최근 임상조사저널(The Journal of Clinial Investigation)을 통해 발표된 연구에 의하면 기름진 음식을 자꾸 먹으려는 이유는 그렐린(ghrelin)이라는 공복 호르몬의 수치변화 때문인 것으로 밝혀졌다.
  - 영국 런던 대학 연구진은 정상 체중인 두 그룹을 대상으로 조사를 진행하였다. 한 그룹은 높은 위험의 FTO 유전자를 가지고 있었고, 또 다른 그룹은 낮은 위험의 FTO 유전자를 가지고 있었다. 연구팀은 이 두 그룹이 위에서 분비되는 내분비물의 일종인 호르몬 '그렐린'을 조사하였다.

- 그 결과, 높은 위험의 FTO 유전자를 가지고 있는 그룹에서는 식후 공복 호르몬 위험도가 떨어지지 않았으며, 그렐린의 농도는 더 빠르게 상승하는 것으로 나타났다.
- 식사 후 추가로 실시된 별도의 실험에서 두뇌를 스캔한 결과에서도 위험도가 높은 유전자를 가진 사람은 그렇지 않은 사람보다 지방이 더 많은 것으로 나타나기도 했다.
- FTO 유전자는 가장 강력한 비만유전자로서 제 2형 당뇨병과도 강한 연관관계가 있는 것으로 알려져 있다. 다행히 FTO 변이는 한국인에겐 드물어 25% 미만이고 서양에서는 60% 이상으로 추정된다.
- FTO type에는 AA, AT, TT 타입이 있는데 AA 타입 변이시 음식을 통한 지방 섭취가 많을수록 체지방이 크게 증가하나 TT그룹에서는 그런 증가폭이 거의 없었다.
- 또한 AA 변이의 경우 심혈관 질환 및 뇌질환의 발생 위험도 각각 1.9배, 1.8배로 높게 나타났다.
- 쉽게 말해 탄수화물을 지방으로 잘 바꾸는 유전자의 변이가 있을 경우 비만이 될 위험이 높아질 수 있다. 물만 먹어도 살찌는 사람들은 혹시 FTO 변이는 아닐지 모른다. 이러한 경우 탄수화물 섭취를 남들보다 줄이고 고단백의 식사를 하는 것이 다이어트에 더욱 효과적이다.
- 약물로는 지방분해를 촉진시키는 카르니틴이나 제니칼 등의 지방 억제제가 도움이 된다.

- **식탐이 유난히 강하다면 MC4R 유전자를 생각해보자**
  - MC4R은 시상하부에 작용하여 배고픔과 포만감을 느끼는 정도를 결정하며, 이 유전자의 변이는 상염색체 우성형 비만의 원인이 된다.
  - MC4R type에는 CC, CT, TT 타입이 있는데 C변이는 T유전형에 비해 1.18배 더 비만 위험요인이 있었다.
  - MC4R 변이시 식탐을 억제하는 것이 중요해 식욕억제제가 도움이 되며 식탐을 대체할 수 있는 프로틴(단백질), 섬유질을 많이 복용해야 한다.

- **스트레스성 폭식의 주범은 BDNF 유전자를 확인해 보자**
  - BDNF는 두뇌와 신경계 형성을 담당하며 포만감을 자극하는 단백질을 형성하여 비만에 간접적인 영향을 주는것으로 알려져 있다.
  - BDNF에 대한 연구는 비만보다는 우울증, 불안장애, 치매 등 정신과적 질환과 관련된 연구가 더 많은데 우울증에 수반되는 것이 폭식이기 때문이다. 사회적인 스트레스나 우울증에 대한 보상작용으로 음식을 섭취하는 것인데 절제가 되지 않는 폭식과 과식은 비만 뿐만 아니라 소화장애도 일으킬 수 있고 정신건강에도 좋지 않다.
  - 따라서 BDNF 변이시에는 정신적 건강을 잘 추스려 먹는 것으로 스트레스를 풀지 않도록 각별히 유의해야 한다.
  - 스트레스 완화를 위해 테아닌, 마그네슘, Vit.B_6, 트립토판을 섭취하는 것도 도움이 될 수 있다.

- **비만 유전자 검사를 어디까지 믿어야 하나?**
  - 현재 가정의학과의 비만클리닉 뿐만 아니라 일반 유전자검사 사이트를 통해서도 개인의 비만유전자를 확인할 수 있다.(검사 비용은 10만원 내외이며 시료를 채취해야 한다.)
  - 본인의 유전자 변이가 파악된다면 좀 더 어떤 부분을 조심해야겠다 정도의 역할은 할 수 있으나 이것을 절대적인 것으로 받아들이는 것은 옳지 못하다.
  - 왜냐하면 체중이나 비만도는 유전적 요인 외에도 칼로리 섭취량, 운동량, 생활습관에 따라 현격한 격차가 있을 수 있기 때문이다.
  - 유전자가 좋아도 많이 먹고 운동 안하면 비만이 되는 것이고 유전자가 좋지 않아도 철저한 관리를 한다면 건강한 생활을 할 수 있다.
  - 그럼 유전자 검사를 왜하느냐는 의문이 드는 것이 당연하다. 유전자 검사가 보편화되지 않았다면 결국 모르고 살 것들이기 때문이다.
  - 그럼에도 우리는 인류의 건강한 삶을 위해 다양한 진단적, 치료적 방법의 접근과 시도가 중요하다.
- 비만은 단순히 잘못된 식습관과 생활습관 때문에 발생하는 질병이 아니다. 유전자의 문제도 어느정도 영향을 미치는 질병이다.
- 따라서 유전자와 비만의 연관성에 대한 연구는 지금도 계속되고 있으며, 앞으로 이러한 연구가 진행될수록 비만 예방을 위한 새로운 치료법이 제시될 것으로 보인다.

	FTO 탄수화물을 지방으로 바꾸는 유전자	MC4R 식욕 억제를 통한 에너지 섭취균형을 조절하는 유전자	BDNF 사회적인 스트레스나 우울증에 의한 행동을 조절하는 유전자
유전자 특징	쉽게 살찜	식탐제어 식욕조절	스트레스성 폭식
유전변이가 검사항목에 미치는 영향	체질량지수 증가	체질량지수 증가	체질량지수 감소
유전변이 보유시	탄수화물을 과도하게 지방으로 바꾸어서, 비만의 원인이 되는 유전자	식탐이 많아지고, 간식을 자주 섭취해서비만이 될 위험이 높음	사회적으로 스트레스를 받게되면 식욕이 감퇴되고, 흡연으로 스트레스를 해소하려는 경향이 있음
권장사항	고지방, 고단백, 저 탄수화물 식사 권장	간식섭취를 줄이는 것을 권장	스트레스시에 식욕이 없더라도 규칙적인 식사 권장

3) 사회, 경제적 환경요인

- 환경적 요인은 과식, 운동부족, 가족과 친구들의 모임, 잦은 외식 등 식욕이 자극되는 환경이 비만에 영향을 주고, 이외에 심리적, 사회경제적, 문화적 혹은 다른 후천적인 요인에 의해 직 · 간접적으로 비만을 일으킨다.
- 역학조사에 따르면 사회, 경제적으로 지위가 높을수록 비만의 경향이 더 낮다고 한다.
- 생활수준의 향상 및 사회생활의 서구화 등에 따른 식생활 및 주거 환경의 변화 등으로 고칼로리 음식의 섭취가 증가하고 운동량은 더욱 부족한 생활을 하게 됨에 따라, 비만의 유병률은 크게 증가하였다.
- 특히 우리의 식생활 패턴은 서구보다 더 많은 외식, 인스턴트 식품 이용의 증가, 잦은 음주문화 등으로 인해 비만환자는 앞으로 더욱 늘어날 전망이다.

4) 2차적 원인

- 비만은 드물게 신경 및 내분비 질환(시상하부질환, 쿠싱증후군, 갑상선기능저하증 등)에 의한 이차적인 원인에 의해서도 생길 수 있는데 이런 경우는 원인질환의 치료를 하면 체중이 감소하기도 한다.
- 일반인들이 신경통이나 관절통으로 흔히 복용하는 부신피질호르몬이나 정신병 치료제도 비만을 유발할 수 있다.

비만의 원인
• 유전
• 환경적 요인
– 연령, 성별, 식생활, 자동화, 운동 부족, 스트레스,
– 미국여성 비만율 : 하류층 30%, 중류층 15%, 상류층 5%
• 대사적 요인
– 신진대사(분해/합성)
– 기초대사율 저하
• 내분비계 이상
– 갑상선기능저하/Insulin 과잉
• 중추식욕조절이상
– Set Point 이상(섭식 중추/포만 중추)

3. 비만의 유형

▣ 비만은 살이 찐 신체부위에 따라 6가지 유형으로 분류

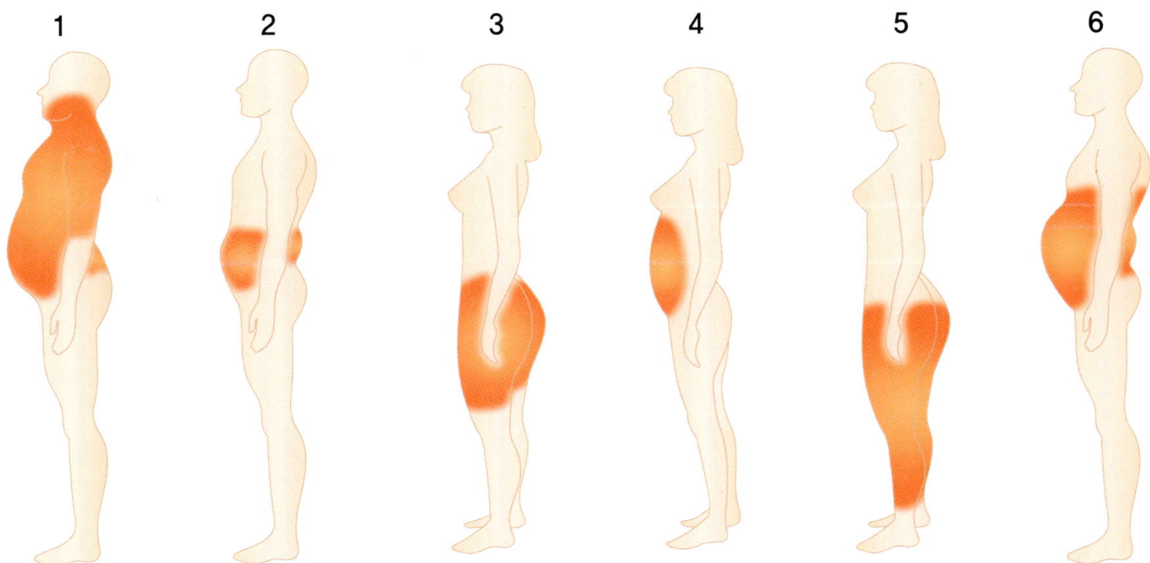

서구형 비만 / 신경성 위염성 비만 / 글루텐 과다형 비만 / 대상성 비만 / 정맥순환형 비만 / 비활동성 비만

1) 서구형 비만(Obesity of food, 상기 그림 1)

- 음식 섭취로 인한 비만(Obesity of food)이다.
- 항아리를 닮은 '서구형 비만'으로 서구인들에게서 많이 볼 수 있다.
- 고지방 음식과 당분의 과다 섭취가 원인이다.
- 음식과 당분 섭취를 줄이고 하루에 적어도 30분씩 걷거나 가벼운 운동을 해야 한다.

2) 신경성 위염성 비만(Obesity of nervour stomach, 상기 그림 2)

- 스트레스, 신경성, 우울증이 비만의 원인이다.
- 감정적으로 스트레스를 받게 되면 비정상적으로 단것을 많이 섭취하는 경향이 있다.
- 단 것을 줄이고 스트레스를 덜 받아야 비만이 되는 악순환의 고리를 끊을 수 있다.

3) 글루텐 과다형 비만(Gluten obesity, 상기 그림 3)

- 글루텐이란 밀, 보리와 같은 곡물 속에 존재하는 글리아딘, 글루테닌이라는 성분이 든 복합단백질로 반죽을 쫄깃하게 만들어 풍부한 식감을 주기 때문에 빵이나 면요리에 꼭 필요한 성분이다.
- 이 유형은 호르몬 불균형을 겪는 여성에게 흔히 나타나며 장시간 앉아 있는 것을 피하고 술, 담배를 하지 않아야 한다.

4) 대사성 비만(Atherogenic metabolic obesity, 상기 그림 4)

- 아랫배가 풍선처럼 부풀어 오른 유형으로 과도한 탄수화물이 잉여 에너지로 전환되어서 지방으로 쌓이거나 운동부족으로 인해 칼로리를 소모하지 않은 경우 나타난다.
- 만성변비로도 이어지기 때문에 운동량을 늘리고 섬유질이 많은 식단을 섭취해야 한다.
- 특히 알코올 섭취를 줄이는 것이 가장 중요하다.

5) 정맥순환형 비만(Obesity due to venous circulation, 상기 그림 5)

- 임신부와 다리가 붓는 사람에게 나타나는 유형으로 유전적인 경향을 띤다.
- 가볍게 걷기나 계단 오르기 등의 운동을 하는 것이 정맥을 순환시키는데 도움이 된다.

6) 비활동성 비만(Obesity of inactivity, 상기 그림 6)

- 신체활동이 거의 없거나 운동이 부족할 경우 지방이 바로 축척되는 유형이다.
- 규칙적인 운동과 하루 삼시세끼 식사를 챙겨먹으면 체지방 분해 속도를 높일 수 있다.

II. 비만의 문제점, 진단, 치료

1. 비만의 문제와 합병증

1) 비만의 문제점

- 비만은 당뇨병, 고혈압, 심장질환, 동맥경화, 퇴행성 관절질환 및 각종 암을 증가시키는 위험요인에 해당된다.
- 비만인 경우 비만하지 않은 사람에 비해 사망률이 월등히 높다.
- 최근 연구에 의하면 25~34세 남자에 있어서는 12배, 35~44세 남자는 6배나 사망률이 높다.
- 비만이 병적으로 심각하면 비만증이라 하는데 비만증에 수반되는 의학적 문제점 및 합병증은 매우 다양하나, 그 대부분이 체중조절만 한다면 호전될 수 있는 것들이어서 비만이 꼭 치료해야 하는 질환임을 암시해 주고 있다.

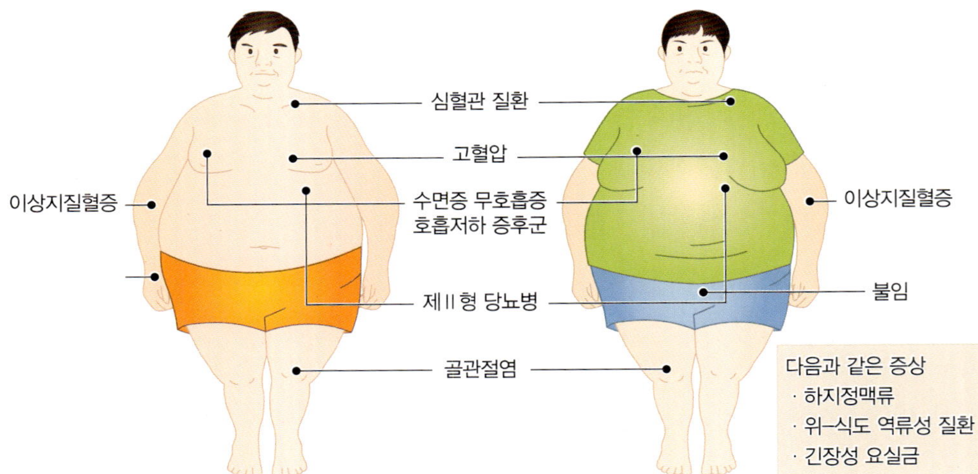

2) 비만증이 가져오는 병들

- 남, 녀 모두에 오는 병적상태

정신적 장애, 호흡곤란, 고혈압, 관상동맥질환, 중풍, 당뇨병, 동맥경화, 관절염, 지방간, 담석증, 상처의 치료지연, 신장질환, 변비, 정맥류, 탈장

- 여성에만 오는 병적상태

월경불순, 월경과다, 월경과소, 조모증

- 심장질환 및 고혈압
  - 여러 보고에 의하면 비만은 직접, 또는 간접적으로 협심증, 심근경색증을 유발시켜 급사 및 심부전증 등의 순환기계 질환을 유발한다고 한다.
  - 또한 비만인 중 남자의 경우 체중이 10% 증가하면 혈압이 평균 6.6 mmHg 상승되며, 비만인이 비만하지 않은 사람에 비해서 고혈압이 될 가능성은 3배나 높아져 고혈압의 유병률도 높아짐이 보고되고 있다.
- 고지혈증
  - 비만인 경우 비만하지 않은 사람에 비해서 고중성지방혈증이 될 가능성은 남성 2.2배, 여성 2.8배 높다.
  - 고콜레스테롤혈증이 될 가능성 남성 비만군이 여성 비만군에 비해서 1.9배에 달한다는 보고가 있다
  - 비만인의 고지혈증은 유전적으로 어떠한 관계가 있는지는 명확하지 않으나 비만이 체내에서 지방대사에 영향을 주는 것으로 알려져 있으며, 특히 중성지방의 증가와 밀접한 연관이 있다고 한다.

- 당뇨병
  - 비만인의 당뇨병 유병률은 비(非)비만인의 4.5배나 된다. 당뇨병은 여러 원인에 의해 췌장에서 분비되는 인슐린이 부족하거나 제대로 이용되지 못한 경우 발병되는데 체지방이 많으면 인슐린 저항력을 높여 인슐린을 제대로 이용시키지 못하기 때문에 비만인 경우 당뇨병의 발생 원인이 될 수 있다.
  - 비만은 인슐린저항성(insulin resistance)을 증가시켜 대사증후군(metabolic syndrome)을 일으킨다.
  - 인슐린은 혈액 내 포도당(glucose, 글루코스)을 글리코겐(glycogen)으로 저장하는 혈당조절 호르몬이다. 비만으로 인슐린저항성이 증가하면 인체 내에 인슐린이 존재해도 정상 작용을 못해 혈당조절이 잘 안되어 당뇨병이 발생한다.
- 비만이 되면 지방세포에서 사이토카인(cytokine)의 분비가 많아지게 되는데, 사이토카인의 한 종류인 TNF-α가 인슐린저항성을 높인다. 특히 내장지방이 피하지방보다 TNF-α의 분비를 더 많이 일으킨다.
- 비만이 되면 중성지방이 유리지방산(Free fatty acid, FFA)으로 많이 분해되는데 간과 근육세포에서 포도당 대신 지방산을 많이 받아 들여 인슐린저항성 증가의 원인이 된다.

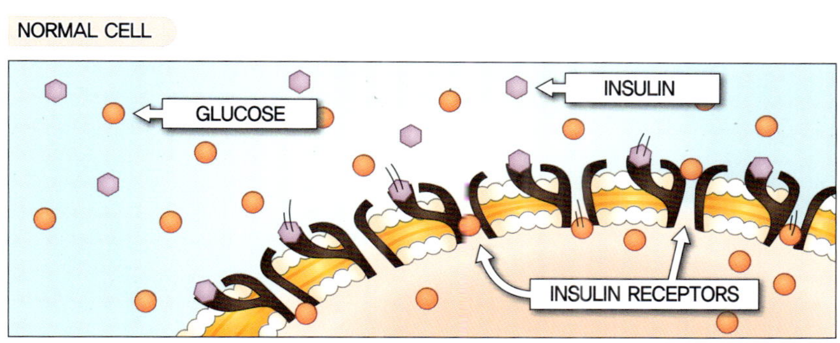

정상적으로 건강한 사람은 인체의 세포표면에 있는 인슐린수용체에 인슐린이 잘 결합하여 혈액 중의 포도당을 세포 속으로 잘 넣어줘 정상 포도당 농도를 유지

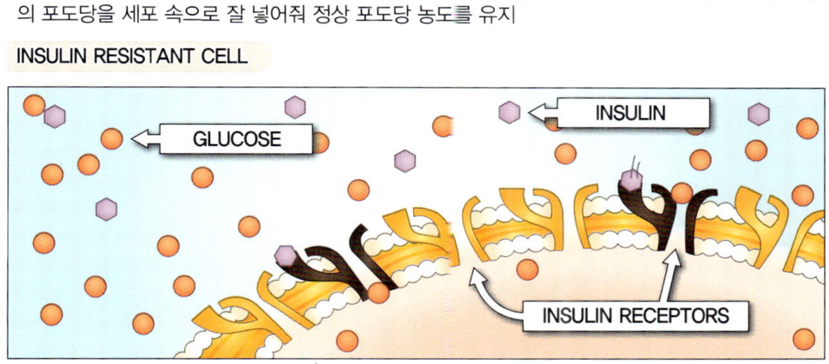

비만으로 인슐린저항성이 생기면 인슐린은 세포표면(세포막)에 있는 인슐린수용체에 잘 결합하지 못하고 그로인해 혈액 중의 포도당도 세포 속으로 충분히 운반을 못해 결국 당뇨병이 발생

- 인슐린저항성의 증가로 인슐린이 정상 분비되는데도 인슐린이 제 기능을 못해 혈당이 높아지면 역설적으로 인체 내 췌장은 인슐린이 부족한 것으로 착각하여 더 많은 인슐린을 분비하여 고인슐린혈증(Hyperinsulinemia)이 된다.
- 고인슐린혈증(Hyperinsulinemia)은 신장(콩팥)의 염분배설을 억제하고 교감신경을 항진시켜 고혈압(Hypertension)을 발생시킨다.
- 또한 중성지방(Triglyceride, TG)을 증가시키고 좋은 콜레스테롤인 HDL (high density lipoprotein)을 감소시켜 이상지질혈증(Dyslipidemia)이 발생한다.
- 이렇게 되면 혈관 내 콜레스테롤이 많아져 죽상동맥경화증(Atherosclerosis)이 발생하여 협심증, 심근경색증, 뇌졸중의 주요 원인이 된다.
- 이러한 일련의 상황들을 '대사증후군(Metabolic syndrome)'이라 한다.

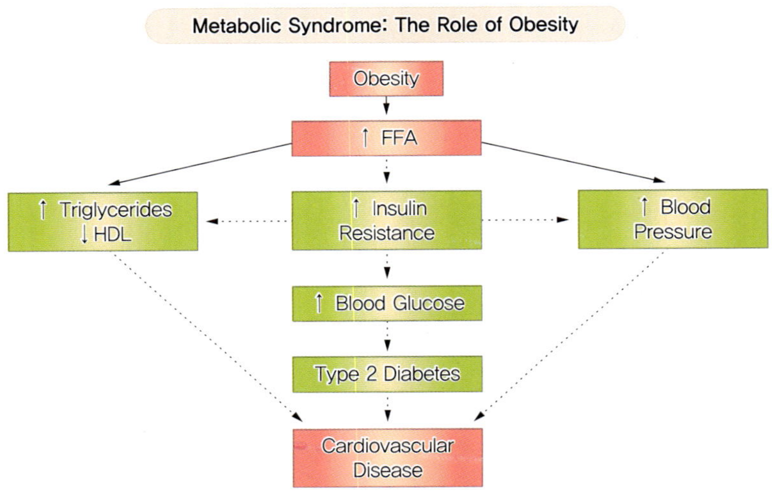

비만으로 인한 인체 내 많은 지방산의 생성. 지질이상증, 고혈압, 인슐린저항성, 당뇨, 심혈관질환 발병의 일련의 과정

- '대사증후군(Metabolic syndrome)'은 아래 사항 중 3가지 이상 해당되면 대사증후군이라 한다.
  - 복부비만 : 허리둘레 남자 90 cm 이상, 여자 85 cm 이상
  - 고중성지방 : 혈액의 중성지방 수치가 150 mg/dL 이상
  - 낮은 HDL 콜레스테롤 : 남자 40 mg/dL 이하, 여자 50 mg/dL 이하
  - 높은 혈압 : 130/85 mmHg 이상
  - 혈당장애 : 공복혈당이 100 mg/dL 이상 또는 당뇨병 과거력, 약물복용
- 지방간이란 간 무게의 5% 이상에 해당되는 지방, 특히 중성지방이 쌓여 간이 경미하게 커져 있는 상태를 의미한다. 처음에는 아무 증상이 없으나, 심해지면 만성 피로와 간기능 이상을 초래한다.

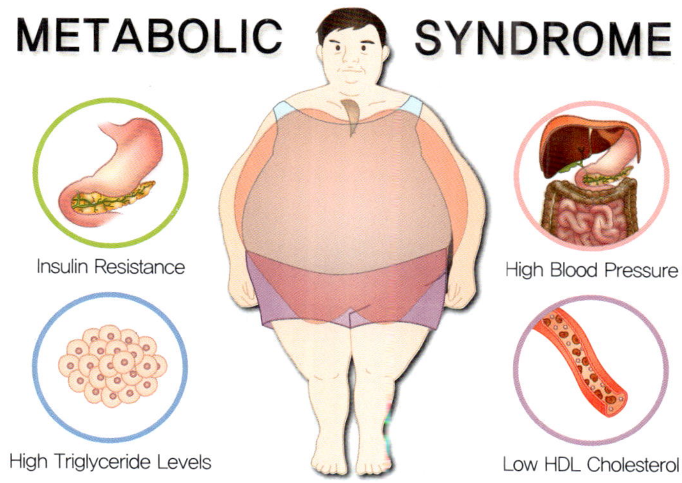

대사증후군

- 실제로 비만인의 90%는 지방간을 가지고 있다고 한다. 또한, 초음파 검사로 진단된 지방간 환자의 60%가 비만과 연관이 있으며, 비만인이 비(非)비만인에 비해 지방간이 생길 확률은 남자의 경우 10.4배, 여자의 경우 5.7배나 된다.
- 담석증 비만인의 담낭질환(담석증, 담낭염 등) 유병률은 비(非)비만인에 비해 2.6배에 달한다. 이 현상은 여자 비만인에 있어서 더 뚜렷하다. 중증 비만환자의 90%에서 수술시 담낭질환이 발견되었으며, 담낭질환에 의한 사망률도 더 높다고 보고되고 있다.
- 골격계 질환의 비만인 경우 과다한 체중이 몸의 체중을 받는 관절에 무리를 주기 때문에 요통, 골절, 관절염 등을 일으킨다. 관절염 중에는 통풍성 관절염도 나타날 수 있다.
- 통풍 비만인은 비(非)비만인에 비해 고요산혈증의 빈도가 높다. 이상 체중의 20% 이하인 사람들에게는 3.4%밖에 되지 않는 고요산혈증이 이상 체중 20~80%인 비만인들에게는 5.7%로 상승하며, 이상 체중 80% 이상인 고도비만인들에게는 무려 11.4%나 된다. 역으로 통풍환자에서의 체중 과다 비율은 50%에 이른다고 한다.
- 신장질환은 비만인 경우 동맥경화나 고혈압으로 인한 신부전이 올 수 있으며, 신장주변에 비정상적인 지방이 축적되면서 정상적 신장기능이 저하되는 '지방신장'이 되기도 한다.
- 정신적 문제는 비만인 경우 외모 및 건강의 손상, 각종 합병증으로 인한 결근 빈도의 증가, 대인관계의 감소, 취업의 어려움, 결혼 및 성생활의 제한 등에 기인하여 불안이나 우울증의 소견을 많이 보인다고 한다.

2. 진단과 치료

1) 진단방법 1

▣ 비만이란 체지방이 증가하는 것을 말한다. 다시 말하면 건강 이상을 유발하는 체지방의 과잉 상태라고 정의할 수 있다.

▣ 정상 체지방량은 남자에서 15~18%, 여자에서 20~25% 정도이며, 체지방량이 남자에서 25%, 여자에서 30% 이상일 때 비만증으로 정의할 수 있다.

▣ 그러나 실제로 직접적인 체지방 측정 방법은 이용하기 어렵기 때문에 다음과 같은 세가지의 간접적 체지방 측정방법을 많이 이용한다.

• 첫번째로 체질량지수는 환자의 건강 위험을 평가하기 위해 사용하는 체중과 신장의 관계를 말하는데 체중(kg)을 신장(meter)의 제곱으로 나누어 구한다($BMI=kg/m^2$).
  – 체질량지수에 의한 경우 바람직한 체중영역은 체질량지수가 20~25, 경도의 비만은 25~29.9, 중등도의 비만은 30~40이고, 체질량 지수가 40을 초과하면 고도의 비만이라고 할 수 있으나, 보통 25~29.9까지를 과체중, 30 이상을 비만으로 판정한다.

• 두 번째로 표준체중을 이용하는 방법으로 표준체중은 흔히(신장−100)×0.9로 계산하는데, 표준체중에 비해 실제체중이 20% 이상 초과되는 경우를 비만이라고 한다.
  – 예를 들어 신장이 170 cm이고, 체중이 80 kg인 사람인 경우, 표준체중은(170−100)×0.9=63 kg이고, 비만도는 80/63×100≒127%로서 표준체중에 비해 27%가 초과되어 비만에 해당한다.
  – 표준체중에 비해 실제체중이 10~20% 정도 초과되는 경우에는 과체중이라고 하며 이 경우에도 역시 비만이 되지 않도록 주의해야 한다.

• 세번째로 허리/둔부 둘레비를 측정하며 허리/둔부 둘레비가 남자는 0.9 여자는 0.8 이상이면 복부비만이 있다고 하고, 허리둘레가 남성에서 90 cm 이상, 여성에서 80 cm 이상인 경우에 건강위험을 나타내는 지표가 되며, 특히 허리둘레가 40인치를 넘는 경우에는 각종 성인병의 위험성이 더욱 증가하게 된다.
  – 이와같이 복부에 집중적으로 지방이 축적되어 아랫배가 불룩 튀어나온 형태인 복부비만(중심성 비만)이 있는 경우에는 정상인에 비해 고혈압은 2배, 고지혈증은 3배, 당뇨병은 6배, 동맥경화증 등 심혈관계 질환은 10배 이상 더 잘 발생하게 된다.

2) 진단방법 2

▣ 진단방법 1과 거의 유사하나 내장지방 부분을 포함하여 소개하고자 한다.

(1) **체질량 지수**(Body Mass Index, BMI) **기준**

• 체중(kg)을 신장(m)의 제곱으로 나눈 값을 체질량 지수라고 한다. 이는 신장에 비해 체중이 적당한 가를 파악하는 방법으로 특별한 장비를 필요로 하지 않기 때문에 가장 많이 쓰인다. 다만 근육과 지방량을 구분하지 못하는 단점이 있다. 한편 서양인과 다른 동양인의 기준을 따로 마련하여 사용된다. 체질량 지수가 25를 넘으면 비만이라고 한다.(참고 : 8.5~22.9 정상, 23.0~24.9 과체중, 25.0~29.9 비만, ≥30 고도비만)

체질량지수(BMI)

분류	저체중	정상	과체중	위험체중	1단계 비만	2단계 비만
BMI	〈18.5	18.5~22.9	〉23	23~24.9	25~29.9	〉30

체지방 측정

				분류	여자	남자
				정상	20~25%	15~18%
				경계	26~30%	19~25%
				비만	〉30%	〉25%

• 측정법
- 정확한 체질량지수를 구하기 위해 체중은 8시간 금식 후 소변을 본 후 최소한의 복장에서 신발을 벗고 측정한다.
- 비만도가 높을수록 체중의 일중 변동이 크므로 항상 일정한 시간에 동일한 조건에서 측정한다.
- 신장은 발뒤꿈치는 붙이고 발은 60도 간격으르 벌린 상태에서, 가능한 머리, 어깨뼈(scapula), 엉덩이, 발뒤꿈치를 벽에 붙이고 숨을 깊이 들이 쉰 상태로 측정한다.
- 체중과 신장 모두 소수점 한 자리까지 측정함을 원칙이다.

• 제한점
- 체질량지수는 체중과 신장만으로 결정되기 때문에 체지방뿐만 아니라 근육량의 변화도 반영한다.
- 그러므로 보디빌더 등 근육량이 많은 경우 체지방이 많지 않아도 비만으로 진단될 수 있다는 문제점이 있다.
- 흡연자나 근육량이 부족한 노인, 임산부, 수유부, 척추측만증 환자의 경우 체질랑지수와 체지방량의 상관관계가 감소한다.
- 체질량지수가 낮은 경우(18.5~24.9 kg/m^2)에는 체지방량을 충분히 반영하지 못하는 제한점이 있다.
- 반면에 체질량지수가 25 kg/m^2 이상, 특히 30 kg/m^2 이상인 경우에는 체지방량이나 건강위험도의 정도를 훨씬 잘 반영된다.

체질량지수(BMI) 공식

$$BMI = \frac{\text{몸무게(kg)}}{\text{키(cm)} \times \text{키(cm)}}$$

구분	BMI
저체중	〈18.5
정상	18.5~22.9
과체중	23~24.9
경도비만	25~29.9
고도비만	30이상

한국기준

분류	BMI(kg/m^2)
저체중(under weight)	〈18.5
정상(normal)	18.5~22.9
과체중(over weight)	23.0~24.9
비만(obese)	〉=25

(2) **생체전기저항 측정법**(Bioimpedence Analysis, BIA, **인바디**)

- 생체전기저항 측정법을 이용한 체성분 분석 결과를 사용하여 비만을 진단한다. 체지방률이 여성의 경우 30% 이상, 남성의 경우 25% 이상일 때 비만으로 진단된다.
- 신체의 지방과 근육은 전기가 서로 다르게 흐르므로 이러한 전기의 흐름 차이를 이용하여 지방의 비율을 계산하는 방법이다.
- 이 방법은 간편하고 체지방량, 수분량, 제지방량을 측정할 수 있으며 비교적 비용이 저렴하고 재현성이 높은 장점으로 병원에서 비만의 치료 전 후에 많이 이용한다.
- 그러나 신체 수분량에 따라 오차가 커지므로 검사전 다음의 주의사항을 고려하는 것이 좋다.(검사 2일전 음주나 검사 일주일 전 이뇨제 복용은 검사의 결과에 영향을 주며 여성에서 생리주기에 따라 체내 수분량이 증가되는 시기에는 검사의 정확도가 떨어질 수 있음)
- 고전적으로 미국 내분비학회에서는 남성은 25% 이상, 여성은 35% 이상의 체지방률을 가진 경우 비만을 고려한다고 정의하였다. 그러나, 체지방률의 분별점에 대한 근거가 현재까지는 부족하므로 동반질환을 고려하여 체질량지수와 허리둘레를 이용하여 비만을 진단하는 것이 가장 우선적으로 고려되어야 한다.

(3) **허리둘레 기준**

- 줄자로 허리둘레를 측정하여 복부 비만을 진단하는 방법이다. 이는 전신 비만 이외에 복부 비만을 진단하는 보조적인 수단이다.
- 동양인의 경우, 남성의 허리둘레가 90 cm 이상, 여성의 허리둘레가 85 cm(80 cm를 기준으로 삼아야 한다고 주장하는 학회도 있음) 이상이면 복부 비만으로 진단한다.
- 측정법:
  - WHO에서 제시한 방법은 양발 간격을 25~30 cm 정도 벌리고 서서 체중을 균등히 분배시키고, 숨을 편안히 내쉰 상태에서 줄자를 이용하여 측정된다.

- 측정 위치는 갈비뼈 가장 아래 위치와 골반의 가장 높은 위치(장골능)의 중간부위를 줄자로 측정된다.
- 측정시에는 줄자가 연부조직에 압력을 주지 않을 정도로 느슨하게 하여 0.1 cm까지 측정한다.
- 심한 비만인 경우나 출산 후, 폐경 후 여성에서는 피하지방이 과도하여 허리와 겹쳐져 실제보다 길게 측정되는 경우가 있다. 이러한 경우에는 조립자세에서 피하지방을 들어 올려 측정하는 것을 원칙으로 한다.

(4) DXA(이중에너지 X-선 흡수법)

- 몸의 비중을 측정하는 DXA 이미지는 신체 여러 조직의 비중을 이용하여 어떤 부분이 지방인지 알 수 있어 체지방률을 정확히 측정하는데 도움을 준다.
- 그러나 측정 기계가 고가이며, 작동을 위해서는 전문가가 필요하다.

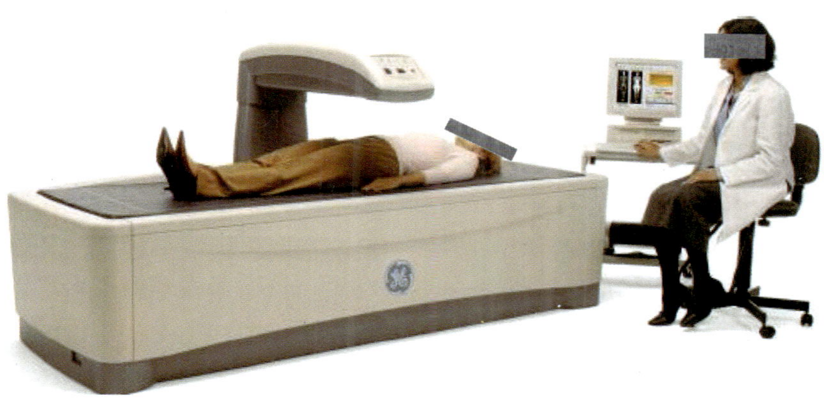

이중에너지 X-선 흡수법

(5) 복부지방 전산화 단층촬영에 의한 내장비만 진단

- 복부비만 특히 내장 지방이 축적되는 경우 비만 관련 대사질환의 위험성이 높다.
- 허리둘레가 복부 내장 지방량을 반영하긴 하지만 정확한 내장지방과 피하지방의 분포를 평가하기 위해 전산화 단층촬영검사를 이용하기도 한다.
- 복부 비만을 좀 더 자세히 분석하기 위한 정밀한 수단으로는 복부 지방 CT 촬영이 있다.
- 촬영 결과 내장지방과 피하지방의 비율이 0.4 이상인 경우를 내장지방형 비만으로 진단된다.

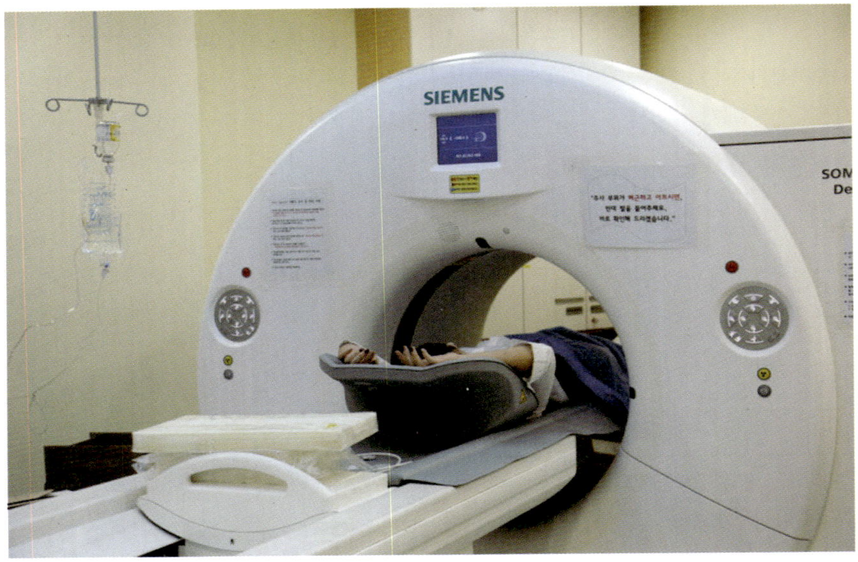

복부 CT 촬영

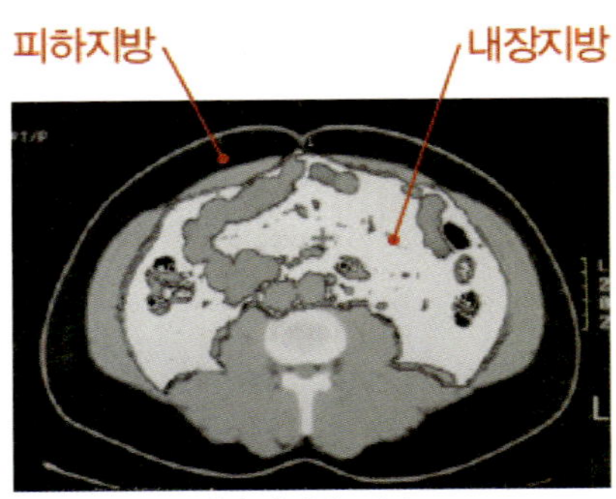

내장지방형 비만

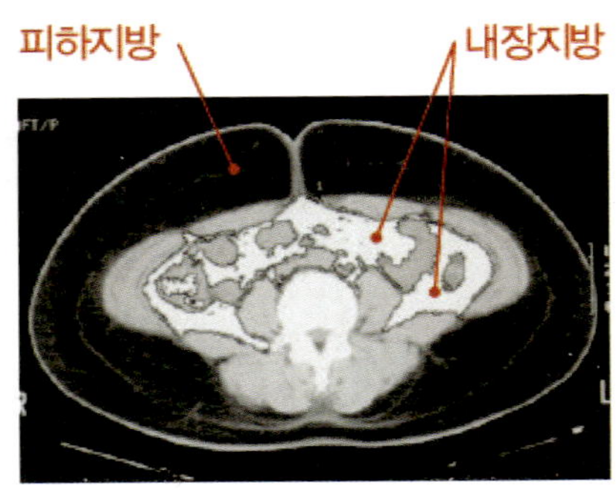

피하지방형 비만

3) 비만의 치료

▣ 예방이 최선의 치료이다.

▣ 비만의 치료로는 크게 식사요법, 운동요법, 행동수정요법, 약물요법, 수술요법 등이 있으나, 많은 경우 체중감량 후 체중이 다시 증가하는 경우가 많다.

- 일단 체중이 감소된 이후에 감량된 체중을 유지시키지 못하는 경우가 많다.
- 성공적인 비만 치료를 정상 체중으로 감량되고 5년 이상 감소된 체중을 유지하는 것이라고 정의하면 비만치료의 실패율은 무려 60~90%에 달한다고 한다.

(1) 식사요법

• 비만의 치료에 있어 우선적으로 시도해 보는 것이 바로 식사요법(다이어트)이다.

비만에 걸리기 쉬운 12가지 생활습관

1. 배가 불러야 식사를 한 것 같다.
2. 빨리 먹으며 잘 씹지 않는다.
3. 아침식사를 거르고 저녁식사가 늦다
4. 외식 기회가 많고 간식을 자주 먹는다.
5. 폭식을 하고 회식이 많다.
6. 좋고 싫은 음식이 분명하다.
7. 청량음료를 자주 즐겨 마신다.
8. 음식을 필요 이상으로 많이 산다.
9. 기름진 음식을 좋아하는 편이다.
10. 텔레비전을 볼 때 항상 무언가를 먹는다.
11. 과일을 많이 즐겨 먹는다.
12. 운동을 거의 하지 않는다.

• 일반적인 열량제한 식사로 하루 500 칼로리만 적게 섭취하여도 1주일에 0.45~0.5 kg의 체중감소 효과를 기대할 수 있다.

• 하루 1,000~1,200 칼로리의 열량을 섭취하는 것을 저열량식사 요법이라고 하고, 하루에 400~800 칼로리만 섭취하는 경우를 초저열량식사요법이라그 한다.

• 저열량식사의 경우 당질은 최소 100 g 이상, 단백질은 체중 1 kg당 0.8 g 이상, 지방은 총 열량의 30% 이내로 섭취하도록 해야 하는데, 하루100 g 이하의 당질을 섭취할 경우 케톤증을 유발하여 심한 이뇨현상이 일어나 체액손실을 초래할 수 있다.

• 초저열량식사 요법은 잘못하면 심각한 부작용을 초래할 수 있으므로 비만이 매우 심한 사람에서 꼭 필요한 경우에만 의사와 상의해서 시행해야 한다.

• 과도한 단식이나 저열량식사 등으로 단기간에 많은 체중이 줄어들었다고 하여 그것이 꼭 체지방 감소를 의미하는 것만은 아니며, 오히려 체액 및 근육 소실 등에 의한 체중감소를 일으켜 해로운 결과를 초래할 수도 있으므로 주의해야 한다.

(2) 운동요법

• 식사요법과 함께 빼놓을 수 없는 것이 바로 운동요법이다.

• 많은 사람들이 단순한 식사요법만으로 체중 감량을 시도하는 경우가 많은데 운동요법이 병행되지 않는 식사요법은 효율이 낮고 실패할 확률이 매우 높으므로, 효과적인 체중조절을 기대하기 위해서는 운동요법이 반드시 병행되어야 한다.

- 운동은 칼로리를 소모시켜 체지방을 감소시킬 뿐만 아니라, 심폐기능을 증가시키며, 근력을 강화하고, 몸에 나쁜 콜레스테롤은 줄이고 좋은 콜레스테롤은 올림으로서 순환기 질환의 예방에도 큰 도움을 준다. 물론 당뇨병 환자에서는 혈당을 떨어뜨리는 효과가 있으며, 골다공증 등을 예방하는데도 도움을 준다.
- 일반적으로 체중감량 및 건강증진을 위한 운동의 강도는 자기 자신이 할 수 있는 최대운동능력의 40~60% 정도(약간 힘든 정도)로 하고, 운동지속시간은 최소 30~60분, 운동의 빈도는 1주일에 최소 3회 이상으로 하여야 운동의 효과를 볼 수 있다.
- 가능하면 몸의 큰 근육들을 움직일 수 있는 유산소 운동을 하도록 하는데, 산책, 조깅, 체조, 탁구, 자전거 타기, 계단오르내리기, 배드민턴, 수영, 에어로빅, 테니스, 스케이트, 배구, 볼링 등 자기가 좋아하는 운동을 선택하도록 한다.
- 한달에 1 kg의 체지방을 감소시키기 위해서는 하루 평균 400 칼로리 정도를 소비하는 운동을 해야 하는데, 이 정도의 운동은 산보 90분, 속보 60분, 조깅 30분에 해당한다.
- 참고로 100칼로리에 해당하는 음식 섭취량을 열거해보면, 밥 1/3공기, 식빵 1조각, 감자 1개, 라면 1/5개, 짜장면 1/7그릇, 청량음료수 1컵, 과일쥬스 1컵, 비스켓 4개, 소갈비 30 g 1토막, 돼지고기 로스 2장, 사과 2/3개 등이다
- 100 칼로리를 소모할 수 있는 운동의 종류 및 운동량을 보면, 천천히 걷기 28분, 빨리 걷기 10분, 계단 오르기 120계단, 등산 24분, 달리기 1.2 km, 세탁 35분, 스키 14분, 스케이팅 25분, 윗몸일으키기 18회, 수영 10분, 테니스 15분, 탁구 10분, 농구 12분 등이 필요하다.
- 또 다른 예로 짜장면 1인분을 먹었을 경우 약 670 칼로리에 해당하는데 이에 해당하는 만큼의 칼로리를 소모하기 위해서는 걷기로는 4시간, 테니스는 2시간, 수영은 1시간 정도 해야 한다.
- 즉, 먹은 음식의 칼로리를 운동으로 소모시키려면 매우 많은 시간 및 노력이 필요하다는 것을 알 수 있다.

(3) 약물요법

- 식사요법과 운동요법만으로 원하는 체중감량이 이루어지지 않을 때 선택할 수 있는 것이 약물요법이다.
- 그러나 대부분의 사람들이 위 두 가지는 무시한 채 약물에만 의존하려는 경향이 있는데, 이런 경우 결코 성공하기 어렵다.
- 또한 많은 사람들이 효과와 안전성이 검증되지 않은 약물들을 선호하고 사용하려 한다는 데에 또 다른 문제점이 있다.
- 현재 의학적으로 인정되어 이용되고 있는 대부분의 약물들은 크게 식욕을 억제하는 약물과 장에서 영양소의 흡수를 억제하는 약물이 있다.
- 식욕억제제는 중추신경계에 작용하여 식욕을 억제함으로서 체중감량 효과를 나타낸다.

• 음식물 흡수억제제로는 탄수화물의 흡수를 억제하는 약물 및 지방의 흡수를 억제하는 약물들이 있다.
• 그러나 이러한 약물들도 적절한 식사요법과 운동요법이 병행되어야 효과가 있음을 강조하고 있다.
• 흔히 단기간 내에 수십 킬로그램의 체중을 감량했다는 광고가 난무하지만 실제 제대로 된 체지방의 감소가 아닌 경우가 많고, 또한 감량된 체중을 장기간 동안 유지했다는 광고는 별로 보지 못했다.
• 그만큼 체지방을 감량시키는 것이 어렵고 또한 감량된 체중을 유지하는 것은 더더욱 어렵기 때문이다.

(3) 행동수정 요법

• 식사요법 및 운동요법과 함께 식사습관이나 생활습관 등 체중 조절과 관련된 여러 가지 행동에 대해 평가해보고 잘못된 것을 바꾸도록 하는 행동수정요법이 많은 도움이 된다.
• 행동수정요법이라는 용어 자체가 어렵게 느껴질지도 모르겠으나 내용은 실상 어렵지 않다. 즉, 생활환경 또는 습관중에서 자신이 비만하게 되는 요인이 있는가에 대해서 평가해 보는 것이 도움이 되는데, 예를 들어
  - 현재 아무런 운동도 하고 있지 않는가 또는 앞으로도 예정이 없는가
  - 외출할 때 주로 차편을 이용하는가
  - 휴일에는 주로 집에서 빈둥거리는 편인가
  - 불규칙적인 생활을 하고 있거나
  - 또는 자신의 일이 불규칙적으로 되기 쉬운 일과 연관되어 있는가
  - 다른 사람에 비해 먹는 속도가 약간 빠른 편인가
  - 간식이나 야식을 하는 경우가 많은가
  - 맛있는 음식을 보게 되면 배가 불러 있는 상태라도 또 먹는가
  - 식탁에 차려진 음식은 아까워서 전부 먹는 주의인가
  - 외식이 많은 편인가, 저녁식사 후에도 밥이나 라면 등을 자주 먹는가
  - 청량음료나 과자 등 단것을 좋아하는가
  - 야채를 별로 먹지 않거나 TV나 책을 보면서 식사를 하는 경우가 많은가
  - 인스턴트 식품이나 패스트 푸드 등을 잘 먹는 편인가 등
• 우리의 일상 생활 형태를 잘 생각해보면 비만을 초래할 수 있는 행동이나 습관이 자신도 모르게 배어 있는 것을 알 수 있으며, 이러한 것들을 개선하는 것도 중요한 치료 방법의 하나가 된다.
• 이러한 비만 요인이 되는 생활습관에 대한 대처 방법들을 예로 들면,
  - 공복 시에는 물건을 사러가지 않는다.
  - 식품은 정해진 장소에 저장하고 인스턴트, 냉동식품 등은 피하며 천천히 조리한다.
  - 반찬을 각 개인의 접시에 제한된 양만 담고, 식사하는 장소를 정해놓는다.

- 남은 음식은 빨리버리고 천천히 먹는다(만복감 신호가 뇌에 전달되기까지는 최소 20분이 필요하다).
- 배가 부르게 먹지 않는다.
- 다른 일을 하면서 먹지 않는다.
- 남기는 습관을 들인다.
- 식사 후에는 음식을 보이지 않게 멀리 둔다.
- 밤늦게 식사를 하지 않고, 한끼에 몰아 식사하지 않는다 등과 같이 개선 방안을 정하여 실천한다면 원하는 체중감량효과를 기대할 수 있게 된다.

(4) 대만 연구팀, 비만 유전자를 이기는 운동 6가지 발표

• 현재까지 밝혀진 비만 유전자는 50여개이다. 대부분 식욕과 관련이 있는 것으로, 대표적인 것으로는 식욕을 촉진시키는 역할을 하는 FTO(Fat mass–and obesity–associated gene)와 식욕 조절 호르몬인 렙틴과 결합하여 식욕을 억제시키는 LEPR(Leptin receptor) 등이 있다. 이러한 유전자들이 과다 발현되거나 변이가 일어나 제대로 기능하지 못할 경우, 식욕이 증가하여 비만을 유발한다는 것이다.

• 그렇다면 비만 유전자를 가지고 있는 사람은 비만으로부터 벗어날 수 없는 것일까? 이에 대만의 한 연구팀은 비만 유전자를 극복할 수 있는 운동 여섯 가지를 소개했다.

• 대만 국립대학의연구팀이 30~70세의 성인 18,424명을 대상으로 체질량지수(BMI), 체지방비율, 허리–엉덩이 비율 등 5가지 비만도와 18가지 종류의 운동과의 상호작용을 조사, '조깅'이 비만 관리에 가장 좋은 운동이라고 결론지었다. 조깅 외에 등산, 걷기, 파워 워킹, 국제표준무도(국제댄스스포츠연맹이 경기용 춤으로 지정한 10가지 종목, 왈츠, 탱고, 룸바 등), 그리고 요가 역시 BMI에 대한 유전적 영향을 줄이는 것으로 나타났다.

• 한편, 운동 강도가 높다고 알려진 사이클링, 수영, 웨이트 트레이닝, 테니스 등은 비만 유전자에 별다른 영향을 미치지 못했다. 또한, 국제표준무도가 아닌 음악에 맞춰 센서판을 밟으면서 춤을 추는 DDR(Dance Dance Revolution) 역시 살을 빼는 데 있어 큰 효과가 없는 것으로 나타났다.

(5) 위장관절제술(비만대사수술)

▣ 끝으로 위장관 절제술 또는 우회술 등과 같은 수술요법은 매우 심한 비만 환자들에서 적용되는 방법으로 서구인에 비해 고도비만이 적은 우리나라에서는 현재 많이 사용되지는 않고 있다.

▣ 다른 비만조절 치료법으로 도저히 해결되지 않고 생명이 위험할 정도의 비만일 경우 적용된다.

▣ 현재 비만대사수술은 병적비만을 치료하는 가장 효과적인 치료법은 비만대사수술은 유의한 장기간의 체중감소와 더불어 비만과 관련된 다양한 동반 질병을 개선하는데 큰 효과가 있다.

▣ 1993년 미국에서 처음으로 복강경을 이용한 위우회술이 시행된 이후, 외과의의 경험이 쌓이고 복

강경 봉합기법, 자동봉합기의 발달, 여러 다양한 에너지 기구의 발달 등의 최소침습 수술기법 도입에 의해 이전 개복 수술에서는 불가능했던 수준의 높은 안전성을 확보하면서도 수준 높은 수술 결과를 얻는 것이 가능하다.

- ▣ 국가나 기관마다 다소 차이가 있으나, 현재 비만수술의 사망률은 대부분 0.2% 미만으로 급격히 낮아졌으며 수술 후 입원기간 내 합병증은 4.9%, 개복수술 성적의 1/3정도 수준으로 감소하였다.
- ▣ 재원 기간(병원 입원 기간)은 평균 3~5일 정도이며 수술 후 호흡기계 기능부전 감소, 출혈 감소, 창상부위 감염 및 창상 탈장 모두 감소하였고 일상생활로의 복귀도 대부분 2주 이내에 가능하다.
- ▣ 비만대사수술은 음식물을 통한 전체 열량 섭취를 기계적으로 제한하거나, 소화관의 해부학적 구조를 변화시켜 섭취된 음식물의 흡수 장애를 유도하는 것이 체중 감소에 가장 크게 기여할 것으로 생각된다.
- ▣ 그 이외에도 식습관의 변화, 에너지 소비량 변화, 위장관 호르몬 변화, 장내세균총의 변화, 담즙산 농도의 변화 및 미주신경 절제의 영향 등이 연구되고 있으며, 최종적인 체중감소는 이들 인자들 간의 복합적인작용의 결과로 나타나는 것으로 생각된다.
- ▣ 수술 후 제 2형 당뇨병이 개선되는 기전은 1차적으로 체중감소를 기반으로 하여, 열량 섭취 제한에 의해서 간에서의 인슐린 감수성이 개선되거나, 위장관 우회에 의해 영양소에 원위부 위장관이 빠르게 노출되면서 위장관 호르몬이 증가하고 췌장의 인슐린 분비기능이 향상되는 것으로 설명할 수 있다.
- ▣ 2019년 1월부터는 비만대사 수술의 요양 급여가 적용돼 기존의 내과적 치료와 생활습관 개선으로 치료되지 않거나 비용문제로 치료를 미뤄왔던 병적비만 환자가 적극적으로 치료를 받을 수 있게 되었다.

비만 대사 수술 요양 급여 적용 대상
1. 체질량지수 35 kg/m^2 이상인 고도비만
2. 체질량지수 30 kg/m^2 이상이면서 대사와 관련된 합병증을 동반한 경우 고혈압, 수면무호흡증, 관절질환, 위식도역류, 제2형당뇨, 고지혈증, 천식 등
3. 체질량지수 27.5 kg/m^2 이상인 제2형 당뇨환자 위소매절제술 및 루와이 위우회술을 시행하는 경우

- ▣ 각각의 수술 종류는 개인의 체중, 체질량지수, 영양상태, 당뇨 동반 여부, 췌장 기능보존 여부, 기타 합병증 동반 여부에 따라서 의사와 환자가 긴밀하게 상의하여 결정하게 된다.

비만 수술의 작용기전에 의한 분류
섭취제한술식
조절형위밴드술(Adjustable gastric banding)
위소매절제술(Sleeve gastrectomy)
수직위밴드성형술(Vertical banded gastroplasty)
흡수억제술식
담췌우회술(Biliopancreatic diverstion)
공장회장우회술(Jenjunoileal bypass)
섭취제한과 흡수억제 혼합형
루와이위 우회술(Roux-en-Y gastric bypass)
담췌우회술 및 십이지장전환술(Biliopancreatic diversion with duodenal switch)

출처 : 비만대사외과학 교과서, 대한비만대사외과학회 발간, 2018

▣ 위소매절제술

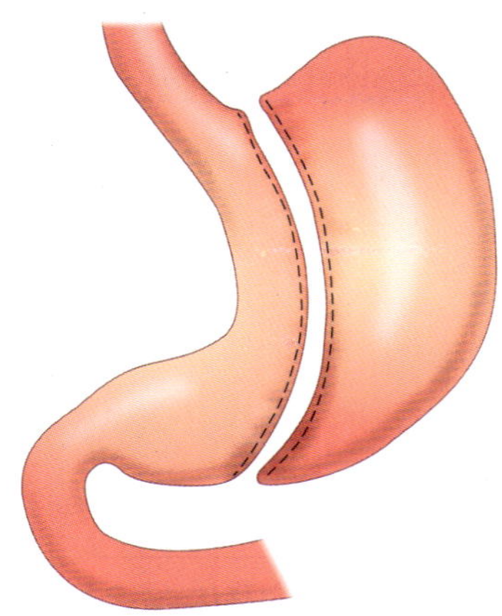

위소매절제술

- 대표적인 수술 방법 중 하나인 위소매절제술은 병적비만 치료에 있어 루와이위 우회술과 다름없는 성공률을 보이는 안전하고 재생산적이며 효과적인 수술방법으로, 위의 일부분을 절제하여 위의 용적을 줄임으로써 음식의 섭취를 줄여주는 술식이다.
- 위소매절제술 후 초기에 식욕을 유발시키는 호르몬은 그렐린(Ghrelin)의 혈장농도가 상당한 감소를 보이며 수술 후 5년까지 계속 낮은 농도를 유지한다.
- 또한 위소매절제술 후에는 많은 영양소가 정상 위장관을 통과하는 것에 기인하여 위우회술이나 십이지장 전환술처럼 영양소의 정상적 통과를 배제시킬 수 있는 소장 우회가 없다는 점에서 위소매절제술의 장점을 찾을 수 있다.
- 수술 후 보고에서 아연, 비타민 D, 엽산, 철분, 비타민 B_{12}의 결핍이 있을 수 있으며 임상적으로 심한 증상이 나타나지 않고 그 결핍은 위우회술후 만큼 중요하지 않다고 보고되고 있다.
- 그렇지만 영양소의 결핍없이 영양소를 정상수준까지 올리는 것이 건강상태 호전을 위하여 매우 중요하며, 위소매절제술 후 좋은 체중감소를 유지하기 위하여 가장 중요한 것이 바로 장기간 추적검사임을 명심해야 한다.

▣ 루와이 위우회술

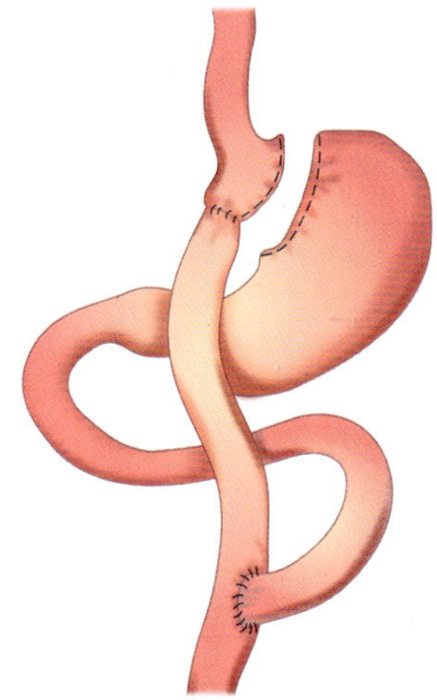

루와이 위우회술

- 루와이 위우회술은위식도 경계부 하방에서 위를 15~30 cc 정도의 용적을 가진 위낭을 형성하여 음식이 통과하는 위의 주머니를 작게 만들고 나머지 위와 완전히 분리시킨 후 약 100~150 cm 길이의 공장을 위낭과 연결하여, 섭취한 음식이 대부분의 위와 십이지장 전체, 공장의 일부를 우회하도록 하는 술기로써 음식 섭취를 제한함과 동시에 영양소의 흡수도 제한시키는 술식이다.
- 루와이 위우회술 후 체중감소 효과는 약 61.6%의 초과체중 감소율을 보이며, 고지혈증 개선율은 93%, 고혈압 관해율은 75%, 수면무호흡증 관해율은 86%이며, 특히 제2형 당뇨병 관해율은 메타분석에 따르면 평균 80.3%로 가장 우수한 결과를 보여준다.
- 영양학적으로 단백질 결핍, 빈혈, 비타민 B_{12}, 엽산, 칼슘 결핍, 속발성 부갑상선기능항진증 등이 발생할 수 있으므로 장기적인 추적관찰이 필수적이며 비타민과 미네랄, 단백질을 적절하게 보충해 주는 것이 중요하다.

▣ 조절형 위밴드술

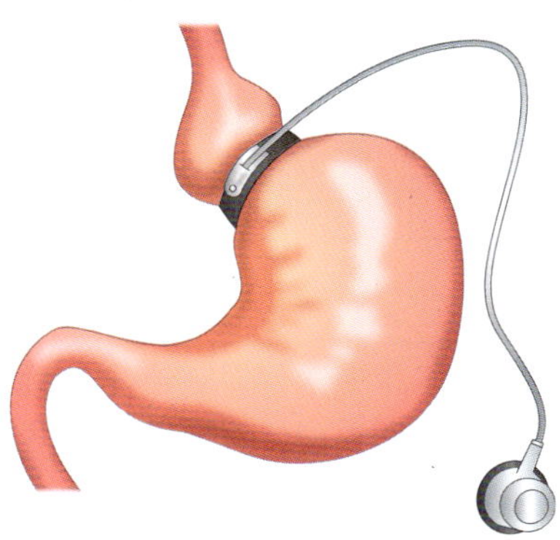

조절형 위밴드술

- 조절형 위밴드술은 위식도 경계부 3 cm 하방에 조절형밴드를 삽입하여 식염수 양에 따라 밴드의 내경을 조절하며 식이 섭취를 제한하고 포만감을 유도하여 장기적인 체중 감량 효과를 유도하는 술식이다.
- 이 술식의 장점은 밴드 내경을 식염수 주입을 통해 조절할 수 있어 장기적인 체중조절 효과를 가질 수 있다는 것과 밴드 제거를 통한 복원이 가능하다는 데에 있다.
- 위밴드수술 후 식습관 교정과 함께 섬세한 조절과정이 위밴드 수술의 성패를 좌우한다.
- 적극적인 밴드 조절과 정기적인 유지조절이 좋은 체중감량 효과를 위해 필수적이며, 위밴드라는 인공이식물을 복강 내와 복벽에 위치시키는 술식이므로 이에 따른 밴드 미끄러짐, 위벽 미란성 괴사, 열공탈장, 포트 손상 등의 합병증을 잘 모니터 해야 한다.

▣ 비만 수술에 따른 합병증 및 발생 빈도

- 여러 가지 비만 수술의 술식에 따라 합병증 발생의 빈도와 종류에 차이가 있지만 복강경 위소매절제술과 복강경 루와이 위우회술은 합병증 5% 미만의 안전하고 효과적인 술식이다.

• 이러한 합병증을 줄이기 위해서 기관 내에 적절한 비만 치료 프로그램을 수립하는것이 중요하며, 뿐만 아니라 비만 관리를 전담할 의사, 안전한 비만수술이 가능한 외과의사, 최소 침습 비만수술에 익숙한 수술실 간호사와 수술스텝, 영양사가 포함된 다학제 팀의 구성과 역할이 매우 중요하다.

비만 수술에 따른 합병증 및 발생 빈도

수술 술기	합병증	발생빈도(%)
복강경하 루와이위 우회술	문합부 누출	1~5
	출혈	1.9~4.4
	문합부 협착	3~11
	내회전 탈장	1~9
	변연부 궤양	1~16
	위-위루	1.5~6
복강경하 위소매절제술	문합부 누출 : 일차수술	1~3
	문합부 누출 : 재수술	〉10
	출혈	1~6
	협착	3.5

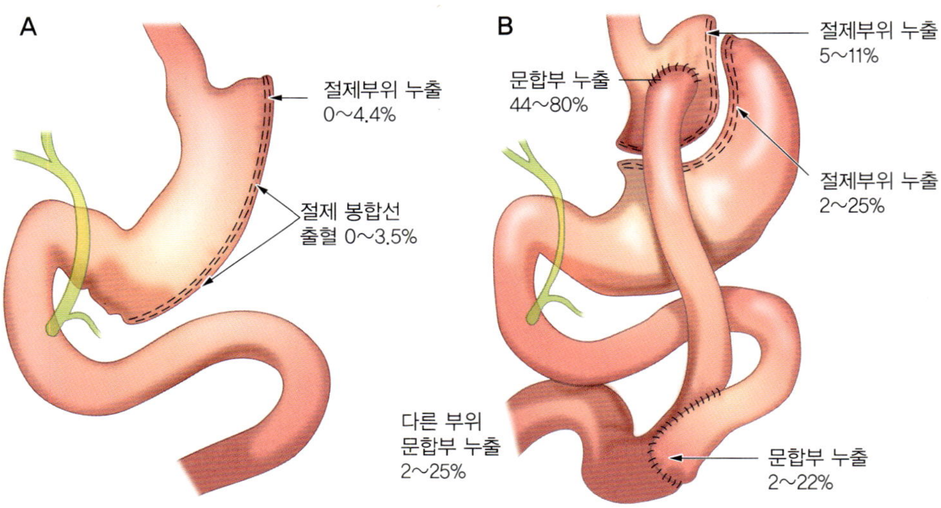

1차 비만수술 후 발생하는 합병증
A. 위소매절제술 후 발생하는 합병증의 빈도. B. 루와이위우회술 후 발생하는 문합부 누출의 발생 장소 비율

4) 비만치료에 대한 요약

▣ 비만치료의 중요한 목적은 체지방의 증가를 예방하고, 증가된 체지방을 줄여서, 당뇨병, 고혈압, 고지혈증 및 암 등 비만과 관련된 여러 가지 합병증을 예방 또는 치료하는데 있다.

▣ 단기간에 많은 체중을 줄이려고 노력하는 경우가 많은데 비만인 경우 무리한 체중 감량보다는 현재 자기 체중의 5~10% 정도만 줄여도 각종 성인병에 대한 위험성을 크게 줄일 수 있다는 사실을 알고, 이렇게 감량된 체중을 장기적으로 유지시키도록 노력하는 것이 매우 중요하다.

▣ 비만 치료에 있어서 식사요법과 운동요법은 반드시 병행되어야하고, 이와 관련한 행동수정 요법 역시 매우 중요한 역할을 하며, 약물요법 또한 이러한 노력과 병행되어야만 효과를 기대할 수있다는 것을 알아야 한다.

▣ 끝으로 강조하고 싶은 것은 이러한 노력들을 시도해보고 유지하고자 하는 자기 자신의 굳건한 '의지'가 가장 중요하지 않나 생각된다.

III. 비만의 유병률과 관리

1. 비만의 유병률

1) 세계 성인·소아 비만 유병률, '미국' 1위

▣ 미국 제외하면 성인 여성–아프리카 · 아시아, 소아 남성 · 캐나다에서 가장 높았다.

▣ 많은 나라에서 비만의 유행성이 대두되고 있지만, 이러한 관심이 비만의 질병 부담 및 추세에 미치는 영향은 불확실했던 것이 사실이다.

▣ 이에 GBD 2015 Obesity Collaborators가 25년 동안 195개국에서 과체중과 비만의 상관 관계를 조사한 결과가 발표됐다.

▣ 연구팀은 세계의 약 8,850만 명 인구의 데이터를 분석해 1980년부터 2015년까지의 소아 및 성인 비만과 비만유병률을 평가했다.

▣ 또한 세계 질병 부담 조사 데이터 및 방법을 사용해 1990년에서 2015년까지 195개 국가에서 연령, 성별, 원인에 따라 BMI와 관련된 비만 유병률을 수치화했다.

▣ 그 결과 2015년에는 총 1억 770만 명의 어린이와 6억 370만 명의 성인이 비만인 것으로 나타났으며, 1980년 이후 비만의 유병율은 70개국 이상에서 두 배가 됐고, 대부분의 다른 나라에서도 꾸준히 증가했다.

▣ 특히 주목할 점은 세계의 소아 비만의 유병률은 성인 비만 유병률보다 낮았지만 많은 나라에서 아동 비만 증가율은 성인 비만 증가율보다 높았다는 사실이다.

▣ 나라별 비만 유병률 현황을 살펴보면, 성인 남성의 유병률 현황은 미국이 가장 높았고, 성인 여성은 미국과 아프리카 · 아시아 일부에서 가장 높았다. 소아 남성은 미국과 캐나다에서 가장 높았고 소아 여성은 미국에서 가장 높은 수치를 나타냈다.

▣ 또한 높은 BMI와 관련된 사망의 2/3 이상이 '심혈관 질환'으로 인해 발생했다는 사실과 더불어 이에 대한 질병 부담이 1990년 이후로 증가한 것으로 나타났으나, 최근 심혈관 질환으로 인한 사망률이 저하되면서 증가율 또한 감소하는 추세다.

▣ GBD Obesity Collaborators는 "BMI 상승으로 인한 비만 유병률 및 질병부담의 급격한 증가를 해결하기 위해서는 BMI 감시와 증거 기반개입의 식별, 실행 및 평가에 지속적인 초점을 맞출 필요성이 있다"고 덧붙였다.

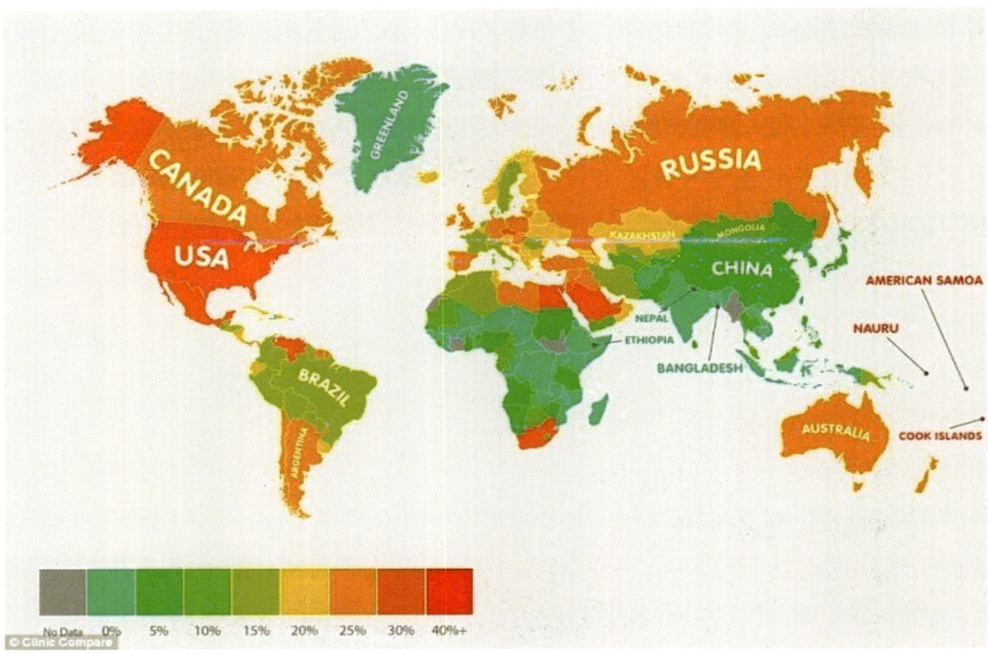

2. 비만인 인구가 많으면, 비만 질환이 더 많을까?

▣ 2012년 기준 경제개발협력기구(OECD) 회원국 기준으로 보았을 때 우리나라의 과체중 및 비만 인구 비율은 31.8%로 일본(23.7%)에 이어 두 번째로 낮은 수준이며, OECD 평균(56.8%)에 비해 매우 낮은 것으로 나타났다.

▣ 가장 높은 나라는 멕시코로 비만 및 과체중 인구의 비율이 71.3%나 되었으며, 바로 뒤를 이은 미국은 68.6%였다고 한다.

▣ 그런데 신기하게도 비만으로 인한 질병의 발생 비율을 보면 한국인과 미국인이 거의 비슷하다. 비만인 인구가 더 많은 미국에 비해 비만이 적은 우리나라 사람들이 비만 질환이 높은 이유는 백인에 비해 동아시아인들이 지방을 복부에 축적하는 비율이 높기 때문이다.

- 한국인들은 살이 찔 때 배부터 나온다는 이야기이다. 복부 지방은 다른 곳에 생긴 지방보다 비만 질환을 더 쉽게 유발할 수 있다. 왜 한국인들은 배부터 살이 찌는 이유는 한 가지 가설로는 과거

에는 서양인보다 한국인들이 지방을 섭취하기가 쉽지 않았기 때문에, 몸에 들어온 지방을 효율적으로 저장하기 위해 오랜 기간 몸이 적응한 결과라고 한다. 지방이 들어오면 몸에 가장 깊숙한 복부에 지방을 축적하여, 에너지로 소비하지 않으려는 성향이 유전된 결과라고 할 수 있다.

2) OECD 국가들의 비만 현황

(1) 성인 비만율

▣ 비만율 변화 추이

- 전 세계적으로 체질량 지수(BMI, kg/m^2)가 30 이상인 경우를 비만으로 정의한다.
- 전 세계적으로 비만은 주로 도시 지역에서 높게 나타나며 중 · 저 소득 국가에서 크게 증가하고 있다.
- 세계보건기구에 따르면 1980년 이후로 전 세계 비만 유병률은 2배 이상 증가하였으며 2014년 기준으로 전 세계 인구의 13%가 비만으로, 2025년까지 비만 증가율을 반으로 낮추는 것을 목표로 제시하고 있다.

▣ 국가별 비만율 추이

- 전 세계적으로는 미국이 전체 인구의 약 1/3이 비만인 것으로 나타나 비만 유병률이 가장 높으며 동남아시아 지역이 약 5%로 가장 낮은 편이다.
- 전체 지역을 통틀어 대체로 여성이 남성보다는 비만율이 높고(Global status report on NCDs 2014), 이러한 성별에 따른 격차는 아프리카, 동남아시아, 동지중해 지역에서 특히 두드러져 여성에서의 비만 유병률이 남성의 약 2배에 달한다.
- 2012년까지 OECD 국가들에서의 과체중, 비만 유병률을 보면 우리나라는 가장 낮은 편에 속한다고 볼 수 있으나 꾸준히 증가 추세에 있는 것은 다른 국가와 마찬가지 양상을 보이고 있다.

▣ 소득수준

- 비만유병률은 대체로 저소득 국가와 중 · 저소득 국가에서 낮고 고소득 국가에서 높게 나타난다. 또한 중 · 고소득 국가의 여성은 고소득 국가의 여성보다 비만 유병률이 더 높았다.

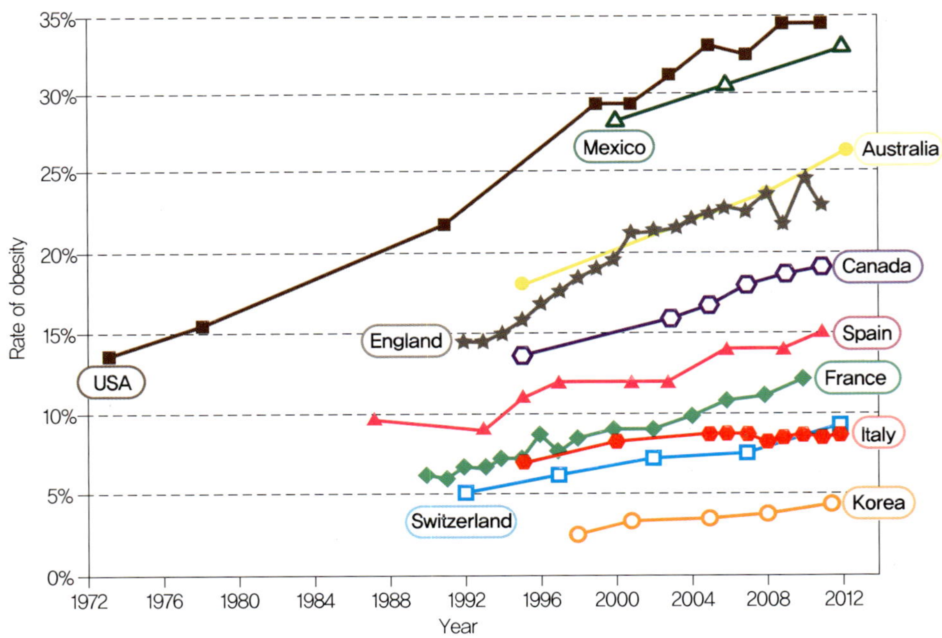

OECD 국가의 연령, 성 표준화 과체중 및 비만 유병률
(출처 : OECD analysis of health survey data, 2014)

3) 우리나라의 비만 현황

▣ 지역별 비만율은 서초, 강남 나란히 32%대 최하위, 가장 높은 옹진군은 성인의 절반이였다.

▣ 여성 폭음은 10년 새 1.3배로 역주행하였다.

▣ 국내 최초로 지역별 비만율을 지도 위에 표시한 '지역별 비만지도'를 만든 결과, 비만율이 가장 높은 지역은 인천 옹진군, 가장 낮은 곳은 서울 서초구로 나타났다.

• 국민건강보험공단이 2005~2015년 일반건강검진을 받은 20세 이상 성인의 신장, 체중, 체질량지수 등 빅데이터 1억 3,000만건을 분석한 결과, 269개 시 · 군 · 구 중 인천 옹진군의 비만율이 47.21%로 가장 높았다.

• 이어 강원 인제군(46.21%), 강원 양구군(46.14%), 강원 철원군(46.10%), 경기 연천군(45.48%) 등이 비만율이 높았다. 인천 옹진군, 강원 인제군 등 섬 · 산간 지역이 비만율 상위 그룹에 속했다.

• 체질량지수 30 kg/m^2 이상을 의미하는 고도비만율 역시 경북 울릉군(10.21%), 인천 옹진군(9.2%), 강원 철원군(8.99%) 등 섬 · 산간 지역이 최상위 그룹이었다.

• 반면 비만율이 32.1%인 서울 서초구는 전국에서 비만율이 가장 낮았다.

• 이어 서울 강남구(32.19%) 성남 분당구(32.22%), 경기 과천(32.74%) 등 순으로 비만율이 낮았다.

▣ 전체적으로는 신체활동이 줄어들었으며, 이에 따라 비만율은 역대 최고치를 기록했다.

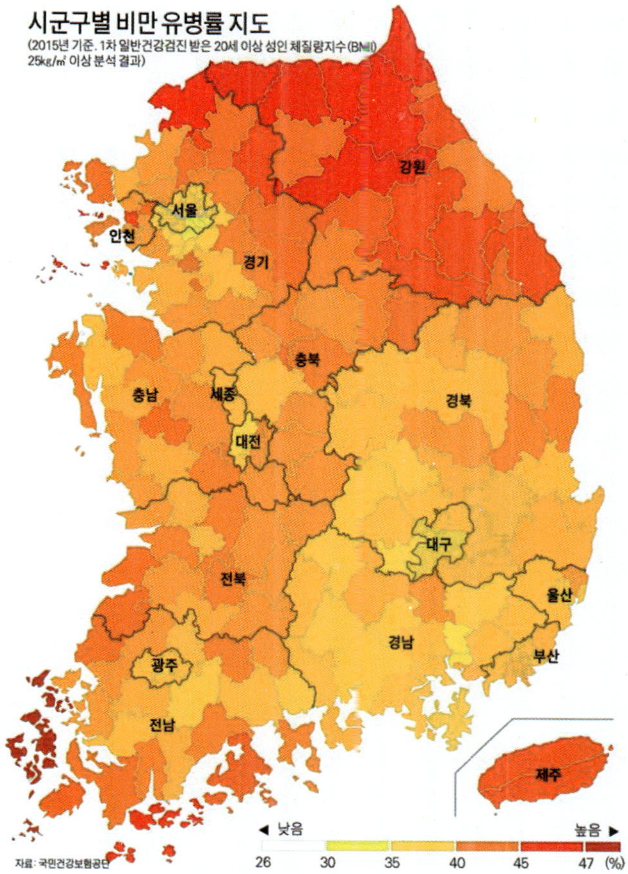

비만 유병률 상하위 5개 지역 (단위:%)

하위	지역	순위	상위 지역	상위
32.10	서울 서초구	1	인천옹진군	47.21
32.19	서울 강남구	2	강원인제군	46.21
32.22	성남 분당구	3	강원양구군	46.14
32.74	경기 과천	4	강원철원군	46.10
33.70	창원 성산구	5	경기연천군	45.48

▣ 보건복지부와 질병관리본부가 발표한 2016년도 국민건강영양조사에 따르면 만 19세 이상 성인 비만율은 지난해 33.2%로 가장 높았다. 성인 3명 중 1명은 비만이라는 뜻이다.

▣ 2005년 27.3%였던 여성의 비만율은 지난해 26.0%로 다소 줄었지만 같은 기간 남성 비만율은 큰 폭으로 높아졌다.

▣ 2005년 34.7%이던 남성 비만율은 지난해 39.7%까지 치솟았다. 같은 기간 1회 10분 이상, 하루 총 30분 이상 주 5일 이상 걷기를 실천한 비율을 나타내는 걷기 실천율(남성)은 62.4%에서 41.8%로 20% 포인트 이상 떨어졌다. 전체적인 걷기 실천율도 60.7%에서 41.2%로 낮아졌다.

▣ 여성의 경우 폭음 비율이 지속적으로 높아지고 있다.

- 최근 1년간 월 1회 이상 한 번의 술자리에서 5잔 이상 마신 여성 비율은 지난해 23.2%로 2005년(17.25%)에 비해 1.3배 가량 높아졌다.
- 반면 남성은 같은 기간 폭음비율이 55.2%에서 54.1%로 줄었다.

▣ 금연 분위기가 확산되면서 남성 흡연율은 성인과 청소년 집단에서 모두 하락했다.

- 2016년 조사에 따르면 평생 담배 5갑(100개비) 이상 피웠고 현재 담배를 피우는 성인 남성 비율은 39.3%로 사상 처음으로 30%대로 떨어졌다.
- 중 · 고등학교 남학생의 흡연율(최근 30일 동안 하루 이상 흡연한 비율)도 조사 이래 처음으로 한 자릿수대로 낮아졌다.
- 2016년도 청소년건강행태 온라인조사에 따르면 올해 흡연하는 남학생은 10명 중 1명(9.6%)인 것으로 집계됐다.

최근 10년간 비만 유병률

최근 10년간 비만 유병률은 증가하였으며, 남자에서 크게 증가하였다.
2018년 비만 유병률은 35.7%이였으며, 남자에서 45.4%, 여자에서 26.5%였다.

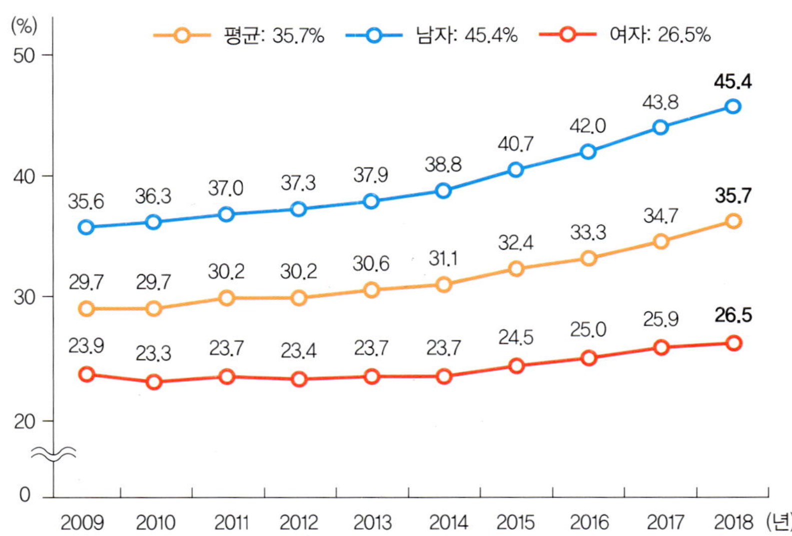

· 유병률은 2010년 통계청 인구주택총조사 자료에 기초하여 성, 연령 표준화하여 표시함.
· 2009~2018 국민건강보험공단 건강검진 자료를 분석함.

최근 10년간 연령별 비만 유병률

최근 10년간 복부비만 유병률은 증가하였으며, 남자에서 크게 증가하였다.
2018년 복부비만 유병률은 23.8%였으며, 남자 28.1%, 여자 18.2%였다.

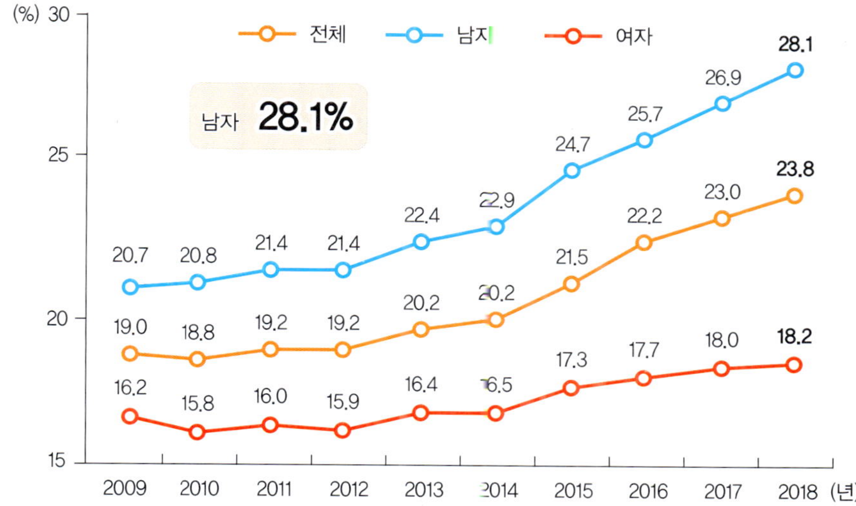

· 2009~20 국민건강보험공단 건강검진 자료를 분석함.

최근 10년간 연령별 비만 유병률

최근 10년간 모든 연령대에서 비만 유병률은 증가하였으며, 20대, 30대, 80대 이상에서 크게 증가하였다
2018년 20대와 30대의 비만 유병률은 28.5%와 40.5%였으며, 80대 이상은 31.6%였다.

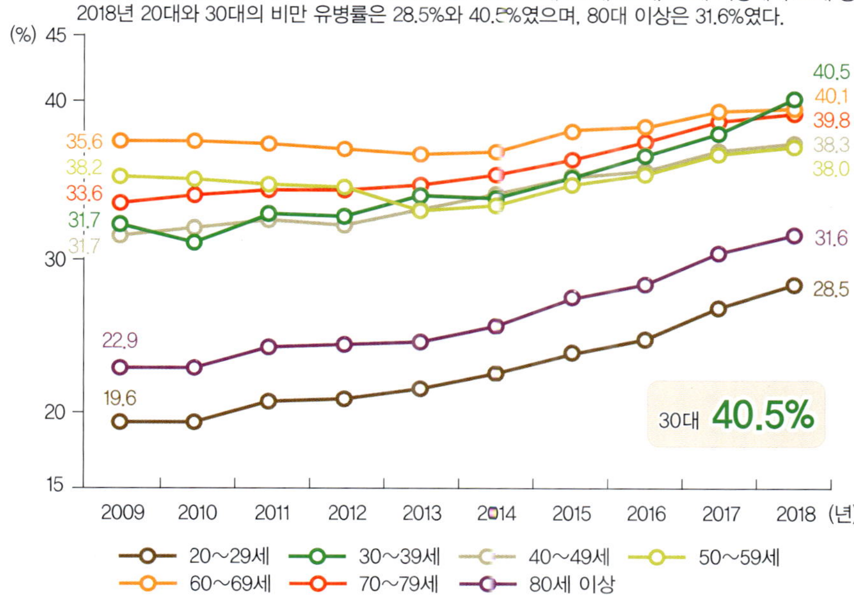

· 2009~20 국민건강보험공단 건강검진 자료를 분석함.

비만 유병률 추이(체질량지수 기준)

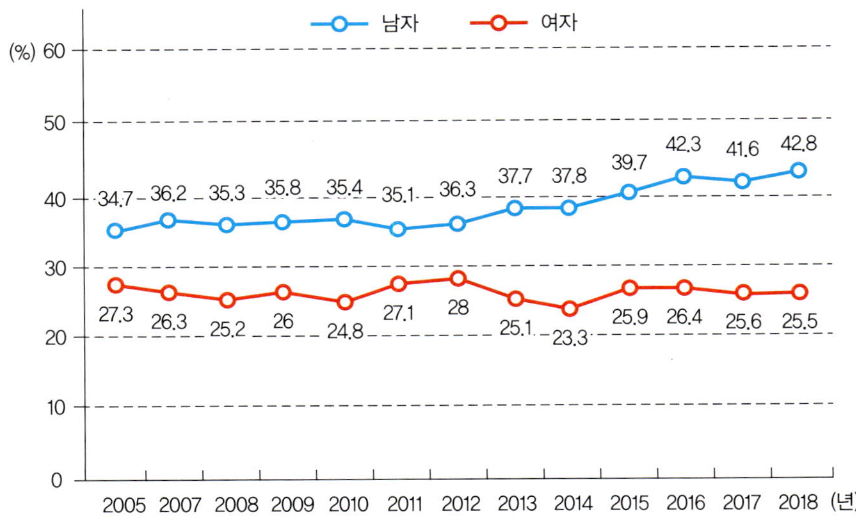

· 출처: 2019 국민건강통계: 보건복지부, 질병관리본부(국가승인통계 제 117002호, 국민건강영양조사

참고문헌

1. 보건복지부지정 노인성치매임상연구센터
2. 디멘시아뉴스(DementiaNews)(http://www.dementianews.co.kr)
3. Naver
4. Google
5. 보건복지부 자료
6. 서울대병원
7. 아산병원
8. '건강을 위한 정직한 지식; 코메디닷컴(http://kormedi.com) /
9. 기타 외국 학술지
11. 경기메디뉴스 자료
12. 캔서앤서(cancer answer)(http://www.canceranswer.co.kr)
13. 헬스조선 https://m.health.chosun.com > svc > news_view
14. 대한심장학회 (https://m.circulation.or.kr > general > heart)
15. 삼성서울병원 http://www.samsunghospital.com
16. 위키백과
17. 고려대학교 안암병원 http://anam.kumc.or.kr > department > treatDeptDesc01
18. 서울아산병원 http://amc.seoul.kr > asan
19. http://www.inews24.com
20. Lauralee Sherwood, 인체생리학 제 9판, 라이프사이언스
21. Yun Shik Choi, M.D., 5th edition, Clinical elctrocardiogrphy, Seoul Ntionl Universith Press
22. 연세대학교 의과대학 의학을 쉽게 푸는 모임, 7th edition, 쉽게 풀어 쓴 심장학, 예당북스
23. 서울성모병원 https://www.cmcseoul.or.kr > healthcare > bbs > view
24. 중앙일보 헬스미디어, https://jhealthmedia.joins.com
25. 이데일리, https://www.edaily.co.kr/news
26. https://blog.naver.com/PostView.nhn?blogId=i-doctor&logNo=55&parentCategory No=0&view-Date=&currentPage=1&postListTopCurrentPage=1&from=search
27. Mathewson FA, Rabkin SW, Hsu P. Atrioventricular heart block: 27 year follow-up experience. Trans Assoc Life Insur Med Dir Am. 1976;60 110.
28. Peuch P, Grolleau R, Guimond C. Incidence of different types of A-V block and their localization by His bundle recordings. In: Wallens HJJ, Lie KI, Janse MJ, eds. The conduction system of the heart. Leiden: Stenfert Kroese. 1976:467-484.

29. Pauch P, Wainwrite RJ. Clinical electrophysiology of atrioventricular block. Cardiol Clin. 1983;1:209.
30. Zoob M, Smith KS. The aetiology of complete heart block. Br Med J. 1963;2:1149-1153.
31. Lenegre J. Etiology and pathology of bilateral bundle branch block in relation to complete heart block. Prog Cardiovasc Dis.1964;6:409-444.
32. Lev M. Anatomic basis for atrioventricular block. Am J Med.1964;37:742-748.
33. Zipess DP, DiMarco JP, Gillette PC. Guidelines for clinical intracardiac electrophysiologic study. A report of the American College of Cardiology/American Heart Association Task Force on Assessment of Diagnostic and Therapeutic procedures, J Am Coll Cardiol. 1995;26:555.
34. Gregoratos G, Abrams J, Ebstein AE. ACC/AHA/NASPE 2002 Guideline update for implantation of cardiac pacemakers and antiarrhythmia device summary article: A report of the American College of Cardiology/American Heart Association Task Force on Practice Guidelines (ACC/AHA/NASPE Committee to Update the 1998 Pacemaker Guidelines). Circulation. 2002;106:2145.
35. https://www.msdmanuals.com/ko-kr/%ED%99%88/%EC%8B%AC%EC%9E%A5-%EB%B0%8F-%ED%98%88%EA%B4%80-%EC%9E%A5%EC%95%A0/%EC%9D%B4%EC%83%81-%EC%8B%AC%EC%9E%A5-%EB%B0%95%EB%8F%99/%EB%B0%A9%EC%8B%A4-%EC%B0%A8%EB%8B%A8
36. https://www.insunet.co.kr > disease-terms
37. https://kmbase.medric.or.kr/Fulltext/10119/2016-17-2/86-89.pdf
38. https://www.heartrhythmalliance.org
39. https://health.chosun.com/site/data/html_dir/2011/11/15/2011111502423.html
40. https://m.blog.naver.com/medbank/221306473642
41. https://www.msdmanuals.com
42. https://www.airport.kr/co/ko/cmm/cmmBbsView.do?FNCT_CODE=19&NTT_ID=23796
43. https://www.gyeongnam.go.kr/board/view.do?boardId=BBS_0000057&paging=ok&startPage=51&dataSid=96581
44. https://m.blog.naver.com/dndodi/221693296862
45. Stacy Westerman and Nanette Wenger. Gender Differences in Atrial Fibrillation: A Review of Epidemiology, Management, and Outcomes. Current Cardiology Reviews, 2019;15:136-144.
46. Kim MH, Johnston SS, Chu BC, Dalal MR, Schulman KL. Estimation of total incremental health care costs in patients with atrial fibrillation in the United States. Circ Cardiovasc Qual Outcomes 2011; 4(3): 313-20.
47. Mou L, Norby FL, Chen LY, et al. Lifetime risk of atrial fibrillation by race and socioeconomic status: ARIC Study (Atherosclerosis Risk in Communities). Circ Arrhythm Electrophysiol 2018; 11(7): e006350.
48. Schnabel RB, Yin X, Gona P, et al. 50 year trends in atrial fibrillation prevalence, incidence,

risk factors, and mortality in the Framingham Heart Study: A cohort study. Lancet 2015; 386(9989): 154-62.

48. Wolbrette D, Naccarelli G, Curtis A, Lehmann M, Kadish A. Gender differences in arrhythmias. Clin Cardiol 2002; 25(2): 49-56.
49. Benjamin EJ, Virani SS, Callaway CW, et al. Heart disease and stroke statistics-2018 update: A report from the American Heart Association. Circulation 2018; 137(12): e67-e492.
50. Benjamin EJ, Levy D, Vaziri SM, D'Agostino RB, Belanger AJ, Wolf PA. Independent risk factors for atrial fibrillation in a population-based cohort. The Framingham Heart Study. JAMA 1994; 271(11): 840-4.
51. Mathew JP, Parks R, Savino JS, et al. Atrial fibrillation following coronary artery bypass graft surgery: Predictors, outcomes, and resource utilization. JAMA 1996; 276(4): 300-6.
52. Magnussen C, Niiranen TJ, Ojeda FM, et al. Sex differences and similarities in atrial fibrillation epidemiology, risk factors, and mortality in community cohorts: Results from the BiomarCaRE Consortium (Biomarker for Cardiovascular Risk Assessment in Europe). Circulation 2017; 136(17): 1588-97.
53. Duca F, Zotter-Tufaro C, Kammerlander AA, et al. Gender-related differences in heart failure with preserved ejection fraction. Sci Rep 2018; 8(1): 1080.
54. Conde-Martel A, Arkuch ME, Formiga F, et al. Gender related differences in clinical profile and outcome of patients with heart failure. Results of the RICA Registry. Rev Clin Esp 2015; 215(7):363-70.
55. Kassim NA, Althouse AD, Qin D, Leef G, Saba S. Gender differences in management and clinical outcomes of atrial fibrillation patients. J Cardiol 2017;69(1):195-200.
56. Nielsen PB, Skjøth F, Overvad TF, Larsen TB, Lip GYH. Female sex is a risk modifier rather than a risk factor for stroke in atrial fibrillation: Should we use a CHA2DS2-VA score rather than CHA2DS2-VASc? Circulation 2018;137(8) 832-40.
57. Wong JA, Rexrode KM, Sandhu RK, Conen D, Albert CM. Number of pregnancies and atrial fibrillation risk: The women's health study. Circulation 2017;135(6):622-4.
58. Heeringa J, van der Kuip DA, Hofman A, et al. Prevalence, incidence and lifetime risk of atrial fibrillation: the Rotterdam study. Eur Heart J 2006;27:949-953.
59. Piccini JP, Hammill BG, Sinner MF, et al. Incidence and prevalence of atrial fibrillation and associated mortality among Medicare beneficiaries, 1993-2007. Circ Cardiovasc Qual Outcomes 2012;5:85-93.
60. Piccini JP, Hammill BG, Sinner MF, Jensen PN, Hernandez AF, Heckbert SR, et al. Incidence and prevalence of atrial fibrillation and associated mortality among Medicare beneficiaries, 1993-2007. CircCardiovascQual Outcomes 2012;5:85-93.
61. Heeringa J, van der Kuip DA, Hofman A, Hofman A, Kors JA, van Herpen G, et al. Prevalence, incidence and lifetime risk of atrial fibrillation: the Rotterdam study. Eur Heart J

2006;27:949-953.

62. Inoue H, Fujiki A, Origasa H, Ogawa S, Okumura K, Kubota I, et al. Prevalence of atrial fibrillation in the general population of Japan: An analysis based on periodic health examination. Int J Cardiol 2009; 137: 102-107.
63. Kantelip JP, Sage E, Duchene-Marullaz P. Findings on ambulatory electrocardiographic monitoring in subjects older than 80 years. Am J Cardiol. 1986; 57:398-401. [PubMed: 3946253]
64. Manolio TA, Furberg CD, Rautaharju PM, et al. Cardiac arrhythmias on 24-h ambulatory electrocardiography in older women and men: the Cardiovascular Health Study. J Am Coll Cardiol. 1994; 23:916-25. [PubMed: 8106697]
65. Jensen PN, Gronroos NN, Chen LY, et al. Incidence of and risk factors for sick sinus syndrome in the general population. J Am Coll Cardiol. 2014; 64:531-8.
66. Curtis et al. Page 15
67. J Am Coll Cardiol. Author manuscript; available in PMC 2018 May 09.
68. Author Manuscript Author Manuscript Author Manuscript Author Manuscript
69. Mymin D, Mathewson FA, Tate RB, Manfreda J. The natural history of primary first-degree atrio-ventricular heart block. N Engl J Med. 1986; 315:1183-7.
70. Upshaw CB Jr. Comparison of the prevalence of first-degree atrioventricular block in African American and in Caucasian patients: an electrocardiographic study III. J Natl Med Assoc. 2004; 96:756–60. [PubMed: 15233485]
71. Kwok CS, Rashid M, Beynon R, et al. Prolonged PR interval, first-degree heart block and adverse cardiovascular outcomes: a systematic review and meta-analysis. Heart. 2016;102:672-80.
72. Rajala S, Haavisto M, Kaltiala K, Mattila K. ECG findings and survival in very old people. Eur Heart J. 1985;6:247-52.
73. Arrhythmias in Patients ≥80 Years of Age: Pathophysiology, Management, and Outcomes. Anne B. Curtis, MD, Roshan Karki, MD, Alexander Hattoum, MD, and Umesh C. Sharma, J Am Coll Cardiol. 2018 May 08; 71(18): 2041-2057.
74. Eriksson P, Hansson PO, Eriksson H, Dellborg M. Bundle-branch block in a general male population: the study of men born 1913. Circulation. 1998;98:2494-500.
75. Schneider JF, Thomas HE, Kreger BE, McNamara PM, Sorlie P, Kannel WB. Newly acquired right bundle-branch block: The Framingham Study. Ann Intern Med. 1980;92:37-44
76. Dukes JW, Dewland TA, Vittinghoff E, et al. Ventricular ectopy as a predictor of heart failure and death. J Am Coll Cardiol. 2015;66:101-9. [PubMed: 26160626]
77. Luber S, Brady WJ, Joyce T, Perron AD. Paroxysmal supraventricular tachycardia: outcome after ED care. Am J Emerg Med. 2001;19:40-2.
78. Sosunov EA, Anyukhovsky EP, Rosen MR. Adrenergic-cholinergic interaction that modulates repolarization in the atrium is altered with aging. J Cardiovasc Electrophysiol. 2002;13:374-9.
79. Brembilla-Perrot B, Houriez P, Beurrier D, et al. Influence of age on the electrophysiological

mechanism of paroxysmal supraventricular tachycardias. Int J Cardiol. 2001;78:293-8.

80. Chen SA, Lee SH, Wu TJ, et al. Initial onset of accessory pathway-mediated and atrioventricular node reentrant tachycardia after age 65: clinical features, electrophysiologic characteristics, and possible facilitating factors. J Am Geriatr Soc. 1995;43:1370-7.

81. Granada J, Uribe W, Chyou PH, et al. Incidence and predictors of atrial flutter in the general population. J Am Coll Cardiol. 2000;36:2242-6.

82. Luber S, Brady WJ, Joyce T, Perron AD. Paroxysmal supraventricular tachycardia: outcome after ED care. Am J Emerg Med. 2001;19:40-2.

83. Sosunov EA, Anyukhovsky EP, Rosen MR. Adrenergic-cholinergic interaction that modulates repolarization in the atrium is altered with aging. J Cardiovasc Electrophysiol. 2002;13:374-9.

84. https://health.chosun.com/site/data/html_dir/2016/03/22/2016032201841.html

85. http://www.monews.co.kr/news/articleView.html?idxno=88337.

86. https://blog.naver.com/PostView.nhn?blogId=lhc930102&logNo=221493038206&from=search&redirect=Log&widgetTypeCall=true&directAccess=false

87. https://blog.naver.com/PostView.nhn?blogId=lhc930102&logNo=221493038206&from=search&redirect=Log&widgetTypeCall=true&directAccess=false

88. http://news.circulation.or.kr/bbs/board.php?bo_tabletable=news&wr_id=222.

89. file:///C:/Users/user/Downloads/%EB%B6%80%EC%A0%95%EB%A7%A5%EC%9D%98+%EC%A7%84%EB%8B%A8%EA%B3%BC+%EC%B9%98%EB%A3%8C%20(1).pdf

90. http://www.monews.co.kr/news/articleView.html?idxno=88337.

91. https://blog.naver.com/PostView.nhn?blogId=lhc930102&logNo=221493038206&from=search&redirect=Log&widgetTypeCall=true&directAccess=false

92. https://blog.naver.com/PostView.nhn?blogId=lhc930102&logNo=221493038206&from=search&redirect=Log&widgetTypeCall=true&directAccess=false.

93. http://news.circulation.or.kr/bbs/board.php?bo_tabletable=news&wr_id=222.

94. file:///C:/Users/user/Downloads/%EB%B6%80%EC%A0%95%EB%A7%A5%EC%9D%98+%EC%A7%84%EB%8B%A8%EA%B3%BC+%EC%B9%98%EB%A3%8C%20(1).pdf

95. https://qlclinic.com/80

96. https://m.blog.naver.com/mdparcjb/221505257190

97. https://oida.tistory.com/384

98. http://www.healthinnews.co.kr

99. http://ansan.kumc.or.kr/info/self01.jsp?ST_NC=19&cPage=5&cPage=5

100. https://normalvalue.tistory.com/132

101. https://m.blog.naver.com/PostView.naver?isHttpsRedirect=true&blogId=sbk2508&logNo=221452002756

102. http://samsunghospital.com/home/healthInfo/content/contenView.do?CONT_SRC_ID=944&CONT_SRC=HOMEPAGE&CONT_ID=4888&CONT_CLS_CD=001004

103. https://www.circulation.or.kr > general > disease
104. https://www.circulation.or.kr:4443/general/disease/?sub_num=3
105. https://www.hankookilbo.com/News/Read/A2021072117470004005
106. https://www.chosun.com/culture-life/health/2020/09/25/RD3VA76N75GHXEDBPIESVH42F4/
107. https://news.v.daum.net/v/20210718083103510?s=print_news,
108. http://k-hrs.org/NContents.asp?LoadPage=N_ArrhythmiaDiagnosis&Tap=B
109. https://www.kosinmed.or.kr/dept_etc/dept55_m04.htm
110. http://hongikh.cafe24.com/depart/center_page_3_1.php?dept_name=%EC%8B%AC%ED%98%88%EA%B4%80%EC%84%BC%ED%84%B0
111. http://www.bosa.co.kr/news/articleView.html?idxno=2094522
112. https://www.circulation.or.kr:4443/general/disease/?sub_num=10
113. https://www.kaim.or.kr/bbs/index.html?code=health&category=&gubun=&page=1&number=9987&mode=view&keyfield=&key=
114. http://samsunghospital.com/home/healthInfo/content/contenView.do?CONT_SRC_ID=09a4727a8000f1bb&CONT_SRC=CMS&CONT_ID=1702&CONT_CLS_CD=001020001004
115. https://www.khmc.or.kr > sub_lecture_view
116. Multislice/multidetector-row computed tomography findings of a rare coronary anomaly: the first septal perforator branch originating from the left main coronary artery A.G. Karadeniz1, M.R. Sayın2, S. Kul . Folia Morphol. Vol. 77, No. 3, pp. 597-600.
117. https://kr.freepik.com/premium-photo/cholesterol-plaque-in-blood-vessel_6195722.html
118. https://www.monews.co.kr/news/articleView.html?idxno=77402)
119. https://m.blog.naver.com/PostView.naver?isHttpsRedirect=true&blogId=amc_heart&logNo=220936941563
120. http://www.bosa.co.kr/news/articleView.html?idxno=2102405
121. 대한내과학회지: 제77권 부록4호 2009 ㅁ 임상강좌 ㅁ
- S 967 - 비만과 심혈관질환: 비만 역설. 고려대학교 의과대학 내과학교실
122. Pop-Busui R, Boulton AJ, Feldman EL, Bril V, Freeman R, Malik RA, et al. Diabetic Neuropathy: A Position Statement by the American Diabetes Association. Diabetes Care. 2017;40(1):136-154.
123. Gregg EW, Gu Q, Williams D, de Rekeneire N, Cheng YJ, Geiss L, et al. Prevalence of lower extremity diseases associated with normal glucose levels, impaired fasting glucose, and diabetes among U.S. adults aged 40 or older. Diabetes Res Clin Pract. 2007;77(3):485-488.
124. Boulton AJ. Diabetic neuropathy and foot complications. Handb Clin Neurol. 2014;126:97-107.
125. Boulton AJ. The pathway to foot ulceration in diabetes. Med Clin North Am. 2013;97(5):775-790.
126. Kumar S, Ashe HA, Parnell LN, Fernando DJ, Tsigos C, Young RJ, et al. The prevalence of

foot ulceration and its correlates in type 2 diabetic patients: a population-based study. Diabet Med. 1994;11(5):480-484.

127. Margolis DJ, Jeffcoate W. Epidemiology of foot ulceration and amputation: can global variation be explained? Med Clin North Am. 2013;97(5):791-805.

128. Vileikyte L, Leventhal H, Gonzalez JS, Peyrot M, Rubin RR, Ulbrecht JS, et al. Diabetic peripheral neuropathy and depressive symptoms: the association revisited. Diabetes Care. 2005;28(10):2378-2383.

129. Knowler WC, Barrett-Connor E, Fowler SE, Hamman RF, Lachin JM, Walker EA, et al. Reduction in the incidence of type 2 diabetes with lifestyle intervention or metformin. N Engl J Med. 2002;346(6):393-403.

119. Rutherford RB, Baker JD, Ernst C, Johnston KW, Porter JM, Ahn S, et al. Recommended standards for reports dealing with lower extremity ischemia: revised version. J Vasc Surg 1997;26:517-38.

120. Rhee SY, Oh SJ, Kim YS, Choi YK, Kim DM, Cha BY, Lee HC, Ha SW, Lee IK, Park TS, Chung MY, Kim IJ, Lee MK, Koong SS, Park KS, Min KW. Peripheral Arterial Disease-Screening and Evaluation of Diabetic Patients in Asian Regions Characterized by High Risk Factros (PAD-SEARCH): Korean Subreport. Diabetes 2005;54(suppl 1): A250.

121. Weitz JI, Byrne J, Clagett GP, Farkouh ME, Porter JM, Sackett DL, Strandness DE Jr, Taylor LM. Circulation 1996;94(11):3026-49.

122. Dormandy JA. Epidemiology and natural history of arterial diseases of the lower limbs. Rev Prat 1995;45:32-6.

123. Murabito JM, D'Agostino RB, Silbershatz H, Wilson WF. Intermittent claudication: a risk profile from the Framingham Heart Study. Circulation 1997;96:44-9.

125. Elhadd TA, Robb R, Jung RT, Stonebridge PA, Belch JJF. Pilot study of prevalence of asymptomatic peripheral arterial occlusive disease in patients with diabetes attending a hospital clinic. Practical Diabetes Int 1999;16:163-6

126 https://m.blog.naver.com/PostView.naver?isHttpsRedirect=true&blogId=moeblog&logNo=220510302899

127. http://www.amc.seoul.kr/asan/healthinfo/disease/diseaseDetail.do?contentId=31809

128. https://www.sciencetimes.co.kr/news/%EB%A0%99%ED%8B%B4%EC%9D%84-%EC%95%8C%EB%A9%B4-%EB%B9%84%EB%A7%8C-%EB%91%90%EB%A0%B5%EC%A7%80-%EC%95%8A%EC%95%84/

129. https://www.sciencetimes.co.kr/news/%EB%A0%99%ED%8B%B4%EC%9D%84-%EC%95%8C%EB%A9%B4-%EB%B9%84%EB%A7%8C-%EB%91%90%EB%A0%B5%EC%A7%80-%EC%95%8A%EC%95%84/

130. http://www.kmpnews.co.kr/news/articleView.html?idxno=27408

131. http://biz.newdaily.co.kr/site/data/html/2015/02/03/2015020310121.html

132. Kojima M, Hosoda H, Date Y, Nakazato M, Matsuo H, Kangawa K. Ghrelin is a growth hormone-releasing acylated peptide from stomach. Nature 1999;402(6762):656-60.
133. Wren AM, Small CJ, Ward HL, Murphy KG, Dakin CL, Taheri S, et al. The novel hypothalamic peptide ghrelin stimulates food intake and growth hormone secretion. Endocrinology 2000;141:4325-8.
134. Tschop M, Weyer C, Tataranni PA, Devanarayan V, Ravussin E, Heiman ML. Circulating ghrelin levels are decreased in human obesity. Diabetes 2001;50:707-9.
135. Broglio F, Arvat E, Benso A, Gottero C, Muccioli G, Papotti M, et al. A natural GH secretagogue produced by the stomach, induces hyperglycemia and reduces insulin secretion in humans. J Clin Endocrinol Metab 2001;86: 5083-6
136. https://pajustory.tistory.com/entry
137. https://news.joins.com/article/23289953
138. https://scienceon.kisti.re.kr/srch/selectPORSrchTrend.do?cn=SCTM00119742
139. https://m.blog.naver.com/PostView.naver?isHttpsRedirect=true&blogId=yup0820&logNo=221272514389
140. https://m.blog.naver.com/PostView.naver?isHttpsRedirect=true&blogId=hanpoongceo&logNo=10189555243
141. http://www.seehint.com/word.asp?no=10719
142. https://www.ksmbs.or.kr/content/general/03.php
143. 서울대학교 보건복지부. 건강증진연구사업(일반 16-3) 비만 예방 관리 정책 평가체계 개발 2016
144. http://www.mostonline.co.kr/news/articleView.html?idxno=96585
145. https://m.blog.naver.com/PostView.naver?isHttpsRedirect=true&blogId=brainfoods&logNo=220689164479

찾아보기

국문

영문

빅데이터로 보는 질환
(치매 · 심장병 · 당뇨 · 비만)

정가 30,000원

ISBN 979-11-89210-65-6

2021년 11월 10일 인쇄
2021년 11월 15일 발행

저 자 : 현 경 예

발 행 자 : 최 병 진
발 행 처 : 도서출판 **고 려 의 학**
(02880) 서울시 성북구 성북로9길 1 보문빌딩 3층
Tel. 765-0333, 0337
Fax 743-2288
등록번호 : 제 1-519호 1978. 6. 29.